W. Keil

BASICS Rechtsmedizin

Wolfgang Keil

BASICS
Rechtsmedizin

ELSEVIER
URBAN & FISCHER

URBAN & FISCHER München

Zuschriften und Kritik bitte an:
Elsevier GmbH, Urban & Fischer Verlag, Lektorat Medizinstudium, Hackerbrücke 6, 80335 München
medizinstudium@elsevier.de

Bibliografische Information der Deutschen Nationalbibliothek
Die Deutsche Nationalbibliothek verzeichnet diese Publikation in der Deutschen Nationalbibliografie; detaillierte bibliografische Daten sind im Internet unter http://dnb.ddb.de abrufbar.

1. Auflage 2009

Der Urban & Fischer Verlag ist ein Imprint der Elsevier GmbH.

09 10 11 12 13 5 4 3 2 1

Programmleitung: Dr. Dorothea Hennessen
Planung: Sabine Schulz
Lektorat: Inga Dopatka
Redaktion + Register: Dr. Nikola Schmidt, Berlin
Herstellung: Andrea Mogwitz, Elisabeth Märtz
Satz: Kösel, Krugzell
Druck und Bindung: MKT-Print, Ljubljana
Umschlaggestaltung: SpieszDesign, Neu-Ulm
Grafiken: Stefan Elsberger, Planegg
Titelfotografie: © DigitalVision/GettyImages, München
Gedruckt auf 100 g Eurobulk 1,1 f. Vol.

ISBN 978-3-437-41 391-9

Aktuelle Informationen finden Sie im Internet unter **www.elsevier.de** und **www.elsevier.com**

Vorwort

Rechtsmedizin ist die Lehre von der Entstehung, Diagnostik und Beurteilung rechtlich relevanter Einwirkungen auf den menschlichen Körper. Dies klingt sehr sachlich und theoretisch, dennoch ist die Rechtsmedizin im Medizinstudium sehr beliebt.
Die Interessierten erleben, wie die Kenntnis der Genese von Verletzungen, Vergiftungen und sonstigen Befunden es erlaubt, rückzuschließen auf das, was mit Lebenden und Toten tatsächlich geschehen ist. Hier liegt der eigentliche Reiz des nicht kurativen Fachs Rechtsmedizin.
Die weniger Interessierten spüren bald, dass die Themen des Fachs überschaubar sind.
Interessierte und weniger Interessierte erfreuen sich im Allgemeinen an der andersartigen Sichtweise auf die Medizin. Sie wird plötzlich mit den Augen von Kriminalpolizei, Staatsanwaltschaft und Versicherungsunternehmen betrachtet. Der Arzt wird zum Detektiv, medizinische Befunde werden zu Beweismitteln – Voraussetzungen, die zu einem medialen Boom der modernen Rechtsmedizin geführt haben.
Dennoch sind auch in diesem Fach thematische Übersicht und Detailkenntnis unabdingbar. Die Lehrinhalte der Rechtsmedizin lassen sich problemlos in die Reihe BASICS einordnen. Der Aufbau dieser Lehrbücher bietet beste Voraussetzungen, in kurzer Zeit einen Überblick über die wesentlichen Themen zu gewinnen. Bei der Auswahl der forensisch-medizinischen Details wurde auf bekannte prüfungsrelevante Fakten besonderer Wert gelegt. Das Doppelseitenprinzip der Lehrbuchreihe zwingt den Autor zur durchdachten, klaren Darstellungsweise. Für den Lernenden ergibt sich daraus eine zeitsparende Erleichterung bei der Aneignung des Wissens.
Seit vielen Jahren bin ich mit den Medizinstudenten der Technischen Universität München und der Ludwig-Maximilians-Universität München durch die Lehre verbunden. Die Lernenden haben sich von mir schon lange Zeit ein übersichtliches Lehrbuch gewünscht. Mein Dank gilt diesen Studenten, die durch ihre wiederkehrenden kritischen Fragen die Zusammenstellung der BASICS Rechtsmedizin beeinflusst haben.
Einer dieser Studenten war Herr Tobias Helfen. Ihm danke ich für die Korrektur des vorliegenden Buchs aus Sicht der Lernenden. Mein besonderer Dank gilt Frau Inga Dopatka vom Elsevier-Verlag für ihre verständnisvolle Betreuung und Unterstützung.

München, April 2009
Wolfgang Keil

Inhaltsverzeichnis

Abkürzungsverzeichnis

AAK	Atemalkoholkonzentration
AcP	Acid phosphatase (saure Phosphatase)
ADP	Adenosindiphosphat
ATP	Adenosintriphosphat
BAK	Blutalkoholkonzentration
BGB	Bürgerliches Gesetzbuch
BGH	Bundesgerichtshof
CN^-	Zyanid-Ion(en)
CO	Kohlenmonoxid
CO-Hb	Kohlenmonoxid-Hämoglobin
CT	Computertomographie
ddNTP	Didesoxynukleosidtriphosphat
DNA	Desoxyribonucleic acid (Desoxyribonukleinsäure)
GC	Gaschromatographie
GDVG	Gesundheitsdienst- und Verbraucherschutzgesetz (Bayern)
GHB	Gamma-Hydroxy-Buttersäure
GTFCh	Gesellschaft für Toxikologische und Forensische Chemie
Hb	Hämoglobin, desoxygeniertes Hämoglobin
$Hb\text{-}O_2$	Oxyhämoglobin
HE	Hämatoxylin-Eosin
hpm	Stunden nach dem Tod
HWZ	Halbwertszeit(en)
ICD-10	Internationale statistische Klassifikation der Krankheiten und verwandter Gesundheitsprobleme, 10. Revision
IfSG	Infektionsschutzgesetz
i. v.	intravenös
KG	Körpergewicht
KHK	koronare Herzkrankheit
LC	Liquid chromatography (Flüssigkeitschromatographie)
Mb	Myoglobin
MEOS	Microsomal ethanol-oxidizing system
Met-Hb	Methämoglobin
MS	Massenspektrometrie
mtDNA	mitochondriale DNA
NAD	Nikotinamidadenindinukleotid
Owi	Ordnungswidrigkeit
PCR	Polymerase chain reaction
pm	post mortem, postmortal
PSA	Prostataspezifisches Antigen
PStG	Personenstandsgesetz
SGB	Sozialgesetzbuch
SHT	Schädel-Hirn-Trauma
StGB	Strafgesetzbuch
StPO	Strafprozessordnung
STR	Short tandem repeat
StVG	Straßenverkehrsgesetz
ZNS	Zentrales Nervensystem
ZPO	Zivilprozessordnung

Feststellung des Todes

Ärztliche Leichenschau

Sektion

Untersuchung Lebender

A Grundlagen

Frühes postmortales Intervall I

In diesem Intervall entspricht das äußere Erscheinungsbild des Leichnams dem des Lebenden. Daher ist es in diesem Zeitraum wichtig, die **sicheren Zeichen des Todes** zu kennen. Die Feststellung des Todes im späten postmortalen Intervall ist dagegen einfacher, weil Autolyse und Fäulnisveränderungen sofort wahrnehmbar sind.

Definition

Das frühe postmortale Intervall ist der Zeitraum vom irreversiblen Herz-Kreislauf-Stillstand bis zum Einsetzen erster äußerlich wahrnehmbarer Zersetzungserscheinungen des Körpers.

Je nach Umgebungsbedingungen dauert das Intervall häufig 1 d und endet nach maximal 2 d. Es ist charakterisiert durch:

Biochemische Reaktivität

Sie ist v. a. in den ersten Stunden noch vorhanden. Anfangs sind noch Reizbeantwortungen möglich, die als supravitale Reaktionen bezeichnet werden (s. S. 8/9). Die Reaktionen laufen aber unkontrolliert ab und kommen durch Enzym- und/oder Substratmangel zum Erliegen.

O_2-Bedarf der Gewebe (auch als „O_2-Zehrung" bezeichnet)

Der O_2-Verbrauch am Beginn des Intervalls beeinflusst die Farbe der Totenflecke.

Fühlbare Körperwärme

Sie ist besonders in den ersten Stunden pm wahrnehmbar.

Zeit	Ausbreitung und Farbintensität
Während des Sterbens bzw. der Reanimation	Auftreten selten, fleckförmig, sehr geringe Intensität
0,75 hpm	Fleckförmig, geringe Intensität
2,5 hpm	Konfluieren der Flecke, deutliche Farbintensität
9 – 10 hpm bis zum späten postmortalen Intervall	Flächenhafte Ausbreitung und größte Farbintensität

Tab. 1: Ausbreitung und Farbintensität der Totenflecke in Abhängigkeit von der Zeit.

Ausbildung sicherer Zeichen des Todes

Sichere Zeichen des Todes im frühen postmortalen Intervall sind:
- Totenflecke
- Totenstarre.

Außerdem gelten als sichere Zeichen des Todes:
- mit dem Leben nicht vereinbare Verletzungen
- eine abgeschlossene Hirntoddiagnostik.

Voraussetzung für die Feststellung des Todes ist das Vorhandensein **mindestens eines** sicheren Zeichens des Todes.

Totenflecke

Definition

Totenflecke (Livores) sind fleckförmige bis flächenhafte hyperämische Hautverfärbungen, die sich vorwiegend an den abhängigen Körperregionen ausbilden.

Entstehung

Für die Ausbildung der Totenflecke sind drei Faktoren von Bedeutung:

Hypostase

Das Blut sinkt entsprechend der Schwerkraft in die Kapillarnetze der am tiefsten liegenden Körperpartien. Dadurch werden die abhängigen Hautareale fleckförmig hyperämisch. Diese Verfärbungen sind zunächst aufgrund der Verschieblichkeit der Blutsäulen in den Kapillaren mit den Fingern leicht wegdrückbar. Die Auflagestellen des Leichnams bleiben von Totenflecken ausgespart, da sich durch das Körpergewicht keine Hyperämie ausbilden kann.
Im Körperinnern entstehen pm an den tiefliegenden Organen ebenfalls Hyperämien.
Hyperämien während des Sterbens können an Gesicht, Hals und Schultern auch ohne Tieflage dieser Partien Totenflecke zur Folge haben. Das Blutvolumen kann sich dort pm nicht ausreichend verteilen, zumal die für den Rückstrom notwendige Herztätigkeit fehlt. Es besteht dann eine Art „obere Einflussstauung" in der Farbe der Totenflecke. Während der Sektion läuft das Blut aus diesen Regionen ab und die „Einflussstauung" verschwindet meist.

Hämokonzentration

In den hyperämischen Arealen wird Serum ins Gewebe abgepresst, intravasal resultiert eine Konzentration zusammengeballter Erythrozyten. Dadurch wird das Blut schwerer verschiebbar, d. h., die Totenflecke werden schlechter wegdrück- und umlagerbar.

Hämolyse

Früher wurde der Hämolyse größere Bedeutung für die Entstehung der Totenflecke beigemessen. Experimentell konnte jedoch nachgewiesen werden, dass die Freisetzung und Diffusion des Hb auf Ausbreitung, Farbintensität und Wegdrückbarkeit der Totenflecke nur einen geringen Einfluss hat.

Praktische Bedeutung

Medizinisch

- sicheres Zeichen des Todes
- Hinweis auf Todesursachen (besonders Verbluten und CO-Intoxikation)
- Beurteilung des Todeszeitpunkts.

Kriminalistisch

- postmortale Lageveränderungen.

Ausbreitung und Farbintensität

Ausbreitung und Farbintensität der Totenflecke nehmen pm zu. Nach ≈9 – 10 h wird ein Maximum erreicht,

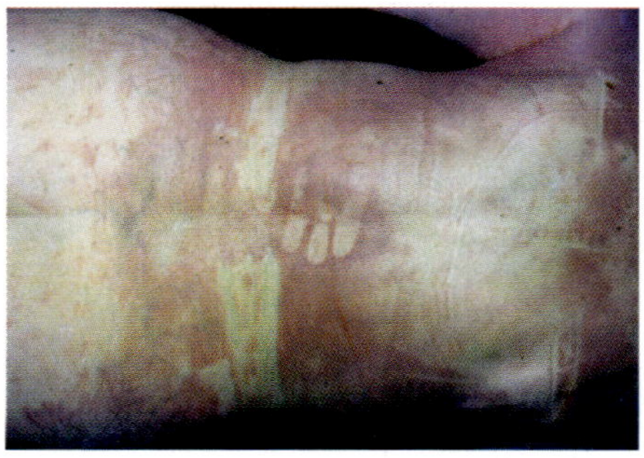

Abb. 1: Mit den Fingern (Lendenregion) noch wegdrückbare, d. h. noch nicht fixierte blauviolette konfluierte Totenflecke 6 hpm. Auflagebedingte Aussparungen über den Schulterblättern und am Gesäß. [2]

das bis zum späten postmortalen Intervall unverändert bleibt (▮ Tab. 1).
Die Intensität der Totenflecke wird grundsätzlich durch das Blutvolumen bestimmt. Ist dies bei Blutungsanämien vermindert, sind die Flecke weniger intensiv und können sogar fehlen.

Ursachen verminderter Intensität der Totenflecke:
- rupturiertes Aneurysma dissecans der Brustaorta mit Hämatothorax
- rupturiertes Bauchaortenaneurysma mit Retroperitonealblutung und evtl. Durchbruch der Blutung in die freie Bauchhöhle
- Blutungen in den Magen-Darm-Trakt (Ulcus ventriculi oder duodeni, Ösophagusvarizen)
- Verletzungen mit Blutungen (z. B. offenes SHT, Thoraxtrauma mit Hämatothorax).

Wegdrückbarkeit und Umlagerbarkeit

Wegdrückbarkeit und Umlagerbarkeit der Totenflecke nehmen pm ab (▮ Tab. 2).
Noch wegdrückbare umlagerbare Totenflecke werden als **nicht fixiert** bezeichnet (▮ Abb. 1). Fehlen diese Phänomene, spricht man von **fixierten** Totenflecken.

Zeit (hpm)	Wegdrückbarkeit/Umlagerbarkeit
4 – 5	Durch leichte Berührung mit den Fingern vollständig wegdrückbar, vollständig umlagerbar
ab 11	Unvollständig umlagerbar
ab 18	Nicht mehr vollständig auf Fingernageldruck wegdrückbar, nicht mehr umlagerbar

▮ Tab. 2: Zeitabhängigkeit der Wegdrückbarkeit und Umlagerbarkeit der Totenflecke.

Farbe

Die Farbe der Totenflecke wird durch die Anteile der vorhandenen Hb-Derivate bestimmt, die unterschiedliche Absorptionsmaxima aufweisen (▮ Tab. 3).
Am häufigsten kommt durch das Absinken des O_2-Partialdrucks die **blaugraue bis blauviolette** Farbe vor. Die zyanotische Farbe wird durch das Absorptionsmaximum des erhöhten Anteils an desoxygeniertem Hb hervorgerufen. Durch die O_2-Zehrung der Gewebe vertieft sich dieser Farbton.
Hellrote Totenflecke nach O_2-Beatmung wechseln ihre Farbe nach blaugrau infolge der O_2-Zehrung der Gewebe.
Bei CO-Intoxikationen ist pm keine Desoxygenierung möglich; die Farbe bleibt konstant hellrot. Die Wahrnehmbarkeit des hellroten Farbtons ist ab ≈ 40 % CO-Hb möglich.
Wird eine frische Leiche mit blaugrauen Totenflecken bei Raumtemperatur aufgefunden und dann in einer Kühlzelle gelagert, kann aufgrund der Temperaturabhängigkeit der Hb-O_2-Bindung die Farbe der Totenflecke zumindest teilweise nach hellrot wechseln.
Ein **brauner** Farbton setzt eine hohe Konzentration eines Met-Hb-Bildners voraus. Derartige Intoxikationen treten kaum noch auf. Bei geringeren Met-Hb-Konzentrationen entsteht eine Zyanose mit blaugrauen Totenflecken.

Farbe der Totenflecke	Ursache des Farbtons	Vorkommen
Blaugrau bis blauviolett	Hoher Anteil von Hb (mindestens ein Drittel des Gesamt-Hb)	„Normale" Totenflecke, z. B. bei Herzinfarkt, Lungenembolie
Hellrot	Hoher Anteil an Hb-O_2, dessen Absorptionsmaxima die hellrote Farbe bewirken	Nach O_2-Gabe bei Reanimation
	Absorptionsmaxima des CO-Hb nahe denen des Hb-O_2	CO-Intoxikation
	Erhöhte Affinität von O_2 zu Hb (Linksverschiebung der O_2-Bindungskurve) und erhöhte Stabilität der Hb-O_2-Bindung	Lagerung der Leiche in der Kälte (< 15 °C)
Braun bis braungrau	Absorptionsmaximum von Met-Hb im Braunbereich	Intoxikationen durch Met-Hb-Bildner, insbesondere Nitrite

▮ Tab. 3: Unterschiedliche Farbe der Totenflecke: Ursache und Vorkommen.

Vibices

Als **Vibices** werden punkt- bis kleinfleckige Blutaustritte infolge von Kapillarzerreißungen bezeichnet, die innerhalb der Totenflecke gelegen sind (▮ Abb. 2). Die postmortal entstandenen Vibices dürfen nicht als vitale Petechien oder Ekchymosen interpretiert werden (s. S. 26/27).

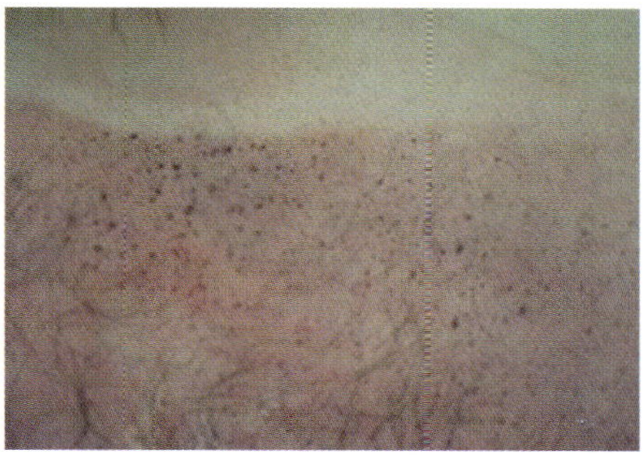

▮ Abb. 2: Vibices innerhalb graub auer Totenflecke. [3]

Zusammenfassung

- Totenflecke sind ein sicheres Zeichen des Todes. Sie treten zu Beginn des frühen postmortalen Intervalls auf.
- Totenflecke haben für die Diagnostik von Blutungsanämien, CO-Intoxikationen und für die Einschätzung des Todeszeitpunkts Bedeutung.

Frühes postmortales Intervall II

Totenstarre

Definition

Die Totenstarre (Rigor mortis) ist ein Zustand der Muskulatur, die ihre Dehnbarkeit durch sinkenden ATP-Gehalt verloren hat. Infolgedessen können im frühen postmortalen Intervall die Gelenke eines Toten weder gestreckt noch gebeugt werden.

Entstehung

Primäre postmortale Erschlaffung

Am Ende des Sterbeprozesses erschlafft die Muskulatur zunächst infolge der nunmehr fehlenden elektrophysiologischen Voraussetzungen.

Phase vor der Totenstarre

ATP liefert in der Muskelzelle die Energie zur Trennung der Reaktionspartner Myosin und Aktin („Weichmacherfunktion" des ATP). Zwar besteht pm ein hoher ATP-Verbrauch, der jedoch durch Resynthese von ATP aus ADP zunächst kompensiert wird (▮ Abb. 1).

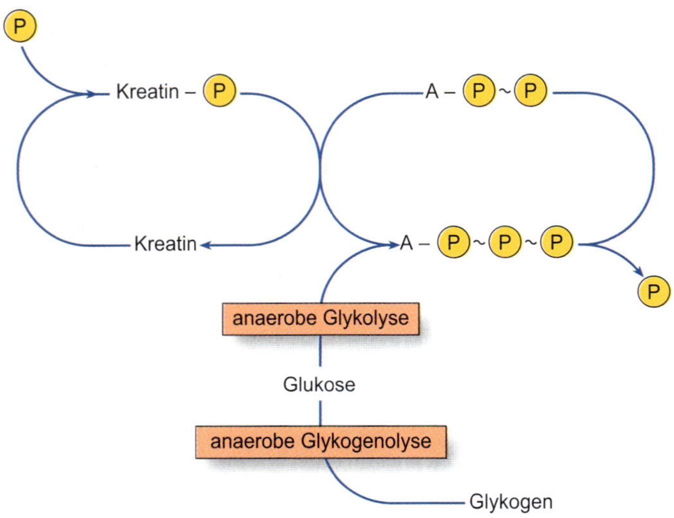

▮ Abb. 1: ATP-Resynthese unter anaeroben Bedingungen.

Totenstarre

Letztlich kommt die ATP-Regenerierung zum Erliegen. Fällt der ATP-Spiegel unter 85% der Ausgangskonzentration, haften die Myosin-Querbrücken permanent an den Aktinfilamenten. Myosin und Aktin werden unverschieblich und starr miteinander verbunden. ATP-Mangel führt auch zu Dehydratation, wodurch die kontraktilen Proteine einen Gelzustand bilden. Die Muskulatur wird fest und die Gelenke können nicht mehr bewegt werden (▮ Abb. 2).
Die Totenstarre tritt an der quergestreiften und glatten Muskulatur auf. Eine „Gänsehaut" an der Leiche soll durch die Starre der Mm. arrectores pilorum bedingt sein. Dieses Phänomen ist ebenso wie die Starre der sonstigen glatten Muskulatur für die praktische Arbeit ohne Bedeutung.

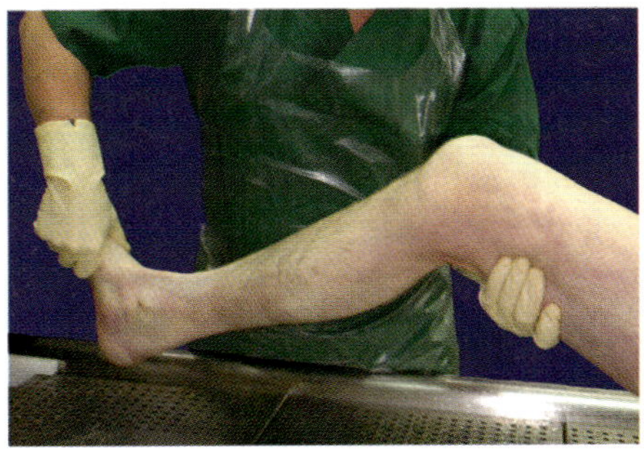

▮ Abb. 2: Prüfung der Totenstarre am Kniegelenk 12 hpm. Ein Beugen des Gelenks ist auch bei größtem Kraftaufwand nicht möglich. [3]

Praktische Bedeutung

Medizinisch

- sicheres Zeichen des Todes
- Beurteilung des Todeszeitpunkts.

Die Totenstarre kann bei der Leichenschau zu Schwierigkeiten beim Entkleiden und Transport des Leichnams führen.

Intensität

Hat die Ausbildung der Starre begonnen, nimmt ihre Intensität zu. Etwa 8 hpm wird bei Raumtemperatur an der Skelettmuskulatur ein Maximum erreicht, welches über viele Stunden anhält.
Die Intensität lässt erst im späten postmortalen Intervall nach, wenn sich im Rahmen der Autolyse die Myosin-Querbrücken von den Aktinfilamenten lösen und die Muskulatur weich und schlaff wird.
Da die Starre durch biochemische Prozesse zustande kommt, gilt die Reaktionsgeschwindigkeits-Temperaturregel (RGT-Regel). Bei höheren Temperaturen tritt die Starre schneller ein als bei niedrigeren und löst sich entsprechend früher bzw. später.
Ausbildung und Lösung der Starre weisen große individuelle Streuungen auf. Angaben in Bezug auf den zeitlichen Verlauf sind daher nur eine grobe Orientierung für die Praxis der Leichenschau (▮ Tab. 1).
Gewaltsames Beugen oder Strecken großer Gelenke bei vorhandener Starre wird als „Brechen der Totenstarre" bezeichnet. Dabei werden die bereits erstarrten Muskelfasern irreversibel verlängert. Myosin-Aktin-Komplexe, die zum Zeitpunkt des Brechens noch nicht starr waren, bilden die

Zeit (hpm)	Intensität der Starre
2–4	Gering
5	Deutliche Intensität, aber noch gut brechbar; völliges Wiedereintreten nach dem Brechen
8	Größte Intensität; nach Brechen kein Wiedereintreten mehr
ca. 56	Beginn der Lösung
ca. 72	Vollständige Lösung

▮ Tab. 1: Zeitabhängigkeit der Intensität der Totenstarre an der Skelettmuskulatur (Raumtemperatur).

Starre später aus, sodass am Gelenk der Eindruck eines „Wiedereintretens" der Starre entsteht. Die Totenstarre kann aber nicht die Intensität erreichen, die ohne das Brechen aufgetreten wäre.

Kataleptische Totenstarre

Der Begriff „kataleptische Totenstarre" hat historische Bedeutung. Darunter verstand man ein plötzliches Auftreten der Totenstarre unter Beibehaltung der Körperhaltung im Augenblick des Todeseintritts. Diese Möglichkeit wurde früher aufgrund von Einzelbeobachtungen diskutiert. Jedoch ist ein schlagartiges Einsetzen der Totenstarre wissenschaftlich nicht zu belegen.

Mit dem Leben nicht vereinbare Verletzungen

Es handelt sich um Durchtrennungen, grobe Zerreißungen und Zerquetschungen an Kopf, Hals und Rumpf. Diese Verletzungen stellen ein **sicheres Zeichen des Todes** dar, und der Tod kann sofort, d. h. ohne Vorhandensein von Totenflecken oder Totenstarre, attestiert werden. Die Abtrennung von Gliedmaßen stellt a priori kein „sicheres Zeichen des Todes" dar.

Hirntoddiagnostik

Es handelt sich um die Feststellung der irreversibel erloschenen Gesamtfunktion des Groß- und Kleinhirns sowie des Hirnstamms. Diese Diagnostik erfolgt nur bei Patienten unter stationären Bedingungen. Die **abgeschlossene Hirntoddiagnostik** gilt als **sicheres Zeichen des Todes** und der Individualtod kann allein aufgrund des Vorhandenseins der Kriterien für den Hirntod festgestellt werden:

Voraussetzungen
Akute primäre oder sekundäre Hirnschädigung.

Klinische Symptome
- Koma
- Apnoe
- Hirnstamm-Areflexie
- weite, lichtstarre Pupillen.

Irreversibilitätsnachweis
Er ist zu führen durch erneuten Nachweis der klinischen Ausfallssymptome während der Beobachtungszeit. Diese beträgt für Erwachsene und Kinder ab 2 Jahren:

- bei primärer Schädigung mindestens 12 h
- bei sekundärer Schädigung mindestens 3 d.

Für Neugeborene, Säuglinge und Kinder unter 2 Jahren gelten besondere Festlegungen.

Ergänzende Befunde
Zum Beispiel Null-Linien-EEG.
Die Hirntoddiagnostik muss von zwei Ärzten durchgeführt werden, die über mehrjährige Erfahrungen in der Intensivbehandlung von Patienten mit schweren Hirnschädigungen verfügen.

Fehlerhafte Feststellung des Todes

Zu Fehleinschätzungen kommt es extrem selten bei tief komatösen Patienten mit stark herabgesetzten Lebensfunktionen (Vita minima). Sie werden für „tot erklärt", obwohl keine sicheren Zeichen des Todes vorhanden sind. Derartige Fälle sind Grundlage für den Scheintodglauben. Sehr selten lassen sich auch heute noch Ärzte von Befunden leiten, die den Tod nicht begründen (sogenannte unsichere Zeichen des Todes).

Cave! Der Tod darf niemals aufgrund folgender Befunde festgestellt werden:
- Koma
- kein messbarer Blutdruck bzw. kein fühlbarer Puls
- keine wahrnehmbaren Atembewegungen
- weite, lichtstarre Pupillen
- Areflexie
- deutlich erniedrigte Körpertemperatur
- Blässe der Haut.

Nicht selten sind Neugeborene oder alte Menschen betroffen. Letztere können z. B. durch ein Coma diabeticum in einen Zustand geraten, der als „Tod" verkannt wird.

Vertrocknungen

Bereits wenige Stunden pm können infolge von Verdunstung an der Körperoberfläche braune Vertrocknungen auftreten. Zuerst betroffen sind die Conjunctiva bulbi, die Cornea (▮ Abb. 3), die Lippen und die Haut des Hodensacks.
Schürfwunden, die kurz vor, während oder nach dem Todeseintritt entstanden sind, nehmen infolge Eintrocknung ebenfalls eine braune Farbe an.

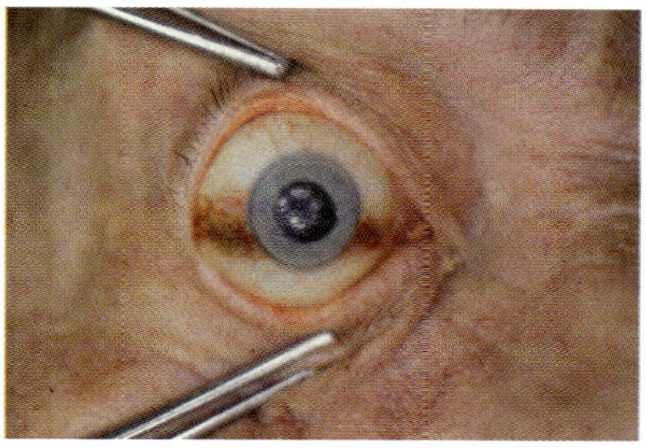

▮ Abb. 3: Vertrocknungsstreifen der Conjunctiva bulbi (9 hpm) dem Verlauf des Lidspalts entsprechend. [3]

Zusammenfassung

- Die Totenstarre ist ein sicheres Zeichen des Todes, welches im frühen postmortalen Intervall nach den Totenflecken entsteht.
- Weitere sichere Zeichen des Todes sind mit dem Leben nicht vereinbare Verletzungen und eine abgeschlossene Hirntoddiagnostik.
- Im frühen postmortalen Intervall können infolge von Verdunstung braune Vertrocknungserscheinungen auftreten, besonders an Lippen, Hodensack und Augapfel.

Spätes postmortales Intervall

Definition

Das späte postmortale Intervall ist der Zeitraum vom Auftreten erster, äußerlich erkennbarer Zersetzungserscheinungen, zumeist Autolyse und Fäulnis, bis zum letztlich völligen Abbau der Körperbestandteile.

Die äußeren und inneren Veränderungen des Leichnams sind in dieser Zeit von erheblicher Variabilität. Sie hängen hauptsächlich von der Umgebung ab, in der sich die Leiche befindet. Dabei stellt die Temperatur einen entscheidenden Einflussfaktor dar.

> **Die im 19. Jahrhundert formulierte Casper'sche Regel besagt:**
> Der Zustand von Leichen kann sehr ähnlich sein, wenn sie 1 Woche an der Luft, 2 Wochen im Wasser oder 8 Wochen im Erdgrab waren.

Es werden **zwei Formen von späten Leichenerscheinungen** unterschieden:

Destruierende:
- Autolyse
- Fäulnis
- Verwesung
- Einwirkung von Pflanzen (Leichenflora) und Pilzen
- Einwirkung von Tieren (Leichenfauna).

Konservierende:
- Mumifizierung
- Fettwachsbildung (Adipocire)
- Salzeinwirkungen (Moor- und Salzleichen).

Alle destruierenden Veränderungen führen letztlich zur **Skelettierung.**
Die Autolyse steht immer am Anfang dieser Erscheinungen. Die folgenden Prozesse verlaufen sehr unterschiedlich. Oft schließt sich an die Autolyse Fäulnis an, die dann einige Zeit im Vordergrund steht. Jederzeit kann es zudem zum Auftreten anderer Leichenerscheinungen kommen. Diese betreffen manchmal nur bestimmte Körperregionen. Beispielsweise kann an Kopf und Rumpf einer Leiche Fäulnis mit Madenfraß vorhanden sein, während Hände und Füße mumifiziert sind.

> Die Leichenerscheinungen im späten postmortalen Intervall sind ein sicheres Zeichen des Todes.

Autolyse

Definition

Autolyse ist die Auflösung von Körperstrukturen durch ungeregelte körpereigene Enzyme, die in den geschädigten Zellen freigesetzt werden.

Der Begriff „Autolyse" umfasst je nach Substrat die Proteolyse, durch die die Lösung der Totenstarre erfolgt, die Lipolyse und die postmortale Glykolyse.
An der Körperoberfläche kann Autolyse in Form von **Oberhautablösungen** oder **Erweichungen der Augäpfel** das erste Zeichen für den Beginn des späten postmortalen Intervalls sein.
Im Körperinnern beginnt die Autolyse bereits am Anfang des frühen postmortalen Intervalls. Besonders betroffen sind das Blut in Form der **Hämolyse** und die enzymreichen inneren Organe wie das Pankreas.

Fäulnis

Definition

Fäulnis ist ein bakterieller, reduktiver Abbau der organischen Körpersubstanzen zu H_2 und H_2-haltigen Endprodukten. Leichenfäulnis ist charakterisiert durch grüne Hautverfärbungen, Gasbildungen und Erweichungsprozesse des Körpers.

Grüne Hautverfärbungen

Die Grünfärbung ist durch das Pigment Verdoglobin bedingt. Es wurde früher als Sulfhämoglobin bezeichnet. Es entsteht durch den Abbau von Hb in Anwesenheit von O_2 und H_2S. Letzteres ist ein Bestandteil der Fäulnisgase.

> Erstes Zeichen der Leichenfäulnis ist häufig eine grüne Hautverfärbung am rechten Unterbauch. Sie tritt bei Raumtemperatur häufig am 2. Tag pm auf. Höhere Temperaturen beschleunigen den Beginn der Fäulnis.

Der rechte Unterbauch ist prädestiniert für den Beginn der Grünfärbung, weil das Zäkum mit einem hohen Gehalt an H_2S-bildenden Bakterien eng der Bauchwand anliegt (Abb. 1).
Durch die Verdoglobinbildung in den Hautvenen kann die Gefäßzeichnung sichtbar werden. Dies wird als **Durchschlagen des Venennetzes** bezeichnet.
Die Ausbreitung der Grünfärbung über alle Körperregionen führt dazu, dass sich die Totenflecke ebenfalls grünlich verfärben und nicht mehr erkennbar sind. An der Haut können schwarz-braun-grüne Verfärbungen entstehen.

Gasbildung

Im Leichnam breiten sich die physiologisch vorhandenen Bakterien aus. Bei Infektionen vermehren sich zusätzlich die pathogenen Erreger. Auch aus der Umgebung kann eine bakterielle Besiedlung erfolgen. Durch den bakteriellen Stoffwechsel werden erhebliche Gasmengen produziert. Typische **Fäulnisgasbestandteile,** die einen unangenehmen Geruch bedingen, sind: CH_4, H_2S, NH_3 und H_2.
Die Gasbildung führt zur Blähung von Abdomen und Hodensack; die Weichteile werden aufgedunsen. Die Feststellung der Identität eines Leichnams anhand seiner Gesichtszüge und des sonstigen Äußeren ist zu diesem Zeitpunkt nicht mehr möglich.
Der intrakorporale Gasdruck presst Fäulnisflüssigkeit (hämolytisch verfärbte Körperflüssigkeit) aus Mund, Nase und After, wodurch evtl. Blutungen vorgetäuscht werden. An der Haut entstehen Fäulnisblasen, die mit Fäulnisflüssigkeit gefüllt sind (Abb. 2). An den Organen führt die Gasdurchsetzung zur Ausbildung sogenannter Schaumorgane.

Erweichungen, Verflüssigungen

Die Bakterien verursachen eine zusätzliche enzymatische Zersetzung, sodass sich die

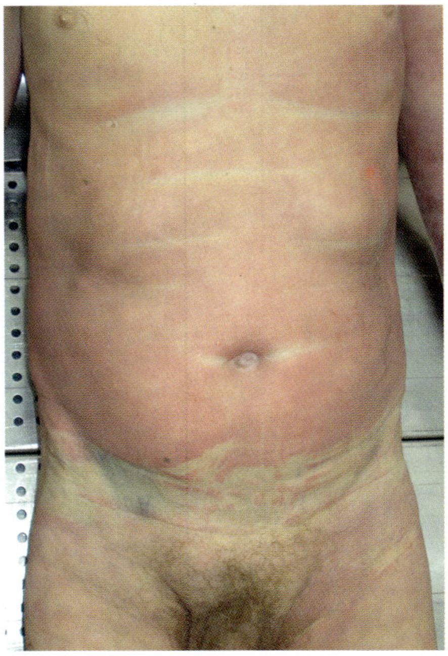

Abb. 1: Grüne Hautverfärbung am rechten Unterbauch als erstes Zeichen der Leichenfäulnis. Liegezeit 2 d pm. [3]

Konsistenz der gashaltigen Weichteile und Organe weiter vermindert. Als typische Fäulnisprodukte können an der Leberoberfläche weiße Leuzin- und Tyrosinkristalle abgelagert werden.
An der Haut bilden sich feuchte flächenhafte Oberhautablösungen. Die dann freiliegende Lederhaut trocknet später schwartenartig ein. Die Körperhaare werden leicht ausziehbar. Finger- und Fußnägel können sich ablösen. Das Gehirn wird breiig oder sogar verflüssigt.
In der Brusthöhle sammelt sich oft Fäulnisflüssigkeit, in der Bauchhöhle verflüssigtes Körperfett.

Verwesung

Definition

Verwesung ist ein vorwiegend bakteriell-enzymatischer Abbauprozess organischer Substanzen, die bei Anwesenheit von O_2 oxidiert werden. Der damit verbundene eher trockene Gewebszerfall führt letztlich zur völligen Zersetzung des Körpers.

Die Unterscheidung zwischen Verwesung und Fäulnis kann nur durch chemische Analysen anhand der Abbauprodukte erfolgen. Bei der Verwesung entstehen H_2O, CO_2 und CH_4N_2O (Harnstoff).
An der Leiche ist die Abgrenzung beider Vorgänge praktisch kaum möglich, zumal Fäulnis und Verwesung gleichzeitig vorhanden sein können. Im Allgemeinen wird davon ausgegangen, dass zuerst Fäulnis zur feuchten und danach Verwesung zur trockenen Zersetzung der Gewebe führt.

Sonstige Erscheinungen

Im Folgenden werden nur die praktisch wichtigen Formen erwähnt.

Pflanzen und Pilze

Im Wasser kommt es schnell zum **Algenbewuchs** der unbekleideten Körperoberfläche.
Bei Feuchtigkeit und Luftabschluss, z. B. im Erdgrab, kann sich ein **Schimmelpilzbelag** auf der Haut bilden.

Tiere

Der Befall mit Insekten, zumeist **Fliegen,** ist von größter Bedeutung. Die Fliegen legen ihre Eier in die feuchten Körperöffnungen ab (Augenbindehautsack, Nasenlöcher, Mund). Durch den Fraß der Fliegenmaden, aber auch durch **höhere Tierarten** (Ratten, Hunde, Wildschweine) kann ein Leichnam zumindest teilweise skelettiert werden.

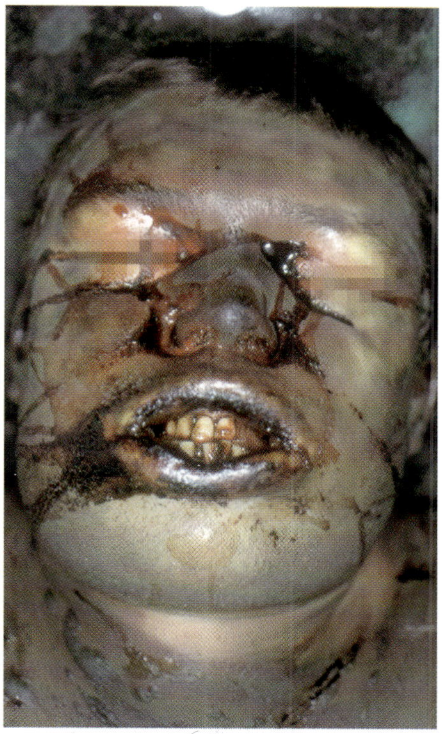

Abb. 2: 34-Jähriger, Leichenliegezeit 7 d bei Raumtemperatur. Weichteilaufdunsung, Austritt von Fäulnisflüssigkeit aus Mund und Nase, Fäulnisblasen der Halshaut. [3]

Mumifizierung

Mumifizierungen entstehen durch schnelle **Austrocknung** von Leichen in bewegter trockener Luft. Die Haut schrumpft, verhärtet sich und nimmt eine braune Farbe an. Unter günstigen Bedingungen kann die Austrocknung in wenigen Tagen so weit fortgeschritten sein, dass den destruierenden Leichenerscheinungen die Basis völlig entzogen ist. Der Vorgang beginnt häufig an der Nasenspitze, an Fingern und Zehen und kann auf diese Regionen beschränkt bleiben.
Wenn mumifizierte Leichen nicht erdbestattet werden, bleiben sie über beträchtliche Zeiträume erhalten, wie auch die Mumie „Ötzi" nach mehr als 5000 Jahren zeigt.

Fettwachsbildung

Dabei handelt es sich um die Umwandlung des Körperfetts in eine grauweiße harte Masse.
Das seltene Phänomen wird durch Feuchtigkeit und Luftabschluss begünstigt. Es wird bei Wasserleichen, seltener in feuchten Gräbern beobachtet. Die Umwandlung beginnt schon nach 3–5 Wochen. Der Chemismus ist nicht genau bekannt. Offenbar kommt es zunächst zur hydrolytischen Fettspaltung in Glyzerin und Fettsäuren. Die Bezeichnung „Fettwachs" (franz. Adipocire) ist im chemischen Sinne falsch, da bei der Analyse des Materials zwar Palmitin- und Stearinsäure, aber weder Fett noch Wachs nachgewiesen wurden.

Zusammenfassung

- Die Leichenveränderungen des späten postmortalen Intervalls, wie Autolyse und Fäulnis, sind sichere Zeichen des Todes.
- Bei fortgeschrittener Fäulnis ist bei der Leichenschau eine Identifizierung des Toten anhand seines Äußeren nicht mehr möglich.
- Die späten Leichenveränderungen sind je nach Umgebungsbedingungen äußerst variabel.

Beurteilung des Todeszeitpunkts

Definition
Der Todeszeitpunkt (Syn.: Sterbezeitpunkt) ist der Zeitpunkt des irreversiblen Herz-Kreislauf-Versagens (Nulllinien-EKG). Damit verbunden ist das Versagen von Hirnfunktion und Atmung.

Der Todeszeitpunkt ist sowohl für die **Todesbescheinigung** als auch für **forensische Zwecke** relevant. Grundsätzlich sind folgende drei Konstellationen zu unterscheiden.

Der Todeszeitpunkt ist **exakt bekannt** durch:
- Überwachungsmaßnahmen: individuell (Monitoring in der Intensivmedizin) oder öffentlich (Videokameras)
- Wahrnehmungen von Zeugen (unter Reanimation, Verkehrs-, Arbeitsunfall)
- besondere Ereignisse: Flugzeugabsturz, Lawinenunglück, Attentat.

Der Todeszeitpunkt kann **eingegrenzt** werden. Das Intervall ergibt sich durch Angaben von Kontaktpersonen bzw. aufgrund von Feststellungen wie Beobachtungen, letzte Briefkastenentleerung, E-Mails, Handy-Daten, PC-Zugang, Kassenbons.

Der Todeszeitpunkt ist **unbekannt.** Ein Zeitintervall ist nicht ableitbar.

Besteht ein Todeszeitintervall, kann versucht werden, innerhalb dieses Zeitabschnitts den Tod näher einzugrenzen. Allerdings erlauben die **Leichenparameter** stets nur eine **Zuordnung zu Zeiträumen, nicht zu Zeitpunkten.**

In der Praxis werden die nachfolgenden Leichenparameter für die Todeszeitbestimmung genutzt.

Im **frühen postmortalen** Intervall:
- Ausprägungsgrad der Totenflecke
- Ausprägungsgrad der Totenstarre
- Körperkerntemperatur.

Im **späten postmortalen** Intervall:
- Intensität von Autolyse und Fäulnis
- Besiedlungszustand durch Insekten.

Für die Todesbescheinigung

Auf den Todesbescheinigungen ist vorgesehen, dass der Arzt den Sterbezeitpunkt mit Datum und minutengenauer Uhrzeit dokumentiert. Dies kann jedoch nur geschehen, wenn der Zeitpunkt exakt bekannt ist. Ist eine Person im Beisein anderer zusammengebrochen und trotz sofortiger Reanimation gestorben, kann der Zeitpunkt des Zusammenbruchs als Todeszeit angegeben werden. Der Arzt darf sich hinsichtlich des Sterbezeitpunkts auf die Angaben Angehöriger und sonstiger Personen stützen, muss dies aber auf der Todesbescheinigung vermerken.
Wenn der Arzt den Sterbezeitpunkt anhand der Ausprägung der sicheren Zeichen des Todes beurteilen muss, kann das Ergebnis seiner Untersuchungen nur ein **Schätzwert** sein. Die Leichenparameter haben große Streuungen, sodass Angaben **im Stunden- bzw. Minutenbereich nicht möglich** sind (▮ Tab. 1). Deswegen sollten bei der Zeitangabe relativierende Zusätze wie „etwa" oder „ungefähr" verwendet werden.
Angesichts dieser Problematik kann in einigen Bundesländern inzwischen auch „leblos aufgefunden" oder „Leichenauffindung" anstelle eines geschätzten Sterbezeitpunkts auf der Todesbescheinigung eingetragen werden (s. S. 12/13).
Aufgrund der rektalen Leichentemperatur kann die Todeszeit im frühen postmortalen Intervall genauer eingeschätzt werden als durch die anderen Merkmale (▮ Tab. 1). Allerdings sind handelsübliche Fieberthermometer, deren Messbereich meist bei 32 °C endet, in der Regel zu kurz, um bei Erwachsenen die tiefe Rektaltemperatur zu bestimmen.

Die Beurteilung einer gemessenen Leichentemperatur erfordert **rechtsmedizinisches Spezialwissen.**

Wenn zwei oder mehr Familienmitglieder in relativ kurzen Zeitabständen sterben, kann die **Reihenfolge des Todeseintritts** erbrechtliche Konsequenzen haben. Derartige Konstellationen kommen vor:

- bei Verkehrsunfällen und anderen Unglücksfällen
- bei natürlichen Todesfällen, die zufälligerweise innerhalb kurzer Zeit auftreten, insbesondere bei Älteren
- bei gemeinschaftlichen Suiziden.

In diesen Fällen erfolgt gelegentlich eine Begutachtung der Sterbereihenfolge. Dabei spielen die klassischen Parameter zur Todeszeitschätzung selten eine Rolle. Vielmehr können der Schweregrad von Verletzungen und das Lebensalter mit den damit verbundenen relevanten körperlichen Leiden richtungweisend für die Sterbereihenfolge sein.

Für forensische Zwecke

Die Beurteilung des Todeszeitpunkts unter kriminalistischer Fragestellung gehört zu den Spezialgebieten der Rechtsmedizin.

Die Todeszeitbestimmung unter forensischem Aspekt dient letztlich der Frage, ob ein Tatverdächtiger unter Berücksichtigung der zeitlichen Verhältnisse als Täter infrage kommen kann.

Zeit (hpm)	Totenflecke	Totenstarre	Autolyse/ Fäulnis	Rektal-temperatur (°C)
≤ 3	Fleckförmig, sehr geringe Intensität	Keine oder geringe	Keine	≈ 37
≥ 3	Konfluiert, mit Fingern sehr leicht vollständig wegdrückbar	Mäßig bis deutlich in den großen Gelenken nachweisbar	Keine	≈ 35
≥ 8	Konfluiert, maximale Farbintensität, noch wegdrückbar	Große Intensität	Keine	≈ 32
≥ 14	Konfluiert, kaum noch wegdrückbar	Große Intensität	Keine	≈ 28
≥ 24	Konfluiert, nicht mehr wegdrückbar	Große Intensität	Grünfärbung der Haut des rechten Unterbauchs	≈ 24

▮ Tab. 1: Schätzung des Todeszeitpunkts. Häufige Befundkonstellationen bis zum Beginn des späten postmortalen Intervalls (Voraussetzungen: Raumtemperatur 21 °C, Körpergewicht etwa 70 kg, leichte Kleidung, keine Luftbewegung).

Beurteilung im frühen postmortalen Intervall

In diesem Zeitraum wird die **Abkühlung** des Körpers für die Todeszeitbestimmung ausgenutzt. Insofern ist die Körperkerntemperatur das entscheidende Merkmal der Begutachtung. In der Praxis wird die Rektaltemperatur (gemessen in einer Tiefe von 8 – 12 cm) als Körperkerntemperatur angesehen. Aussagen zur Todeszeit sind so lange möglich, bis sich die Rektaltemperatur an die Umgebungstemperatur angeglichen hat.
Der Abkühlungsvorgang pm erfolgt in zwei Phasen:

Temperaturplateau von 2 – 3 hpm

Die Körperkerntemperatur bleibt nahezu konstant, weil sich zunächst ein Temperaturgefälle zwischen Körperkern und -oberfläche aufbaut.

Temperaturabfall

Exponentieller Abfall entsprechend dem Newton'schen Abkühlungsgesetz. Infolge des initialen Temperaturplateaus ergibt sich eine sigmoidale Form der Abkühlungskurve (▮ Abb. 1), die mathematisch durch ein 2-Exponenten-Modell beschrieben werden kann.
Zur praktischen Arbeit mit diesem Modell stehen ein Nomogramm (Henßge, 1982) sowie Computerprogramme zur Verfügung.
Die Abkühlungsgeschwindigkeit hängt von zwei wesentlichen Faktoren ab:

Körpergewicht

Adipöse können bis ⅓ langsamer abkühlen als Magere (▮ Abb. 1).

Umgebungstemperatur

Ab Umgebungstemperaturen ≤ 10 °C kann die Abkühlung doppelt oder dreifach schneller vor sich gehen als bei 21 °C.
Darüber hinaus treten in der Praxis höchst variable Bedingungen auf, die den Abkühlungsprozess beeinflussen:

Verzögerte Abkühlung:
- reichlich Unterhautfettgewebe
- zusammengekauerte Körperhaltung
- dicke Bekleidung oder Bedeckung.

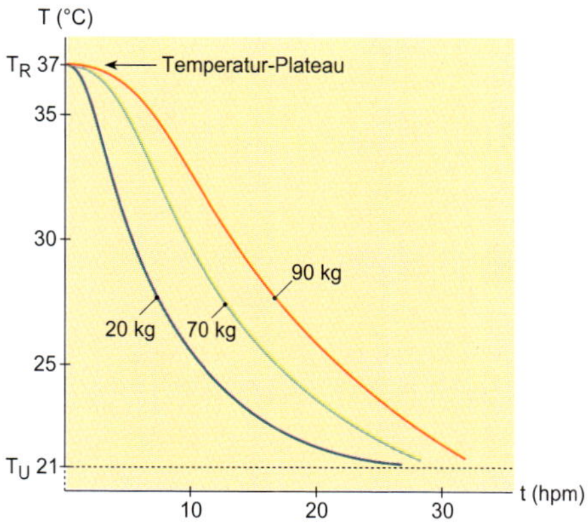

▮ Abb. 1: Abfall der Körperkerntemperatur von Leichen mit unterschiedlichem Körpergewicht (20, 70 und 90 kg) in Abhängigkeit von der Zeit.

Beschleunigte Abkühlung:
- feuchte Kleidung
- Luftbewegung (Wind)
- Lage der Leiche in kaltem Wasser.

Die variierenden Abkühlungsbedingungen können durch empirisch ermittelte Körpergewichtskorrekturfaktoren bei der Auswertung berücksichtigt werden. Auch beim Temperaturverfahren ergeben sich Streuwerte der Todeszeit von mehreren Stunden, sodass die Todeszeitschätzung im Strafverfahren nur selten beweisenden Charakter hat.
Darüber hinaus wurden zahlreiche **weitere Methoden** entwickelt, die auf **supravitalen Reaktionen** beruhen. Dabei handelt es sich um Reaktionen, die durch mechanische, elektrische oder chemische Reize in den ersten Stunden nach dem Tod auslösbar sind. Grundlage dafür ist die im frühen postmortalen Intervall noch vorhandene biochemische Reaktivität bei anaerobem Stoffwechsel. So können durch Schläge Kontraktionen ganzer Muskeln (Zsakó) bis etwa 2 hpm oder nur lokale Kontrakturen am M. biceps brachii (idiomuskulärer Wulst) bis 13 hpm ausgelöst werden. Die elektrische Erregbarkeit der mimischen Muskulatur endet etwa 20 h nach dem Tod. Allerdings sind die supravitalen Reaktionen gewebe- und temperaturabhängig. Die Reaktionsergebnisse sind schwer zu objektivieren und nicht ausreichend vergleichbar. Gelegentlich kann die Beurteilung von Menge und Verdauungszustand des **Mageninhalts** Hinweise für die Todeszeit erbringen.

Beurteilung im späten postmortalen Intervall

In diesem Zeitabschnitt wird anstelle des Begriffs „Todeszeit" häufig der Terminus **„Leichenliegezeit"** verwendet. Dies bringt zum Ausdruck, dass eine Schätzung des Sterbezeitpunkts nicht mehr möglich ist, sondern nur noch eine Beurteilung, wie lange sich der Leichnam unter bestimmten Bedingungen befunden hat, z. B. auf Waldboden liegend oder in einem Gewässer. Die Liegezeit der Leiche wird dann empirisch bestimmten Zeitbereichen zugeordnet, wobei aufgrund der Variabilität der Vorgänge stets Zurückhaltung zu üben ist.
Durch das Spezialgebiet der **forensischen Entomologie** werden zunehmend Fragen nach der Liegezeit im späten postmortalen Intervall beantwortet. Die Entwicklungsstadien von Insekten, die die Leiche besiedelt haben, werden ausgenutzt, um auf die Dauer der Liegezeit des Toten rückzuschließen. Dabei kommt der Metamorphose verschiedener Fliegenarten besondere Bedeutung zu.

Zusammenfassung

- ✖ Der Sterbezeitpunkt kann in vielen Fällen aufgrund von Tatsachen oder Angaben genau festgelegt oder zumindest eingegrenzt werden.
- ✖ Im frühen postmortalen Intervall kann der Todeszeitpunkt anhand des Ausprägungsgrads von Totenflecken und Totenstarre nur einem Zeitabschnitt zugeordnet werden.
- ✖ Der zuverlässigste Parameter zur Beurteilung der Todeszeit ist die tiefe Rektaltemperatur.

Grundlagen der ärztlichen Leichenschau

Definition

Die Leichenschau ist eine gesetzlich vorgeschriebene ärztliche Untersuchung jedes Verstorbenen. Meist ist es die letzte Untersuchung vor der Bestattung.

Zielstellungen

Es besteht v. a. öffentliches Interesse:

- Datenerhebung für die Todesursachenstatistik als Basis für gesundheitspolitische Entscheidungen
- Grundlage für die Bekämpfung von Epidemien
- Erkennung von Todesfällen durch Fremdeinwirkung.

Auch individuelle Interessen des Verstorbenen werden berührt, z. B. persönlichkeits- und versicherungsrechtliche Fragen.

Gesetzliche Bestimmungen

In der BRD wird die Leichenschau durch Gesetze oder Verordnungen der einzelnen Bundesländer geregelt.

In allen Bundesländern gilt:
- Bei jedem Todesfall muss eine Leichenschau durch einen Arzt/eine Ärztin durchgeführt werden.
- Der Tod ist anhand sicherer Zeichen des Todes festzustellen.
- Über die Leichenschau ist eine ärztliche Bescheinigung auszustellen.
- Die Personalien des Verstorbenen, sofern bekannt, sind zu dokumentieren.
- Zu Todeszeitpunkt, Todesart und Todesursache sind Angaben zu machen.
- Bei Hinweisen auf eine Infektionskrankheit im Sinne von § 6 oder § 7 des Infektionsschutzgesetzes (IfSG) sind diese gesondert zu vermerken bzw. zu melden. Verhaltensmaßnahmen beim Umgang mit dem Leichnam sind festzulegen.

Zur Organisation und korrekten Durchführung der Leichenschau existieren bundesweit unterschiedlich detaillierte Vorschriften:

Pflichten

- **Zuständigkeit:** außerhalb von Kliniken v. a. Aufgabe der niedergelassenen Ärzte, in den Kliniken der Klinikärzte
- **„Unverzüglichkeit" der Durchführung:** Nur dringende, unaufschiebbare ärztliche Tätigkeiten dürfen vorher noch vorgenommen werden.
- **Entkleiden der Leiche:** Alle Körperregionen sind in unbekleidetem Zustand zu inspizieren, teils ist auch die Inspektion der Körperöffnungen gefordert. In Bayern besteht die Entkleidungspflicht unter der Prämisse, dass zu Beginn der Leichenschau von einem natürlichen Tod ausgegangen werden kann. Ergeben sich beim Entkleiden Anhaltspunkte für einen nicht natürlichen Tod, ist die Leichenschau abzubrechen.
- **Verständigung der Polizei** bei:
  - ungeklärter Todesart
  - Anhaltspunkten für einen nicht natürlichen Tod
  - Todesfall einer Person unbekannter Identität.

Rechte

- **Betretungsrecht:** besteht für den Sterbe- oder Fundort des Leichnams
- **Auskunftsrecht:** von Angehörigen, sonstigen Ärzten und Personen, die den Verstorbenen behandelt haben, kann der Leichenschauer Auskünfte über Umstände des Todeseintritts, vorbestehende Erkrankungen oder therapeutische Maßnahmen verlangen. Diese Personen haben gegenüber dem Leichenschauarzt Auskunftspflicht.

Im Fall einer **Kremation** ist in allen Bundesländern außer Bayern eine zweite Leichenschau gesetzlich vorgeschrieben.
Ärztliche Verstöße gegen die Leichenschau-Vorschriften stellen in allen Bundesländern Ordnungswidrigkeiten dar und können mit Geldbußen belegt werden.
Die gesetzlichen Regelungen setzen voraus, dass eine **menschliche Leiche** zu untersuchen ist. Darunter versteht man den Körper eines Verstorbenen, bei dem der körperliche Zusammenhang durch Fäulnis oder andere Einflüsse nicht aufgehoben ist. Dies gilt auch für verstorbene Lebendgeburten, unabhängig vom Geburtsgewicht. Ab einem Gewicht von 500 g sind auch Totgeborene als Leiche definiert. Laut Personenstandsgesetz (PStG) müssen sie beim Standesamt beurkundet werden. Bei Totgeborenen mit einem Gewicht < 500 g handelt es sich um Fehlgeburten, die nicht anzeigepflichtig sind. Fehlgeburten, Skelette oder Skelettteile gelten nicht als Leichnam.

Todesursachenstatistik

Es ist wichtig, die Häufigkeiten der Todesursachen in der Bevölkerung zu kennen, um bei der Leichenschau die wahrscheinliche Todesursache besser einzuschätzen.

Nicht natürlicher und natürlicher Tod

Nicht natürliche Todesfälle stellen seit Jahrzehnten 3,9–5,8% aller Sterbefälle dar (Abb. 1). Sie kommen am häufigsten bis zum 40. Lebensjahr vor.
Über 50% der nicht natürlichen Todesfälle sind Unfälle, v. a. Stürze, die für den Tod über 70-Jähriger sehr oft von Bedeutung sind. Im Kindesalter wird

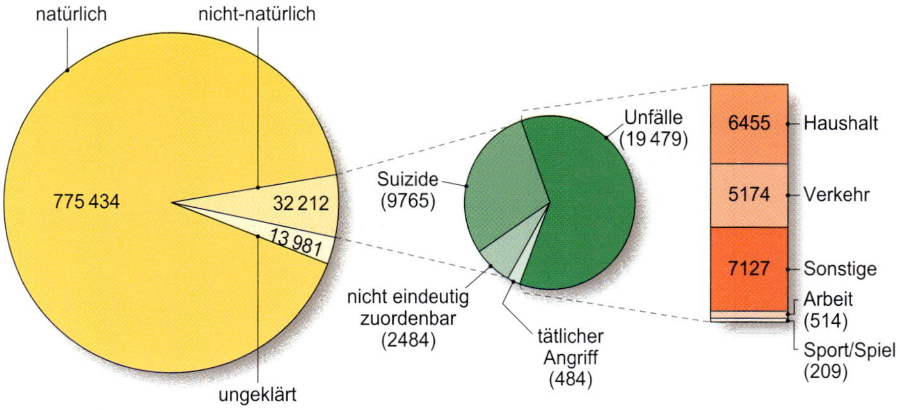

Abb. 1: Anteil nicht natürlicher Todesfälle in der BRD 2006 (Statistisches Bundesamt).

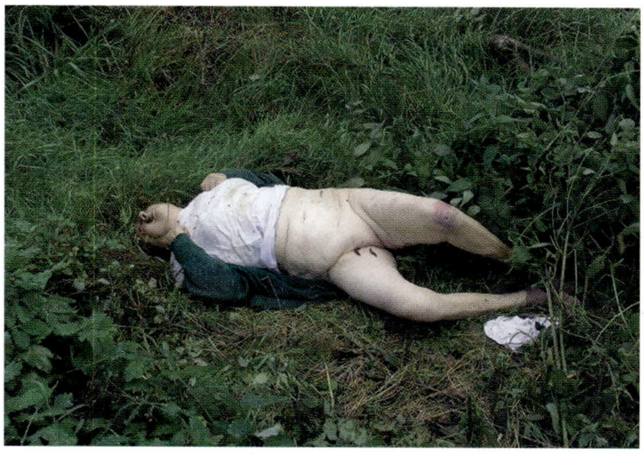

Abb. 2: 84-jährige Pflegeheimbewohnerin. Auffindung auf einem Abhang in unmittelbarer Nähe des Heims. Aufgrund der Auffindungssituation bestand Verdacht auf Sexualdelikt. Obduktionsergebnis: Schwielenherz bei älteren Koronararterienverschlüssen, kein Anhalt für Fremdeinwirkung, Blutergüsse sturzbedingt. [2]

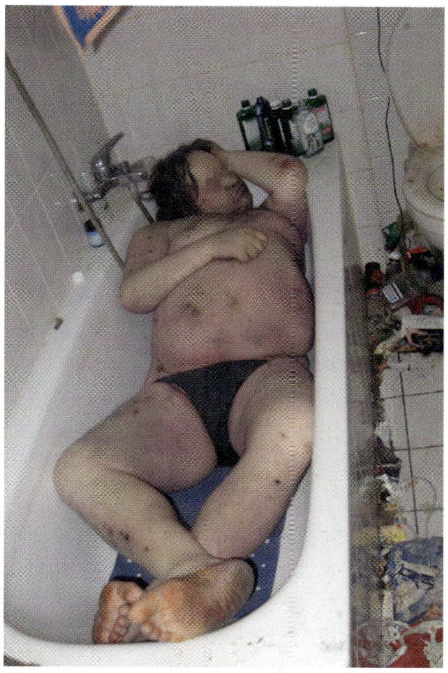

Abb. 3: 43-Jähriger in „Messie-Wohnung". Verdacht auf Intoxikation. Obduktionsergebnis: zentrale Lungenembolie bei Oberschenkelvenenthrombose. [3]

der Tod am häufigsten durch Verkehrsunfälle bedingt.

Die meisten Menschen sterben infolge innerer Erkrankungen auf natürliche Weise. Die häufigsten Todesursachen waren im Jahr 2006 in der BRD: 43,7% Herz-Kreislauf-Erkrankungen (über 90% der Betroffenen > 65 Jahre alt), 26,4% Tumorleiden und 6,7% Erkrankungen des Atmungssystems.

Bei ≈2% aller Todesfälle kann eine genaue Todesursache nicht angegeben werden.

Plötzlicher und unerwarteter Tod aus natürlicher Ursache

In 10–15% der natürlichen Todesfälle tritt der Tod plötzlich bzw. unerwartet ein. Die Ursache ist meist eine Herz-Kreislauf-Erkrankung.

Plötzlicher und unerwarteter Tod
- plötzlich: aus scheinbar völliger Gesundheit
- unerwartet: nach banalen Krankheitserscheinungen, die sich rapide verschlechterten.

Derartige Fälle können sich zu jeder Zeit und an jedem Ort ereignen. Bestimmte Umstände sind dann oft Anlass für polizeiliche Ermittlungen und gerichtliche Obduktionen zum Ausschluss eines nicht natürlichen Todes. Dies sind v. a. Todesfälle:

- außerhalb geschlossener Räumlichkeiten
- am Arbeitsplatz
- in fremden Wohnungen
- in sexuellen Situationen
- im Zusammenhang mit Nahrungsaufnahme
- im Straßenverkehr
- bei sportlichen Aktivitäten
- bei körperlichen Auseinandersetzungen
- im Wasser (auch Badewanne)
- im Ausland
- während oder unmittelbar nach medizinischen Behandlungen
- von Neugeborenen, Säuglingen, Kindern, Jugendlichen, Schwangeren und Wöchnerinnen.

Manchmal kommt es zu zweifelhaften Auffindungssituationen (Abb. 2 und 3).

Kritische Wertung

Da die Todesursachenstatistik meist auf den Leichenschauen beruht, kann sie nur die Genauigkeit der dabei getroffenen Feststellungen widerspiegeln. Leichenschaudiagnosen haben **Wahrscheinlichkeitscharakter.** Der Arzt sollte unter Würdigung aller Umstände Anhaltspunkte für einen nicht natürlichen Tod ausschließen. Dabei kommt es oft zu Fehlern, z. B. infolge nicht bemerkbarer Intoxikationen. Bei einem natürlichen Tod kommt der Arzt der realen Todesursache am nächsten, wenn er evtl. Krankheitssymptome, die Sterbedauer und die lebensalterbezogene Todesursachenstatistik beachtet. Wie schwer es ist, bei der Leichenschau die Todesursache korrekt zu bestimmten, zeigen Vergleichsstudien: In 25–50% besteht zwischen Leichenschau- und Obduktionsdiagnose keine Übereinstimmung! Nur unter klinisch-stationären Bedingungen kann bei bekanntem Krankheitsbild die Todesursache in hohem Prozentsatz richtig eingeschätzt werden.

Zusammenfassung

- Die Leichenschau ist eine gesetzlich vorgeschriebene ärztliche Aufgabe. Jeder Verstorbene muss von einem Arzt beschaut werden.
- Über die Ergebnisse der Leichenschau ist eine ärztliche Bescheinigung auszustellen.
- Fast 50% der Bevölkerung sterben an Herz-Kreislauf-Erkrankungen. Wenn dabei der Tod plötzlich oder unerwartet eintritt, ist dies oft Anlass für polizeiliche Untersuchungen.
- In ca. 5% der Sterbefälle handelt es sich um nicht natürliche Todesfälle.

Praktische Durchführung der ärztlichen Leichenschau

Arbeitsschritte

> Vor einer Leichenschau ist sicherzustellen, dass der Betroffene nicht mehr reanimierbar ist!

Eine **Reanimation gilt als erfolglos,** wenn es innerhalb von 30 min nicht zu spontaner Herztätigkeit (Nulllinien-EKG), evtl. in Verbindung mit Spontanatmung, gekommen ist. Bei allgemeiner Unterkühlung, Intoxikation, Beinahe-Ertrinken und Lyse-Behandlung sind längere Reanimationszeiten erforderlich. Bilden sich Totenflecke während der Wiederbelebungsmaßnahmen aus, können diese selbstverständlich abgebrochen werden.

Die **Leichenschau** besteht grundsätzlich aus **zwei Arbeitsschritten** (▮ Abb. 1).

Der Arzt hat sich von der **Identität des Toten** zu überzeugen. Zumeist wird der Verstorbene dem Arzt als Patient bekannt sein. Die Identifizierung kann auch aufgrund von Dokumenten oder durch die Angaben anwesender Personen erfolgen. Bestehen Zweifel an der Identität oder handelt es sich um die Leiche eines Unbekannten, **muss der Arzt die Polizei verständigen.**

Feststellung des Todes

Zur Feststellung des Todes **muss mindestens ein sicheres Zeichen des Todes** vorhanden sein. Die Todesbescheinigung darf erst ausgestellt werden, wenn Totenflecke ausgebildet und/oder die Totenstarre eingetreten ist.

Die eigentliche Leichenschau

Darunter wird die Untersuchung (Inspektion, Palpation) des Körpers und der Körperöffnungen des Toten verstanden. Die Auffindungssituation und Informationen über den prämortalen Zustand sind dabei zu berücksichtigen. Aufgrund aller Feststellungen sind Sterbezeitpunkt, Todesart und Todesursache einzuschätzen und zu dokumentieren.

Sterbezeitpunkt

Zur Bestimmung des Sterbezeitpunkts anhand von Totenflecken, Totenstarre und Leichenerscheinungen des späten postmortalen Intervalls sind die erörterten Kriterien zu berücksichtigen. Da sich dabei große Streuungen ergeben, ist eine präzise Einschätzung des Todeszeitpunkts häufig nicht möglich. Aus diesem Grunde haben mehrere Bundesländer auf ihren Todesbescheinigungen die Möglichkeit vorgesehen, anstelle des Sterbezeitpunkts den **Zeitpunkt der Leichenauffindung** anzugeben.

Todesart

Der Begriff „Todesart" hat **juristisch-organisatorische Bedeutung.**

> Aus der Zuordnung eines Todesfalls zu einer „Todesart" ergibt sich, ob der Arzt den Fall der Polizei melden muss oder nicht.

Die Kategorisierung eines Sterbefalls zu einer der drei Todesarten (▮ Tab. 1) hat der Leichenschauarzt vorzunehmen.

„Anhaltspunkte für einen nicht natürlichen Tod" bedeutet, es sind weitaus geringere Hinweise vorhanden als bei einem „Verdacht". Streng genommen sind „Anhaltspunkte" bereits dann gegeben, wenn der Todeseintritt durch eine natürliche Erkrankung nicht zwanglos erklärt werden kann. Dabei ist zu beachten, dass auch der Tod eines Schwerstkranken a priori nicht als „natürlich" eingeschätzt werden kann. Wenn ihm notwendige Medikamente (z. B. Insulin) nicht verabreicht wurden oder es zu Behandlungsfehlern kam, ist der krankheitsbedingte Todeseintritt nicht unabhängig von rechtlich bedeutsamen Faktoren. Somit darf keine „natürliche" Todesart attestiert werden.

Anhaltspunkte für einen nicht natürlichen Tod

Befunde bei der Untersuchung des Leichnams

- Verletzungen (auch Bagatellverletzungen):
  - Hämatome
  - Wunden durch stumpfe oder scharfe Gewalt, Schuss, Hitze, Elektrizität (Strommarken, Blitzerythem)
  - Strangulationsmarken oder Würgemale
  - Frakturen
  - Blutungen aus Nase, Mund, Ohren
  - Injektionsstellen (nicht vom Notarzt).
- Stauungsblutungen im Kopf-Hals-Brustbereich (außerhalb der Totenflecke gelegen)
- Tablettenreste im Mund
- auffallend alkoholisch-aromatischer Geruch
- hellrote Totenflecke
- Kälteerythem
- Narben wie nach Selbstbeschädigung oder Suizidversuch.

Feststellungen durch die Auffindungssituation

- Abschiedsbrief, Testament, bereitgelegte persönliche Dokumente
- Hinweise für Tabletten- oder Drogeneinnahme (Fixerutensilien)
- Hinweise für Alkoholmissbrauch (geleerte Alkoholflaschen)
- abnorme Auffindungssituation (eingeklemmt)

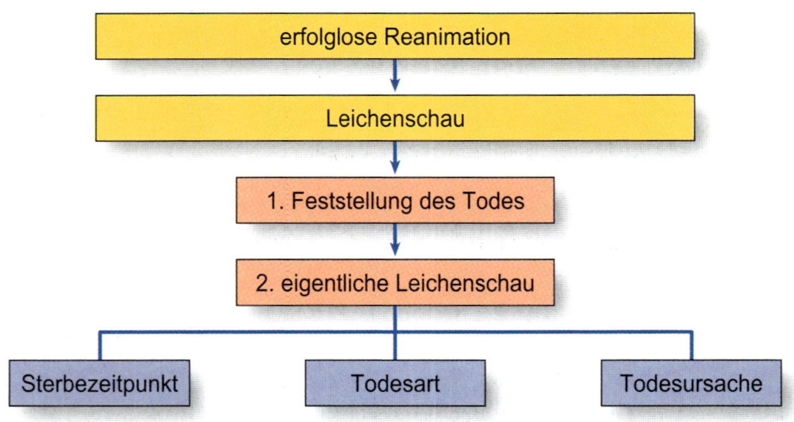

▮ Abb. 1: Die zwei Arbeitsschritte einer Leichenschau.

Todesart	Merkmale	Meldepflicht bei der Polizei
Natürlich	◗ Tod als Folge einer bekannten inneren Krankheit, die ärztlich behandelt wurde, durch die das Ableben vorhersehbar war ◗ Völlig unabhängig von rechtlich bedeutsamen Faktoren	Nein
Anhaltspunkte für einen nicht natürlichen Tod	◗ Tod als Folge eines von außen verursachten, ausgelösten oder beeinflussten Geschehens: Unfall, Suizid, Tod durch eine strafbare Handlung oder sonstige Gewalteinwirkung	Ja
Ungeklärt	◗ Tod als Folge von Geschehnissen bzw. Einflüssen, die bei der Leichenschau nicht aufklärbar sind ◗ Es bleibt ungeklärt, ob ein natürlicher oder nicht natürlicher Tod vorliegt. Die Todesursache ist zumeist ebenfalls nicht einschätzbar.	Ja

▌Tab. 1: Die drei Todesarten, ihre Charakterisierung und die sich daraus ergebende Meldepflicht bei der Polizei.

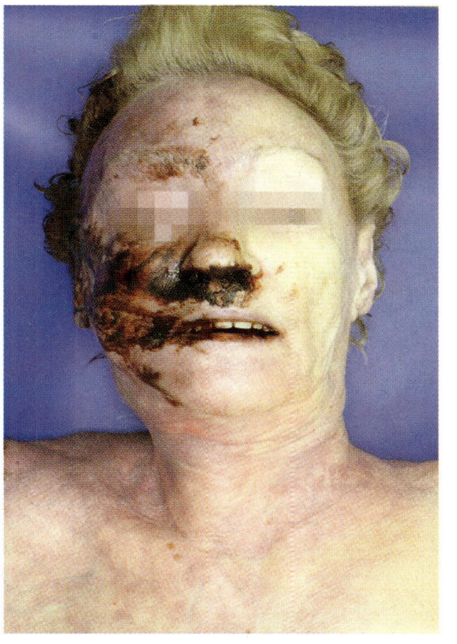

▌Abb. 2: 70-Jährige. Tot aufgefunden. Hämatemesis. Reichlich erbrochenes Blut in der Wohnung. Kein Anhalt für nicht natürlichen Tod. Leberzirrhose bekannt. Ergebnis der Leichenschau: natürlicher Tod, Ösophagusvarizenblutung. Durch Obduktion bestätigt. [3]

- Hinweise für unmittelbar vorausgegangenes Sturzgeschehen (umgekipptes Mobiliar, Leiche vor dem benutzten Bett liegend).

Feststellungen durch Befragung von behandelnden Ärzten oder anderen Personen

- frühere Suizidversuche
- psychische Erkrankungen, insbesondere Depressionen.

Direkt erkennbare **Zeichen für einen natürlichen Tod gibt es** verständlicherweise **nicht.** Jeder Kranke kann letztlich doch auf gewaltsame Weise versterben, z. B. durch eine Medikamentenüberdosierung. Allerdings können Hinweise für schwerwiegende Erkrankungen zum Zeitpunkt des Todeseintritts vorhanden sein, die bei Beachtung aller Faktoren im konkreten Fall die Annahme eines natürlichen Todes rechtfertigen (▌Abb. 2).

Hinweise für todeswürdige Erkrankungen

Befunde bei der Untersuchung des Leichnams

- Kachexie
- Adipositas permagna
- Dekubitalgeschwüre
- Ikterus
- Aszites
- Zeichen von Hämatemesis oder Hämoptoe ohne äußere Verletzung
- Teerstuhl
- spärliche Totenflecke ohne äußere Verletzung oder Blutung nach außen (z. B. bei gastrointestinalem Verbluten oder Aortenruptur)
- hochgradige Unterschenkel- und Fußödeme
- auffallende Stomatitis (z. B. bei immunsuppressiven Erkrankungen).

Feststellungen durch die Auffindungssituation

- Krankenlager, Behältnis mit Erbrochenem und/oder Stuhl.

Feststellungen von behandelnden Ärzten oder anderen Personen (Befragung, Arztbriefe)

- akute oder chronische Erkrankungen
- Geschwindigkeit des Todeseintritts aus einer Erkrankung oder aus scheinbarer Gesundheit
- Fieber vor dem Todeseintritt (insbesondere bei Säuglingen und Kindern).

Wird die Todesart „natürlich" bejaht, ist die Todesbescheinigung dem Veranlasser der Leichenschau, zumeist den Angehörigen, zu übergeben. In allen anderen Fällen hat der Arzt der verständigten Polizei die komplette Todesbescheinigung auszuhändigen. Der Leichnam gilt dann in der Regel als beschlagnahmt. Die Bestattung kann erst erfolgen, wenn die Staatsanwaltschaft nach Abschluss der Ermittlungen die Freigabe des Toten erteilt.

Todesursache

Bei den Todesursachen handelt es sich um **medizinische Diagnosen.** Sie sollten möglichst so formuliert sein, dass eine spätere Zuordnung zur Systematik der ICD-10 möglich ist. Die ICD-10 bildet die Grundlage für die nationale Todesursachenstatistik.

Zusammenfassung

- ✖ Bei einer Leichenschau wird zunächst der Tod anhand sicherer Zeichen des Todes festgestellt. Anschließend werden Untersuchungen zur Einschätzung von Sterbezeit, Todesart und Todesursache durchgeführt.
- ✖ Anhaltspunkte für einen nicht natürlichen Tod sind auszuschließen.
- ✖ Bei den Todesarten „Anhaltspunkte für einen nicht natürlichen Tod" und „ungeklärt" oder bei einem Toten unbekannter Identität muss der Arzt die Polizei verständigen und ihr die Todesbescheinigung aushändigen.
- ✖ Todesursachen sind medizinische Diagnosen im Sinne der ICD-10.

Todesbescheinigung

Das Formular

Definition

Todesbescheinigungen (Syn.: Leichenschauschein, Totenschein) sind Formulare, auf denen die Ärzte die Ergebnisse der Leichenschauen dokumentieren müssen.

Die Formulare sind durch die zuständigen Behörden der Bundesländer festgelegt (▮ Abb. 1).

Bedeutung

Todesbescheinigungen sind unter folgenden Aspekten wichtig:

- als notwendige Unterlage für den organisatorischen Ablauf nach dem Todeseintritt bis zur Bestattung
- zur praktischen Umsetzung gesetzlicher Bestimmungen (PStG und IfSG)
- als Basis für die Todesursachenstatistik
- als über Jahre nachprüfbare medizinische Dokumentation des Todesfalls.

Die Todesbescheinigungen bestehen bundesweit grundsätzlich aus **zwei Teilen:**

Nicht vertraulicher Teil

Er besteht aus einem Blatt, ist für das zuständige **Standesamt** bestimmt und wird letztlich in der Ordnungsbehörde des Bestattungsorts über einen festgelegten Zeitraum aufbewahrt.
Inhalte sind die Personalien des Verstorbenen, Sterbeort und -zeitpunkt, Angaben über die Identifizierung des Toten sowie über die Todesart.
Die Daten dienen zur Eintragung ins Sterbebuch, zur Ausstellung der Sterbeurkunde und der Bestattungsunterlagen.
Außerdem besteht die Möglichkeit, Warnhinweise, z. B. eine Infektionsgefahr, für den weiteren Umgang mit dem Leichnam (Aufbewahrung, Einsargung, Beförderung, Bestattung) zu vermerken.

Vertraulicher Teil

Er besteht meist aus vier Blättern als Durchschriften, die vorgesehen sind für:

- das zuständige **Gesundheitsamt** (▮ Abb. 1): zur Aufbewahrung dieses Blatts über eine festgelegte Frist. Auf Antrag können Berechtigte in diese Ausfertigung Einsicht nehmen.
- das **Statistische Landesamt:** zur ICD-Klassifizierung der Todesursache mit anschließender Vernichtung des Blatts. Die Daten werden an das Statistische Bundesamt weitergegeben.
- den **Obduzenten:** bei einer Obduktion als Information an den Ausführenden
- den **Leichenschauarzt:** als Beleg für seine Unterlagen.

In einzelnen Bundesländern, z. B. in Bayern, existiert ein fünftes Blatt zur Weiterleitung an das Krebsregister.

Inhalte sind Angaben zu den sicheren Zeichen des Todes, evtl. Anschrift des zuletzt behandelnden Arztes, die Todesursache und andere wesentliche Erkrankungen, Epikrise, Angaben zur weiteren Klassifikation der Todesursache (z. B. Unfallkategorie, Suizid, Komplikation bei medizinischer Behandlung).

Kausalitätsprinzip: Todesursache und klinischer Verlauf

Das „Kausalitätsprinzip“ besagt, dass die Angaben zur Todesursache nach **pathogenetischen Grundsätzen** erfolgen sollen, sodass der zum Tode führende Krankheitsverlauf wiedergegeben wird.

- Deswegen wird auf den Todesbescheinigungen (▮ Abb. 1) unterschieden zwischen:

a) unmittelbar zum Tode führender Krankheit
b) vorangegangenen Krankheiten, die die unmittelbare Todesursache (s. o.) herbeigeführt haben
c) Grundleiden.

Diese Reihenfolge ist einzuhalten, da für die amtliche Todesursachenstatistik nur ein Leiden, das Grundleiden, kodiert wird. Wenn die Angabe dreier kausal verbundener Diagnosen nicht möglich ist, können zwei oder kann nur eine Diagnose eingetragen werden.
Todesursache und Todesart hängen unmittelbar zusammen. Das Grundleiden ist in der Regel richtungweisend dafür, ob ein natürlicher oder nicht natürlicher Tod vorliegt, wobei Ausnahmen zu beachten sind. Es ist stets die Frage zu stellen, ob der letztlich zum Tode führende Krankheitszustand, z. B. Bronchopneumonie, Sepsis, Lungenembolie, als Komplikation der durch ein Trauma ausgelösten Erkrankung anzusehen ist.

Beispiele

Beispiel 1

Eine 36-Jährige verstirbt nach einem Verkehrsunfall mit Polytrauma in der Klinik. Trotz fachgerechter Thromboseprophylaxe entwickelte sich eine Oberschenkelvenenthrombose:

a) Lungenthrombembolie
b) Oberschenkelvenenthrombose
c) multiple Frakturen mit Verletzungen innerer Organe.

Todesart: nicht natürlicher Tod, da das Grundleiden ein Trauma ist und a) und b) nicht vermeidbare Komplikationen darstellen.

Beispiel 2

Ein 81-Jähriger verstirbt nach einem häuslichen Sturz mit Oberschenkelhalsfraktur. Er wurde operiert (Hüftgelenksendoprothese). Eine sich danach entwickelnde Bronchopneumonie war diagnostiziert und sachgemäß behandelt worden, dennoch trat der Tod während des Krankenhausaufenthalts ein:

a) beidseitige Bronchopneumonie
b) Zustand nach Op (Hüftgelenksendoprothese)
c) Oberschenkelhalsfraktur.

Todesart: nicht natürlicher Tod, da das Grundleiden ein Trauma ist und a) eine nicht vermeidbare Komplikation darstellt.

Beispiel 3

Ein 58-Jähriger, bei dem eine chronisch ischämische Herzkrankheit bekannt ist, verstirbt plötzlich während einer stationären Überwachung und trotz sofort eingeleiteter Reanimation:

a) Herzbeuteltamponade
b) rupturierter Myokardinfarkt
c) chronisch ischämische Herzkrankheit.

Todesart: natürlicher Tod, da das Grundleiden eine innere Erkrankung mit unvermeidbaren Folgen ist.

Ist die Todesursache nicht feststellbar, sollten keine diagnostischen Spekulationen vermerkt werden. In diesen Fällen ist „unbekannt“ einzutragen. Auch in der ICD-10 existiert ein Abschnitt für „Ungenau bezeichnete und unbekannte Todesursachen“. Selbstverständlich ist dann als Todesart ebenfalls „ungeklärt“ anzugeben.

> Eintragungen wie „Herz-Kreislaufversagen“, „Atemstillstand“ oder „zentrales Regulationsversagen“ sind keine Todesursachen und für eine statistische Auswertung wertlos. Man bedenke, dass es bei jedem Verstorbenen zum Versagen von Organsystemen gekommen ist!

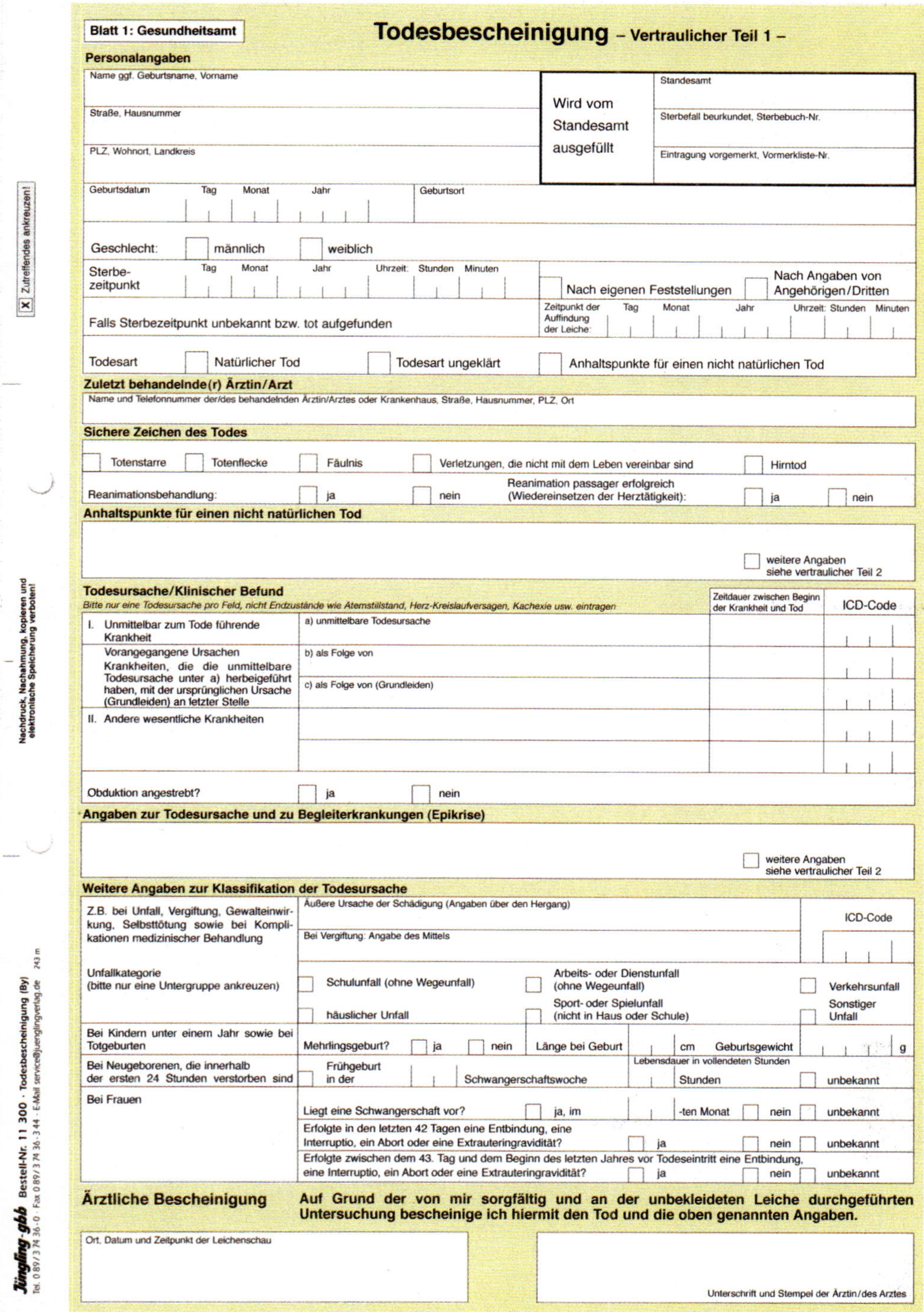
Blatt 1: Gesundheitsamt

Todesbescheinigung – Vertraulicher Teil 1 –

Personalangaben

Name ggf. Geburtsname, Vorname
Straße, Hausnummer
PLZ, Wohnort, Landkreis

Wird vom Standesamt ausgefüllt: Standesamt | Sterbefall beurkundet, Sterbebuch-Nr. | Eintragung vorgemerkt, Vormerkliste-Nr.

Geburtsdatum: Tag, Monat, Jahr – Geburtsort

Geschlecht: männlich / weiblich

Sterbezeitpunkt: Tag, Monat, Jahr, Uhrzeit: Stunden, Minuten – Nach eigenen Feststellungen / Nach Angaben von Angehörigen/Dritten

Falls Sterbezeitpunkt unbekannt bzw. tot aufgefunden – Zeitpunkt der Auffindung der Leiche: Tag, Monat, Jahr, Uhrzeit: Stunden, Minuten

Todesart: Natürlicher Tod / Todesart ungeklärt / Anhaltspunkte für einen nicht natürlichen Tod

Zuletzt behandelnde(r) Ärztin/Arzt
Name und Telefonnummer der/des behandelnden Ärztin/Arztes oder Krankenhaus, Straße, Hausnummer, PLZ, Ort

Sichere Zeichen des Todes
Totenstarre / Totenflecke / Fäulnis / Verletzungen, die nicht mit dem Leben vereinbar sind / Hirntod
Reanimationsbehandlung: ja / nein – Reanimation passager erfolgreich (Wiedereinsetzen der Herztätigkeit): ja / nein

Anhaltspunkte für einen nicht natürlichen Tod
weitere Angaben siehe vertraulicher Teil 2

Todesursache/Klinischer Befund
Bitte nur eine Todesursache pro Feld, nicht Endzustände wie Atemstillstand, Herz-Kreislaufversagen, Kachexie usw. eintragen
Zeitdauer zwischen Beginn der Krankheit und Tod – ICD-Code

I. Unmittelbar zum Tode führende Krankheit – a) unmittelbare Todesursache
Vorangegangene Ursachen: Krankheiten, die die unmittelbare Todesursache unter a) herbeigeführt haben, mit der ursprünglichen Ursache (Grundleiden) an letzter Stelle – b) als Folge von – c) als Folge von (Grundleiden)
II. Andere wesentliche Krankheiten

Obduktion angestrebt? ja / nein

Angaben zur Todesursache und zu Begleiterkrankungen (Epikrise)
weitere Angaben siehe vertraulicher Teil 2

Weitere Angaben zur Klassifikation der Todesursache
Z.B. bei Unfall, Vergiftung, Gewalteinwirkung, Selbsttötung sowie bei Komplikationen medizinischer Behandlung – Äußere Ursache der Schädigung (Angaben über den Hergang) – Bei Vergiftung: Angabe des Mittels – ICD-Code

Unfallkategorie (bitte nur eine Untergruppe ankreuzen): Schulunfall (ohne Wegeunfall) / Arbeits- oder Dienstunfall (ohne Wegeunfall) / Verkehrsunfall / häuslicher Unfall / Sport- oder Spielunfall (nicht in Haus oder Schule) / Sonstiger Unfall

Bei Kindern unter einem Jahr sowie bei Totgeburten: Mehrlingsgeburt? ja / nein – Länge bei Geburt cm – Geburtsgewicht g

Bei Neugeborenen, die innerhalb der ersten 24 Stunden verstorben sind: Frühgeburt in der Schwangerschaftswoche – Lebensdauer in vollendeten Stunden: Stunden / unbekannt

Bei Frauen: Liegt eine Schwangerschaft vor? ja, im -ten Monat / nein / unbekannt
Erfolgte in den letzten 42 Tagen eine Entbindung, eine Interruptio, ein Abort oder eine Extrauteringravidität? ja / nein / unbekannt
Erfolgte zwischen dem 43. Tag und dem Beginn des letzten Jahres vor Todeseintritt eine Entbindung, eine Interruptio, ein Abort oder eine Extrauteringravidität? ja / nein / unbekannt

Ärztliche Bescheinigung – **Auf Grund der von mir sorgfältig und an der unbekleideten Leiche durchgeführten Untersuchung bescheinige ich hiermit den Tod und die oben genannten Angaben.**

Ort, Datum und Zeitpunkt der Leichenschau – Unterschrift und Stempel der Ärztin/des Arztes

Zutreffendes ankreuzen!
Nachdruck, Nachahmung, kopieren und elektronische Speicherung verboten!
Jüngling-gbb Bestell-Nr. 11 300 · Todesbescheinigung (By)

Abb. 1: Vertraulicher Teil der bayerischen Todesbescheinigung, Blatt 1 für das Gesundheitsamt (Formular in der seit 2003 gültigen Fassung).

Vorläufige Todesbescheinigung

Diese Bescheinigung wurde in einigen Bundesländern für die **Notärzte** eingeführt. Sollte ein Notarzt eine Leichenschau infolge eines weiteren Notarzteinsatzes nicht durchführen können, kann er mittels der „Vorläufigen Todesbescheinigung" den Tod des Betroffenen dokumentieren. Ein anderer Arzt muss danach in üblicher Weise die komplette Leichenschau vornehmen und eine Todesbescheinigung ausstellen.

Zusammenfassung

- Die Angaben auf den Todesbescheinigungen haben für die Angehörigen des Verstorbenen und die amtliche Todesursachenstatistik große Bedeutung.
- Die zum Tode führenden Erkrankungen sind nach pathogenetischen Grundsätzen, d. h. nach dem Kausalitätsprinzip zu dokumentieren.

Sektionen gemäß Strafprozessordnung

Definition
Sektionen (Syn.: Obduktion, Autopsie) gemäß Strafprozessordnung sind von der Staatsanwaltschaft, selten von Richtern angeordnete Leichenöffnungen, die der Beweissicherung dienen. Sie werden als „gerichtliche Sektionen" bezeichnet.

Gerichtliche Sektionen werden in rechtsmedizinischen Instituten durchgeführt. Man spricht dann auch von „rechtsmedizinischen Sektionen". Dieser Begriff meint, dass die Sektionen den juristischen Anforderungen entsprechen sollen. Angehörige des Verstorbenen oder Privatversicherungen können rechtsmedizinische Obduktionen ebenfalls in Auftrag geben.

Zielstellungen

Durch gerichtliche Sektionen soll eine für den Tod kausale Fremdeinwirkung nachgewiesen oder ausgeschlossen werden. In diesem Zusammenhang sind rechtsmedizinisch relevant:

- die Feststellung der Todesursache
- Asservieren von Proben für weiterführende Untersuchungen:
  - Gewebe für histologische Untersuchungen
  - Körperflüssigkeiten, Gewebe und Kopfhaare für chemisch-toxikologische Analysen, einschließlich Alkoholbestimmung
  - Blut, Muskulatur oder Knochen für DNA-Typisierungen zum Vergleich sowie zur Klärung der Identität
  - Abstriche zur Untersuchung auf körperfremde biologische Materialien (z. B. Sperma, Speichel) und zur anschließenden DNA-Typisierung
  - Blut, Liquor und Urin zur Untersuchung biologischer Marker (z. B. Glukose, Insulin).
- spezielle Aufgaben:
  - Zahnstatus zur Feststellung der Identität
  - Todeszeitschätzung
  - Rekonstruktion des Sterbevorgangs.

> Asservate dienen der Beweissicherung. Man spricht daher in der Rechtsmedizin vom Asservieren, wenn bei einer gerichtlichen Sektion Proben, z. B. für histologische Untersuchungen, zurückbehalten werden. Asservate dürfen nur im Auftrag der Staatsanwaltschaft untersucht bzw. nach einer festgelegten Frist entsorgt werden.

Rechtliche Grundlagen

Die Todesfälle, die der Leichenschauarzt der Polizei melden muss (s. S. 10/11), hat die Polizei nach § 159 StPO sofort bei der Staatsanwaltschaft anzuzeigen. Der zuständige Staatsanwalt entscheidet dann unter Beachtung des vorläufigen Ermittlungsergebnisses (z. B. Zeugenaussagen, Schließverhältnisse, Gesundheitszustand des Verstorbenen), ob eine „gerichtliche Obduktion" zur Klärung der Geschehnisse beantragt wird. Wenn ja, **beschlagnahmt** die Staatsanwaltschaft **den Leichnam** (§ 94 StPO). Die Angehörigen besitzen **kein Einspruchsrecht.** In der Regel kommt der Leichnam dann in den Gewahrsam eines rechtsmedizinischen Instituts, in dem die Obduktion erfolgen soll. Die Leichenöffnung ist ebenfalls in der StPO geregelt:

- **§ 87:** Zwei Ärzte müssen die Sektion vornehmen, einer davon muss eine entsprechende Qualifikation haben. Der unmittelbar vor dem Tod behandelnde Arzt darf die Obduktion nicht durchführen. Er kann aufgefordert werden, anwesend zu sein, um die Krankengeschichte darzulegen. Der zuständige Staatsanwalt kann teilnehmen, wird in der Praxis häufig durch Polizisten vertreten.
- **§ 89:** Bei der Sektion sind stets alle drei Körperhöhlen zu eröffnen.
- **§ 90:** Bei der Obduktion Neugeborener soll insbesondere festgestellt werden, ob das Kind reif und lebensfähig war und ob es außerhalb des Mutterleibs gelebt hat.

Die Bestattung ist erst nach schriftlicher Genehmigung durch die Staatsanwaltschaft, der **Freigabe des Leichnams,** möglich (§ 159 StPO).

Sektionsfrequenz

Deutschlandweit beträgt die Frequenz gerichtlicher Sektionen etwa 2%. Regional bestehen deutliche Unterschiede, wobei die größte Häufigkeit bei rund 6% der Verstorbenen liegt.

Praktische Durchführung

Das Vorgehen basiert auf den Grundsätzen der pathologisch-anatomischen Sektionstechnik. Darüber hinaus ist die rechtsmedizinische Obduktion auf die Feststellung jeder Form von Traumatisierungen gerichtet. Mit bildgebenden Verfahren wird bereits **vor der Sektion** versucht, spezielle Traumafolgen zu erkennen.

> **Vor der Obduktion sind Röntgen- bzw. CT-Untersuchungen indiziert:**
> - bei der Suche nach metalldichten Partikeln (z. B. Projektile, Schrotkugeln, Splitter)
> - bei der Diagnostik von Knochenbrüchen, insbesondere im Säuglings- und Kleinkindalter (z. B. bei Verdacht auf Kindesmisshandlungen)
> - zum Nachweis von Gas bei letaler Luftembolie (z. B. iatrogen).

Ebenfalls vor Beginn der Sektion kann die Messung der tiefen Rektal-

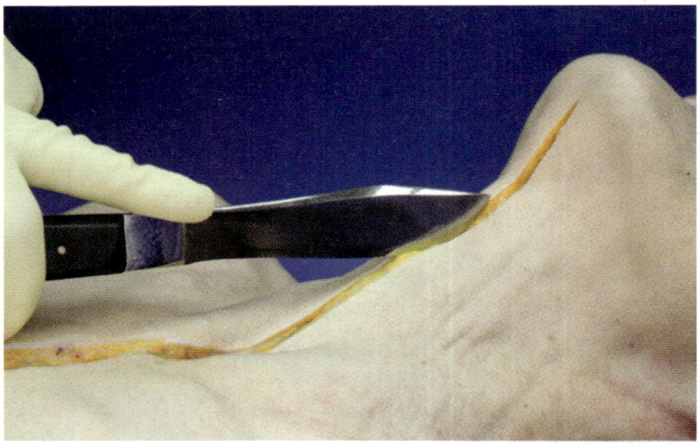

Abb. 1: Typischer Hautschnitt am Hals bei rechtsmedizinischen Obduktionen. [3]

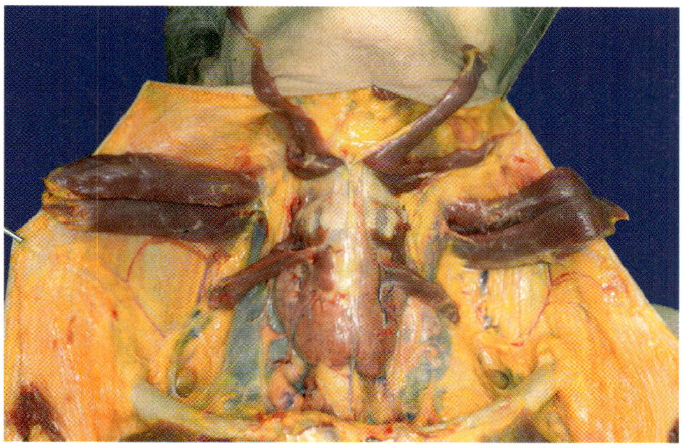

Abb. 2: Schichtweise Präparation der vorderen Halsmuskulatur nach Abfließen des Leichenbluts aus dem Halsbereich („künstliche Blutleere") zur Darstellung von Weichteilblutungen. [3]

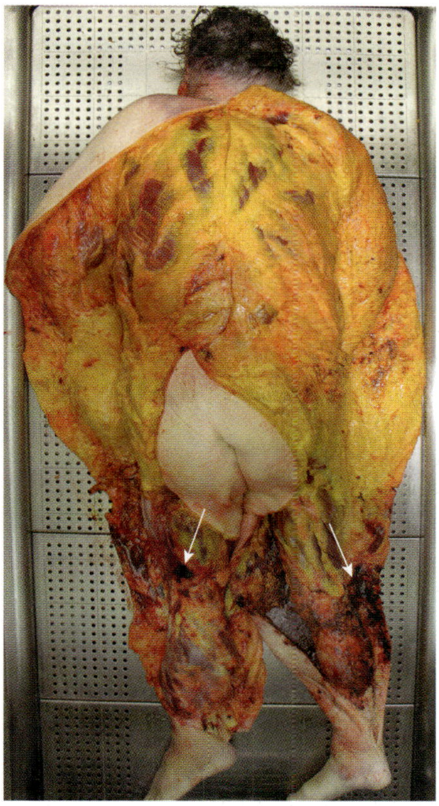

Abb. 3: Präparation des Rückens und der Beine zur Darstellung von Hämatomen und Quetschungen (↓). [3]

temperatur zur Todeszeitschätzung notwendig sein.
Des Weiteren werden **spezielle Präparationstechniken** angewandt:

- Legen eines Hautschnitts von der Kinnunterseite bis zur Schambeinfuge. Diese Schnittführung (Abb. 1) ist die Voraussetzung für eine Beurteilung der Halsweichteile.
- Präparationen zum Nachweis von Hämatomen und Weichteilquetschungen:
  - vordere Halsmuskulatur (Abb. 2), schichtweise (z. B. bei Erhängen oder Würgen)
  - Haut und Muskulatur der Extremitäten (z. B. bei Kampfspuren oder Fesselung)
  - Haut und Muskulatur von Nacken, Rücken und Gesäß (z. B. bei Verkehrsunfällen oder Misshandlungen) (Abb. 3).
- Durchführung der so genannten Luftembolieprobe am Herzen bei Verdacht auf pulmonale Luftembolie: Der Thorax wird vor Kopf und Hals eröffnet. In den geschlitzten Herzbeutel wird Wasser gefüllt. Die Herzventrikel werden unter dem Wasserspiegel angestochen. Gasblasen im rechten Ventrikel sprechen an der frischen Leiche für eine pulmonale Luftembolie.
- Durchführung von Lungen- und Magen-Darm-Schwimmproben zur Beurteilung, ob ein Neugeborenes gelebt, d. h. geatmet hat.

Stets muss ein **Sektionsprotokoll** angefertigt werden. Es besteht aus den Abschnitten „Äußere und innere Besichtigung" sowie dem „Vorläufigen Gutachten". In Letzterem wird die Vorgeschichte dargestellt. Es schließen sich ärztliche Interpretationen an, d. h. Angaben zu Todesursache, Todesart, Rekonstruktion des Sterbevorgangs und zu Kausalitätsfragen. Insbesondere ist zu etwaigen Fremdeinwirkungen Stellung zu nehmen. Alle Asservate und zusätzliche Untersuchungsaufträge (z. B. BAK-Bestimmung) sind zu vermerken. Den Abschluss bildet eine Freigabe der Leiche aus ärztlicher Sicht, die eine Grundlage für die Freigabe der Leiche durch die Staatsanwaltschaft ist. Das Protokoll wird dem Auftraggeber, d. h. der zuständigen Staatsanwaltschaft, zugesandt.
Fotografische Dokumentationen insbesondere der Verletzungen sind äußerst vorteilhaft (z. B. Verlauf von Verletzungskanälen bei Stichen und Schüssen).

Sektions-/Obduktionsschein

Nach jeder Sektion, so auch nach einer gerichtlichen Sektion, sind die zum Tode führenden Diagnosen auf einem Formular, dem Obduktionsschein, zu dokumentieren. Dabei ist wie auf der Todesbescheinigung das Kausalitätsprinzip zu beachten (s. S. 14/15). In den statistischen Landesämtern werden die Leichenschaudiagnosen durch die Obduktionsdiagnosen ersetzt und bilden so einen validen Bestandteil der Todesursachenstatistik.

Zusammenfassung

- Gerichtliche Sektionen sind erforderlich, wenn fremdes Verschulden ursächlich für den Tod sein kann. Sie dienen der Beweissicherung.
- Die Sektionen werden von der Staatsanwaltschaft beantragt; die Angehörigen besitzen kein Einspruchsrecht gegen ihre Durchführung.
- Nach der StPO müssen diese Leichenöffnungen von zwei Ärzten ausgeführt werden.
- Insbesondere sollen alle Traumafolgen erkannt werden, wozu postmortale Röntgen- bzw. CT-Untersuchungen sowie spezielle Präparationstechniken angewandt werden.

Klinische und sonstige Sektionen

Klinische Sektionen

Definition

Klinische Sektionen sind pathologisch-anatomische Leichenöffnungen, die zumeist in den pathologischen Abteilungen großer Krankenhäuser durchgeführt werden. Seziert werden fast ausschließlich Verstorbene, die zuvor stationär behandelt wurden. Insofern stellt die klinische Sektion die letzte ärztliche Handlung im Rahmen des Krankenhausaufenthalts dar.

Zielstellungen

Seit Jahrhunderten sind klinische Sektionen eine fundamentale Grundlage für den Erkenntniszuwachs in der Medizin:

- Sie sind wesentliches Instrument der Qualitätssicherung und -kontrolle ärztlichen und pflegerischen Handelns in Hinblick auf Diagnose, Therapie und Todesursache. In etwa 15% aller Todesfälle in Krankenhäusern besteht eine Diskrepanz zwischen klinischer Hauptdiagnose und Sektionsbefund, was mit Folgen für Therapie und Überleben der Patienten einhergeht!
- Sie sind unerlässlich für die ärztliche Aus-, Weiter- und Fortbildung, aber auch für die Lehre in anderen medizinischen Berufen.
- Sie sind nötig für Epidemiologie und medizinische Forschung.

Rechtliche Grundlagen

Für die Durchführung klinischer Sektionen besteht **keine bundeseinheitliche gesetzliche Regelung.**
In einigen Bundesländern gelten inzwischen **landesrechtliche Bestimmungen,** aus denen die Kriterien für die Zulässigkeit klinischer Obduktionen hervorgehen. In Berlin, Bremen und Hamburg wurde dafür eine spezielle **Sektionsgesetzgebung** geschaffen. In anderen Ländern, z. B. Mecklenburg-Vorpommern und Brandenburg, sind mehr oder weniger umfassende Festlegungen zur Ausführung klinischer Sektionen in den **Bestattungsgesetzen** enthalten.
Grundsätzlich basieren die bisherigen landesgesetzlichen Regelungen auf zwei möglichen Vorgehensweisen, die aus juristischer Sicht unbedenklich erscheinen:

Erweiterte Zustimmungslösung

Dabei hat entweder der Verstorbene zu Lebzeiten schriftlich seine Zustimmung zur Obduktion gegeben oder – wenn sein Einverständnis fehlt – haben die nächsten Angehörigen bzw. eine vom Verstorbenen bevollmächtigte Person nach dem Tod der Obduktion zugestimmt.

Widerspruchslösung

Wenn der Verstorbene keine schriftliche Entscheidung über die klinische Sektion getroffen hat, kann davon ausgegangen werden, dass die Obduktion zulässig ist, wenn innerhalb einer bestimmten Frist kein Widerspruch durch die in Kenntnis gesetzten nächsten Angehörigen oder einen Bevollmächtigen des Verstorbenen erfolgt.

In den Bundesländern ohne definitive gesetzliche Regelungen wie Bayern wird die Zulässigkeit klinischer Obduktionen allein durch die **Rechtsprechung** bestimmt. Diese orientiert sich an den Normativen der Zustimmungs- bzw. Widerspruchslösung. Dabei werden die **„Sektionsklauseln",** die in Krankenhausaufnahmeverträgen meist enthalten sind, als Rechtsgrundlage anerkannt. Diese Klauseln bilden im Sinne einer Zustimmungslösung die Voraussetzung für eine Sektion. Allerdings ist der „Überraschungscharakter" der Sektionsklauseln juristisch ungeklärt. Denn die Zustimmung erfolgt in der Regel in einer Situation, in der der Kranke mit Heilungswillen stationär aufgenommen wird. Der Patient bejaht dann zwar eine Sektion im Todesfall. Die Problematik spielt aber für ihn zu diesem Zeitpunkt angesichts seiner Erkrankung und der Vielzahl der Fakten des Aufnahmevertrags keine relevante Rolle.

Sektionsfrequenz

In Deutschland ist die Frequenz klinischer Sektionen in den letzten Jahrzehnten erheblich gesunken. Lag ihr Anteil im Jahr 1980 bei rund 10%, werden heutzutage nur noch etwa 3% aller Verstorbenen klinisch seziert. Demgegenüber werden in den skandinavischen Ländern Häufigkeiten von bis zu 16% erreicht.

Praktische Durchführung

Die klinische Sektion wird vom behandelnden Arzt, seinem Vertreter oder dem Leiter der klinischen Einrichtung, in der der Verstorbene zuletzt behandelt wurde, bei einer dafür ermächtigten Einrichtung für Pathologie unter Angabe des Grunds **angemeldet.** Der Anmeldende hat die **Voraussetzungen für die Zulässigkeit zu prüfen,** gegebenenfalls erforderliche Einwilligungen einzuholen und zu dokumentieren.

> **Cave!**
> Wenn die Vorbedingungen für die Durchführung einer klinischen Sektion nicht erfüllt sind, läuft der Obduzent Gefahr, wegen Störung der Totenruhe (§ 168 StGB) strafrechtlich belangt zu werden.

Die klinische Sektion kann auch **auf Antrag des jeweils nächsten Angehörigen** oder einer hierzu bevollmächtigten Person vorgenommen werden, sofern Persönlichkeitsrechte des Verstorbenen dabei nicht verletzt werden. Dem Antrag ist eine Begründung beizufügen. Klinische Sektionen dürfen nur unter Anleitung von durch das Berufsrecht dazu berechtigten Ärzten durchgeführt werden.
Über die Sektion ist eine Niederschrift, das **Sektionsprotokoll,** anzufertigen. Dieses enthält Angaben zur Person, zum Untersuchungsergebnis und darüber, welche Organe und/oder Gewebe entnommen worden sind. Dem behandelnden Arzt wird zur Vervollständigung seiner Patientenunterlagen ein Bericht über das Sektionsergebnis zugesandt.

Sonstige Sektionen

Im Vergleich zur Anzahl der gerichtlichen und klinischen Sektionen ist die Häufigkeit aller sonstigen Obduktionsformen extrem niedrig. Die geschätzte Frequenz der Gesamtheit dieser Sektionen, liegt derzeit deutlich unter 1%.

Sektionen gemäß Feuerbestattungsgesetz

Dabei handelt es sich um Sektionen, die der Amtsarzt nach einer zweiten

Leichenschau vor einer Kremation anordnen kann.
Die zweite Leichenschau (Krematoriumsleichenschau) stellt eine Art Sicherheitsmaßnahme dar, da ja durch die Kremation das „Beweismittel Leiche" beseitigt wird. Aufgrund dieser Leichenschau soll der Amtsarzt bestätigen, dass bei einem Verstorbenen tatsächlich kein Verdacht auf einen nicht natürlichen Tod besteht und die auf dem Leichenschauschein angegebene Todesursache nachvollziehbar ist. Wenn sich Zweifel ergeben, ist der Arzt zu kontaktieren, der den Betroffenen vor dem Tod behandelt hat. Lassen sich die Bedenken auch nach Rücksprache mit dem behandelnden Arzt nicht ausräumen, ist die Leichenöffnung vorzunehmen.
Die rechtliche Grundlage ist das Feuerbestattungsgesetz, ein Reichsgesetz aus dem Jahr 1934, welches heute noch in einzelnen Bundesländern als Landesrecht weiter gilt. Andere Länder haben inzwischen eigene Festlegungen für den Fall einer Kremation getroffen, zumeist im Rahmen ihrer Bestattungsgesetze.

Sektionen gemäß Infektionsschutzgesetz

Sektionen können angeordnet werden, wenn das Gesundheitsamt dies nach dem IfSG für erforderlich hält.
Wenn ein Verstorbener im Sinne des IfSG krank, krankheitsverdächtig oder Ausscheider war, hat das Gesundheitsamt die Pflicht, Ermittlungen über Art, Ursache, Ansteckungsquelle und Ausbreitung der Krankheit zu veranlassen. Die Angehörigen des Verstorbenen sind verpflichtet, ihr Einverständnis zur Durchführung einer Sektion mit dieser Zielstellung (§ 26 IfSG) zu geben.

Sektionen gemäß Sozialgesetzbuch VII

Diese Sektionen spielen bei der Aufklärung von **Arbeitsunfällen** im Rahmen der gesetzlichen Unfallversicherung eine Rolle.
Die Rechtsgrundlage ist § 63 Abs. 2 des SGB VII. Derartige Obduktionen können nur mit Zustimmung der Angehörigen erfolgen. Wird die Zustimmung verweigert, hat dies Einfluss auf die Beweislast, wenn nicht geklärt werden kann, ob die Folgen eines Arbeitsunfalls wesentlich für den Tod gewesen sind. Der § 63 Abs. 3 enthält die ausdrückliche Ermächtigung, bei Todesfällen durch Unfall die Entnahme einer Blutprobe anzuordnen.

Privatversicherungsrechtliche Sektionen

Derartige Sektionen werden von privaten Versicherungsgesellschaften in Auftrag gegeben. Dabei geht es zumeist um die Frage eines Kausalzusammenhangs zwischen dem Tod und der versicherten Tätigkeit.
Im Fall einer privaten Unfallversicherung ist zu klären, ob der Tod tatsächlich kausale Folge eines Unfalls gewesen ist. Dabei ist auch von Bedeutung, ob der Verstorbene zum Zeitpunkt des Todeseintritts alkoholisiert war, da dann die auszuzahlende Versicherungssumme gekürzt werden kann. Verträge von Privatversicherungen enthalten oft eine Sektionsklausel, die der Versicherungsnehmer bei Abschluss der Versicherung unterschrieben hat. Insofern liegt die Zustimmung des Verstorbenen zur Durchführung einer Sektion häufig vor. Wenn die Angehörigen, bei denen es sich meist um die potentiell Begünstigten handelt, der Möglichkeit einer Sektion widersprechen, nehmen sie Nachteile in Hinblick auf die Beweislage in Kauf.

Privatsektionen

Angehörige erteilen zuweilen Aufträge zur Sektion ihrer verstorbenen Familienmitglieder. Derartige Privatsektionen sind möglich, es sei denn, der Verstorbene hat einer Leichenöffnung zu Lebzeiten explizit widersprochen.
Sektionen im privaten Interesse entspringen meist dem Bedürfnis, die Umstände des Todes umfassend aufzuklären. Insofern dienen sie der Trauerbewältigung, z. B. dem Ausräumen von Selbstvorwürfen. Manchmal möchten Angehörige wissen, ob eine Erbkrankheit bestanden hat, woraus sich Konsequenzen für die medizinische Betreuung weiterer Familienangehöriger ergeben könnten.

Anatomische Sektionen

Darunter wird die Präparation von Leichen und Leichenteilen in anatomischen Instituten für die ärztliche Aus-, Weiter- und Fortbildung verstanden. Diese Sektionen dienen ausschließlich der Lehre und Forschung.
Die Präparierkurse des Fachs Anatomie gehören zum essentiellen Unterrichtsprogramm im Medizinstudium. Sie haben unter ärztlicher Aufsicht zu erfolgen. Auch anatomische Übungen für Ärzte, z. B. zum Erlernen bestimmter operativer Eingriffe, können im Sinne anatomischer Obduktionen betrachtet werden. Die Betroffenen haben ihren Körper zu Lebzeiten für diesen Zweck zur Verfügung gestellt. Für die Einwilligung in eine anatomische Sektion darf keine Gegenleistung verlangt oder gewährt werden. Eine teilweise oder vollständige Übernahme der Beerdigungskosten ist in das Ermessen des jeweiligen Instituts gestellt. Für anatomische Sektionen existieren einzelne landesrechtliche Normen.

Zusammenfassung

- Für die Durchführung klinischer Sektionen existiert keine bundeseinheitliche gesetzliche Regelung. Mehrere Bundesländer haben die Voraussetzungen für diese Sektionen in landesrechtlichen Bestimmungen festgelegt.
- Juristisch unbedenklich sind klinische Sektionen, wenn die Grundsätze der erweiterten Zustimmungslösung oder der Widerspruchslösung beachtet werden.

Körperliche Untersuchungen gemäß Strafprozessordnung

Definition
Körperliche Untersuchungen gemäß Strafprozessordnung sind von der Staatsanwaltschaft, selten von Richtern angeordnete ärztliche Beweissicherungsmaßnahmen. Sie betreffen Personen, bei denen ein hinreichender Verdacht auf eine vorausgegangene Straftat besteht. Auch die Abnahme körpereigener Materialien (z. B. Blutprobe) und weiterführende Untersuchungen (z. B. Röntgen) sind möglich.

Zielstellungen

Medizinische Befunde sollen festgestellt und dokumentiert werden (▌Tab. 1). Im Strafprozess bilden sie eine Grundlage für den **Sachverständigenbeweis.**
Selten werden **Schätzungen des Lebensalters** durchgeführt. Ist ein Beschuldigter über 14 Jahre alt, liegt grundsätzlich Strafmündigkeit vor. Zwischen dem 18. und 21. Lebensjahr kann Jugendstrafrecht mit weniger gravierenden Rechtsfolgen angewandt werden.
Vereinzelt sind Untersuchungen zur Feststellung verschluckter Drogen-Packs erforderlich.

Zielstellung der körperlichen Untersuchung	Beurteilung von
Feststellung von Ausfallserscheinungen (durch Alkohol, Drogen, Medikamente)	Fahrsicherheit
	Schuldfähigkeit
Feststellung von Verletzungen	Sexualdelikt
	Körperlicher Auseinandersetzung
	Misshandlung
	Selbstbeschädigung
	Fahrereigenschaft

▌Tab. 1: Wesentliche Zielstellungen körperlicher Untersuchungen.

Rechtliche Grundlagen

Körperliche Untersuchungen, Abnahmen körpereigener Materialien und zusätzliche Maßnahmen sind durch die Strafprozessordnung (StPO) geregelt: **§ 81a** betrifft **Beschuldigte** und **§ 81c** betrifft **Zeugen** (häufig die Opfer).
Die **Anordnung** erfolgt durch Richter, zur Beschleunigung des Verfahrens häufig auch durch die Staatsanwaltschaft oder die Polizei, weil sich medizinische Befunde in kurzer Zeit deutlich verändern können (z. B. BAK) oder sogar verschwinden (z. B. Petechien).
Die Untersuchungen und Blutabnahmen müssen von Ärzten durchgeführt werden. Eine Qualifikation als Rechtsmediziner ist nicht erforderlich. Ärzte müssen Untersuchungen nach § 81a und c durchführen, wenn dafür eine Dienstpflicht besteht. Dies ist meist in staatlichen und städtischen Kliniken der Fall. Niedergelassene Ärzte können Aufträge der Ermittlungsbehörden ablehnen. Um das Schamgefühl zu berücksichtigen, sollte ein Arzt oder eine Ärztin zur Verfügung stehen (§ 81d StPO). Die Maßnahmen sind **gegen den Willen der Betroffenen zulässig,** wenn **kein Nachteil für deren Gesundheit** zu befürchten ist.

Juristisch betrachtet besteht **kein Arzt-Patienten-Verhältnis.** Demzufolge gilt auch die **Schweigepflicht** nicht. Alle erfassten Befunde müssen dem Auftraggeber mitgeteilt werden, ebenso Angaben zur Entstehung von Verletzungen, zu Tatmotiv und Tatablauf. Darauf sollten die Untersuchten zu Beginn durch den Arzt hingewiesen werden.
Wenn sich ein Opfer einer Straftat zunächst nicht an die Polizei, sondern als Patient an einen Arzt wendet, um seine Befunde dokumentieren zu lassen, wird dies von den Bestimmungen der StPO nicht berührt. Dann gilt selbstverständlich die Schweigepflicht. Bei einer späteren Anzeige können die ärztlichen Unterlagen und evtl. gesicherte Materialien (z. B. Abstriche) zur Beweissicherung herangezogen werden. Der Patient muss dann den Arzt von der Schweigepflicht entbinden.

Praktische Durchführung

Untersuchung von Ausfallserscheinungen

Am häufigsten kommen Untersuchungen zur Feststellung von **Ausfallserscheinungen** durch Alkohol, Drogen und Medikamente bei Verkehrsteilnehmern vor. In diesen Fällen wird stets auch eine Blutprobe für weitere Analysen abgenommen.
Vorhandene Ausfallserscheinungen werden in einem Formular, dem „Ärztlichen Bericht", dokumentiert. Neben grundlegenden Daten, wie Körpergewicht, -länge und Konstitution, werden Befunde erhoben, die als Ausdruck der intoxikationsbedingten Störung der Groß- und Kleinhirnfunktion zu interpretieren sind (▌Tab. 2).
Bei der Beurteilung von Fahrsicherheit und Schuldfähigkeit kommt es jeweils auf den Zustand zum Tatzeitpunkt an. Insofern sollten **körperliche Untersuchungen zeitnahe zum mutmaßlichen Tatgeschehen** durchgeführt werden.

Parameter	Prüfung durch	Befund (Funktionseinschränkung)
Gleichgewicht	Gang (geradeaus)	Schwankend, torkelnd, schleppend
	Plötzliche Kehrtwendung aus dem Gehen	Unsicher
	Drehnystagmus	Grobschlägiger postrotatorischer Nystagmus länger als 6 s
Feinmotorik	Finger-Finger-Probe	Unsicher
	Finger-Nasen-Probe	Unsicher
Artikulation	Sprache	Verwaschen, lallend
Pupillen	Beobachtung, Pupillenreaktion	Auffallend weit oder eng, Lichtreaktion verzögert oder fehlend
Bewusstsein	Beobachtung, Befragung	Benommen, bewusstlos
Denken		Sprunghaft, perseverierend, verworren
Orientierung		Desorientiert (örtlich, zeitlich, zur Person, situativ)
Stimmung		Depressiv, stumpf, euphorisch, gereizt, schwankend

▌Tab. 2: Prüfungen von Störungen der Groß- und Kleinhirnfunktion sowie der Pupillen, bedingt durch zentral wirksame Substanzen.

Untersuchung von Verletzungen

Eine **Inspektion der Körperoberfläche** wird vorgenommen (▮ Tab. 3). Auch auf äußerlich unverletzte, aber schmerzhafte Regionen oder Bewegungseinschränkungen ist zu achten. Die **Körperöffnungen** werden nur insoweit beurteilt, wie sie ohne Hilfsmittel einsehbar sind.
Alle Befunde werden protokolliert (Lokalisation, Größe, Charakteristika). Fotografische Aufnahmen dienen im späteren Strafverfahren zur besseren Veranschaulichung (▮ Abb. 1 und 2).
Behandlungsbedürftige Verletzungen werden gemeinsam mit den Klinikern dokumentiert.

Körperregion	Befunde
Gesamte Körperoberfläche	Rötungen (strichförmig, flächenhaft)
	Hämatome (ungeformt, geformt)
	Schwellungen
	Schürfwunden (kratzerartig, flächenhaft)
	Sonstige Wunden durch stumpfe oder scharfe Gewalt
	Narben
	Spezielle Befunde z. B. Injektionsstellen
Behaarte Kopfhaut	Ausgerissene Haare
Gesichtshaut (Lider, hinter den Ohren, Konjunktiven)	Petechien
Mund	Zahnkonturverletzungen, Petechien
Hals	Würgemale, Strangulationsmarken, Petechien
Genitale weiblich (Schamlippen, Scheidenvorhof)	Risse
After	

▮ Tab. 3: Bei den Untersuchungen besonders zu beachtende Befunde.

Zur Einschätzung der Lebensgefährlichkeit der Verletzungen sind von Bedeutung: Bewusstseinsverlust sowie die Werte der Vitalparameter (Atmung, Herz/Kreislauf) während bzw. direkt nach dem Tatgeschehen.

Da geringgradige Verletzungen, z. B. Petechien, innerhalb weniger Stunden verschwunden sein können, sollte die ärztliche **Untersuchung so bald als möglich** durchgeführt werden.

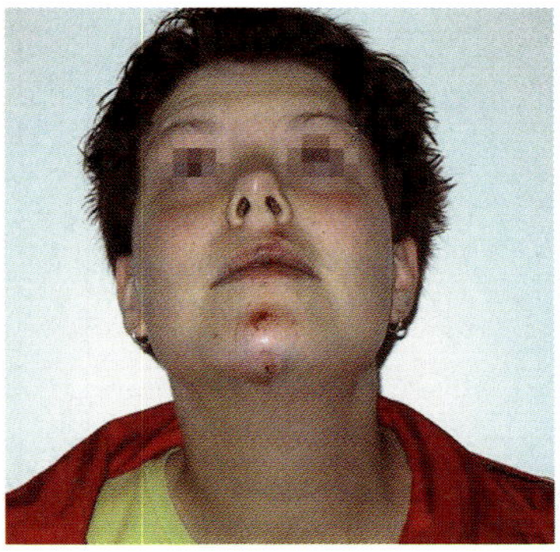

▮ Abb. 1: 17-Jährige mit Hämatomen und Schürfwunden am Kinn (Sturz auf Schotterboden) sowie Oberlippenhämatom (Faustschlag) im Rahmen einer sexuellen Nötigung. [2]

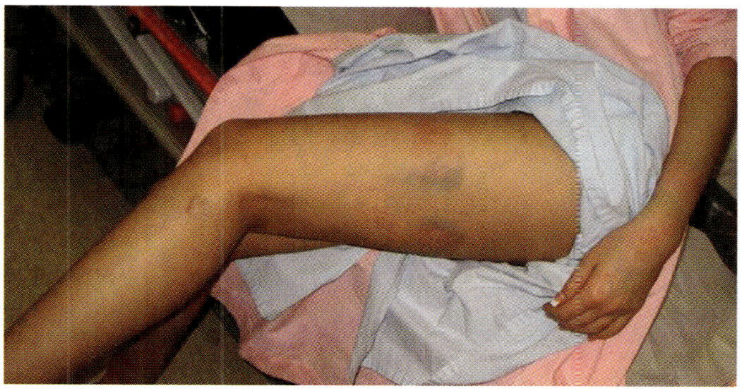

▮ Abb. 2: 20-Jährige mit bogenförmigen Hämatomen an der Außenseite des linken Beins und flächenhaften Hautrötungen an der Außenseite von Unterarm und Hand links, die durch Bisse während einer Vergewaltigung entstanden sind. [2]

Abnahme körpereigener Materialien für weiterführende Untersuchungen

Körpereigene Materialien werden für verschiedene Laboruntersuchungen abgenommen (▮ Tab. 4). Insbesondere ist Folgendes zu beachten:

- Für die Blutabnahme zur BAK-Bestimmung darf kein alkoholhaltiges Hautdesinfektionsmittel verwendet werden. Mittel der Wahl sind Oxicyanid-Tupfer.
- Abstriche mit Stieltupfern zur Untersuchung auf Sperma und zur DNA-Analyse sind erst an der Luft zu trocknen. Zum Verschicken sind die vorgesehenen Boxen zu verwenden.

Material	Analyse auf
Blut	BAK, Drogen, Medikamente
Speichel	DNA-Merkmale (meist Vergleichsmaterial)
Urin	Drogen, Medikamente
Haare (meist Kopfhaare, selten Schamhaare)	Drogen (rückblickende Analyse)
Abstriche (Vagina, After, Mund, Penis, Haut)	Sperma-, Speichelgehalt, DNA-Merkmale

▮ Tab. 4: Zweck der Analyse von verschiedenen körpereigenen Materialien.

Zusammenfassung

- Körperliche Untersuchungen gemäß Strafprozessordnung sind angeordnete ärztliche Beweissicherungsmaßnahmen bei Beschuldigten und Zeugen.
- Sie dienen am häufigsten der Feststellung von Ausfallserscheinungen für die Beurteilung der Fahrsicherheit und der Schuldfähigkeit sowie der Dokumentation von Verletzungen.
- Alle Maßnahmen können gegen den Willen der Betroffenen durchgeführt werden, soweit keine gesundheitlichen Nachteile zu erwarten sind.

Verletzungen durch eigene Hand

Selbstbeschädigung

Definition

Unter Selbstbeschädigung versteht man alle Arten am eigenen Körper herbeigeführter Veränderungen oder Schädigungen bis hin zur Selbstverstümmelung (Automutilation), jedoch ohne suizidale Absicht. Selbst verursachte Befunde, die ein Krankheitsbild vortäuschen sollen, werden auch als Artefakte bezeichnet.

> In der Rechtsmedizin kommen immer wieder Selbstbeschädigungen in Form oberflächlicher Hautschnitt- bzw. -ritzverletzungen zur Untersuchung, von denen die Betroffenen eine Fremdbeibringung behaupten.

Neben den typischen Verletzungen durch scharfe Gewalt (▮ Abb. 1) stellen andere Verletzungsformen (▮ Abb. 2) eine Rarität dar.
Selten ist im Auftrag von Versicherungen zu entscheiden, ob ein Verletzungsmuster (z. B. bei einer Selbstverstümmelung) für eine vorsätzliche Beschädigung oder einen Unfall spricht.
In der Allgemeinbevölkerung beträgt die **Prävalenz** 0,6–0,75%. Frauen von 15–35 Jahren sind weitaus am häufigsten betroffen.
Die **Gründe** für Selbstbeschädigungen sind unterschiedlich:

- psychische Ursachen (häufig, z. B. Persönlichkeitsstörungen, psychische Erkrankungen mit Autoaggressionstendenz)
- nicht materielle Motive (häufig, z. B. Erwecken von Aufmerksamkeit und Zuwendung, Ausweichen vor belastenden Situationen)
- materielle Motive (selten, Versicherungsbetrug).

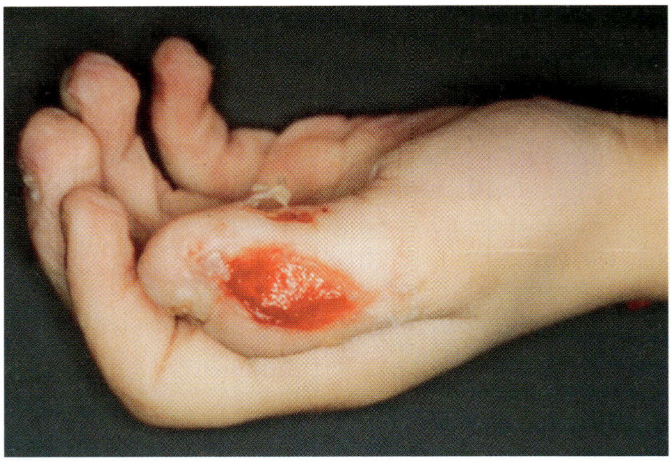

▮ Abb. 2: 4-Jähriger. Zunächst Verdacht auf Kindesmisshandlung durch die Eltern wegen sich wiederholender Verletzungen an den Daumen. Spätere Diagnose: Lesch-Nyhan-Syndrom mit Selbstbeschädigungen besonders durch Fingerbisse. [2]

Eine Selbstbeschädigung kann erstes Symptom einer psychischen Erkrankung sein (▮ Abb. 2).
Selbstbeschädigungen können einem Suizid vorausgehen. Bei der Untersuchung Lebender ist stets zu prüfen, ob Suizidgefahr besteht. Bei der Leichenschau können derartige Befunde auf einen etwaigen Suizid hinweisen (▮ Abb. 3).
In der klinischen Medizin haben Patienten durch selbstschädigende Handlungen das Ziel, Krankheitsbefunde vorzutäuschen (Simulation) oder zu verstärken (Aggravation).
Bei der **Beurteilung einer behaupteten Fremdbeibringung** ist der geschilderte Tatablauf mit den Details des Verletzungsbilds (▮ Tab. 1) zu vergleichen und auf Plausibilität zu prüfen.

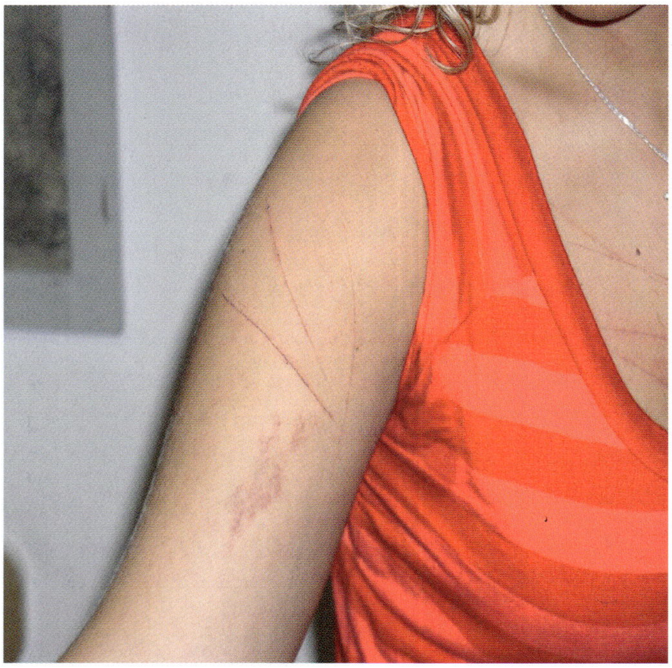

▮ Abb. 1: 22-Jährige. Eigene Angabe: Überfall durch zwei Männer mit Beibringung von Ritzverletzungen. Diagnose: Selbstbeschädigung wahrscheinlich mittels Cola-Dosen-Verschluss (nach Streit mit ihrem Freund). [2]

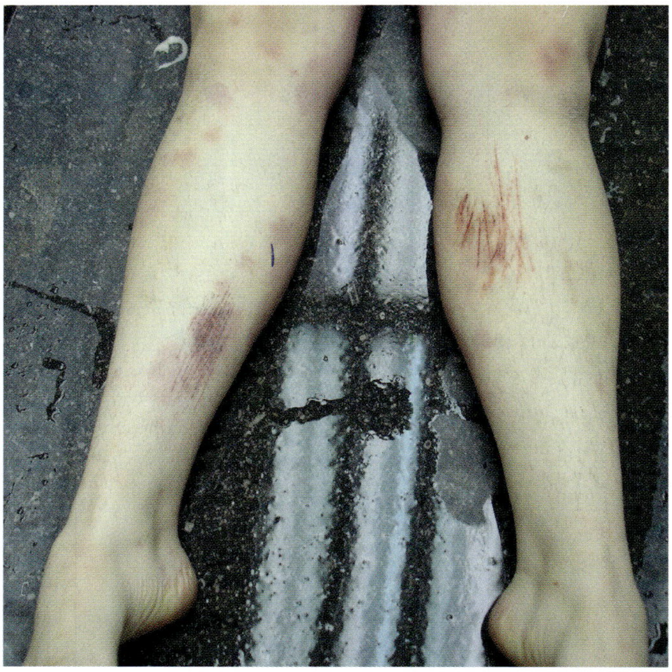

▮ Abb. 3: 19-Jährige. Selbstbeschädigungen seit dem 6. Lebensjahr. Todesursache Erhängen. Unterschiedlich alte Ritzverletzungen an den Unterschenkelinnenseiten. [2]

Wenn Selbstbeschädigungen mit dem Ziel eines materiellen Vorteils herbeigeführt werden, ist der Straftatbestand des Betrugs erfüllt (§ 263 StGB). In anderen Fällen kann eine Anklage wegen Vortäuschung einer Straftat erfolgen (§ 145d StGB).

Suizidversuch

Definition

Als Suizidversuche werden selbstverletzende Handlungen bezeichnet, bei denen die Todesfolge beabsichtigt war, sich aber nicht realisierte.

In Deutschland kommt es pro Jahr zu mindestens 100 000 Suizidversuchen (Männer : Frauen ≅ 1 : 1,2). Die Einnahme von Psychopharmaka steht an erster Stelle, gefolgt von Pulsaderschnitten (Abb. 4), Stürzen aus der Höhe und Erhängungsversuchen.
Den Folgen von Suizidversuchen kommt gelegentlich rechtsmedizinische Bedeutung zu:

- Frische Verletzungen infolge eines Suizidversuchs (z. B. blutverkrustete Pulsaderschnitte, Strangmarke) können bei kurz darauf in anderer Weise realisiertem Suizid (z. B. Sprung aus der Höhe oder vor ein Auto) auf die tatsächlich suizidale Situation hinweisen.
- „Pulsaderschnittnarben" lassen bei einer Leichenschau daran denken, dass als todesursächliches Geschehen ein Suizid in Betracht zu ziehen sein könnte.

Suizid

Definition

Suizid ist das vorsätzliche Beenden des eigenen Lebens durch beabsichtigtes Handeln, selten auch durch Unterlassen (z. B. Essen und Trinken nicht zu sich zu nehmen).

Im Jahr 2006 wurden in Deutschland 9765 Suizide registriert (Männer : Frauen ≅ 2,8 : 1). Sie machten 1,6% aller Todesfälle aus.
Risikofaktoren sind Depressionen, Alkohol-, Medikamenten- und Drogenabhängigkeit sowie unheilbare Erkrankungen. Die Suizidrate steigt jenseits des 60. Lebensjahrs deutlich an. Die **häufigste Todesursache** ist Erhängen (Tab. 2).

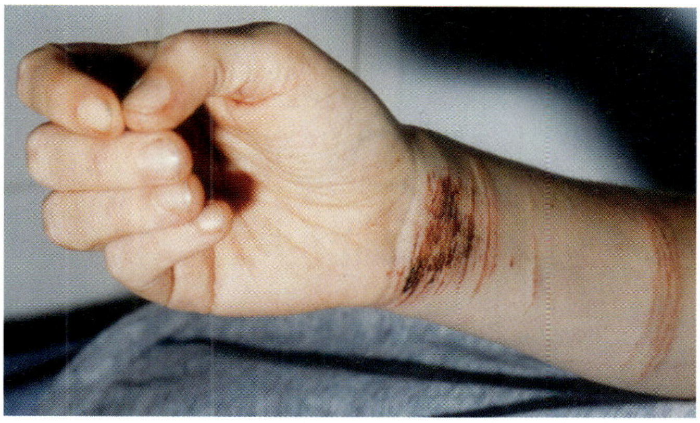

Abb. 4: 42-Jährige. Suizidversuch durch Pulsaderschnitt (begleitende Probierschnitte) nach Tötung des Lebenspartners durch Stich in die Vena jugularis. Tatwerkzeug jeweils abgebrochener Flaschenhals. [2]

Kriterium	Selbstbeschädigung	Fremdbeibringung
Zugänglichkeit	An zugänglichen Körperregionen	Auch an schwer oder nicht zugänglichen Regionen
Gruppiertheit	Besonders bei scharfer Gewalt häufig in bestimmten Körperregionen gruppiert	Regellos über den ganzen Körper verteilt
Verletzungstiefe/-intensität	Oberflächlich, wenig intensiv	Teils tiefgreifend, sehr intensiv
Parallelität	Bei scharfer Gewalt häufig parallele, lang gezogene, gleichförmige Befunde, sich teilweise überkreuzend	Zumeist keine Parallelität und keine Gleichförmigkeit der Befunde
Abwehrverletzungen	Keine	Sehr häufig, außerdem weitere Kampfspuren
Kleidung	Meist nicht beschädigt	Meist mit beschädigt

Tab. 1: Kriterien zur Unterscheidung von Selbst- und Fremdbeibringung von Verletzungen.

> Rechtsmedizinisch ist zu prüfen, ob sich Auffindungssituation und Obduktionsbefund der Hypothese eines suizidalen Geschehens zuordnen lassen oder ob widersprüchliche Befunde bestehen.

Bei suizidalen Pulsader- oder Halsschnitten finden sich häufig parallel zur tiefgreifenden, tödlichen Schnittführung oberflächliche Schnitte oder Ritzer. Sie werden als **Probier- oder Zauderverletzungen** bezeichnet und sind richtungweisend für die Annahme einer Selbstbeibringung (Abb. 4).

Todesursache	Männer (n)	Frauen (n)
1. Erhängen	3803	876
2. Intoxikation	901	734
3. Bei Männern: Schuss, bei Frauen: Sturz aus der Höhe	775	362

Tab. 2: Die drei häufigsten Todesursachen bei Suiziden von Männern und Frauen in Deutschland 2006 (Statistisches Bundesamt).

Zusammenfassung

- In der Rechtsmedizin zu beobachtende Selbstbeschädigungen sind häufig oberflächliche Hautschnitt- bzw. -ritzverletzungen. Sie weisen zumeist auf eine Konfliktsituation, eine psychische Erkrankung, manchmal auf eine suizidale Situation der Betroffenen hin.
- Die Behauptung einer Fremdeinwirkung kann durch die Details des Verletzungsbilds widerlegt werden.
- Erhängen ist bei Männern und Frauen die häufigste Suizidmethode.

Vitalität

Plötzlicher natürlicher Tod

Traumatologie

Toxikologie

Alkoholbegutachtung

DNA-Analytik

Der Arzt als Sachverständiger und Arztrecht

B Spezielle Rechtsmedizin

Vitalitätszeichen und Altersschätzung von Verletzungen

Vitalitätszeichen

Definition
In der Rechtsmedizin versteht man unter Vitalitätszeichen im Sterbeprozess oder bei der Geburt auftretende morphologische Befunde. Durch ihr Vorhandensein wird nachgewiesen, dass der Betroffene zu einem bestimmten Zeitpunkt gelebt hat, d. h. Herz-Kreislauf-Tätigkeit, Atmung und andere Körperfunktionen noch erhalten waren.

Praktische Bedeutung

- zur Unterscheidung vitaler oder postmortaler Verletzungen:
  - War ein auf der Fahrbahn Liegender bereits tot, als er von einem Pkw überrollt wurde?
  - Hat ein Neugeborenes geatmet, d. h. gelebt, oder handelte es sich um eine Totgeburt?
- für die Diagnostik insbesondere traumatischer Todesursachen.

Herz-Kreislauf-System

Blutungen
- Hämatome in Haut, Muskulatur und Bindegewebe:
  - kräftige Hämatome: Sie können nur bei ausreichendem Blutdruck entstehen und werden deshalb als vital angesehen. Dies gilt auch für Begleithämatome von Frakturen und die Blutergüsse um anämische Aufschlagstellen (s. S. 36/37).
  - schwache Hämatome: Durch passives Auspressen des Bluts aus zerrissenen Kapillaren ist eine postmortale Entstehung möglich, z. B. bei Herzdruckmassagen und Leichentransporten. Kriterien zur Unterscheidung von Hämatomen, die sich unmittelbar vor oder nach dem Tod ausgebildet haben, existieren nicht.
- Blutungen nach außen: Bei Verletzungen großer Arterien, z. B. der Arteria carotis, können Spritzspuren die Vitalität belegen.
- Blutungen nach innen: Stärkere Blutungen in Schädel-, Brust- und Bauchhöhle sind immer vital.
- Petechien bzw. Ekchymosen: Sie sind wichtige Vitalitätszeichen bei allen Erstickungsvorgängen. Sie dürfen nicht mit Vibices verwechselt werden (s. S. 2/3).
- weitere Blutungen mit vitalem Charakter: Blutungen in den Disci intervertebrales werden als sicheres vitales Zeichen beim Erhängen angesehen; die dabei auftretenden subperiostalen Blutungen an den Schlüsselbeinen können selten auch postmortal erzeugt werden. Hirnrindenkontusionsblutungen sind stets vital entstanden.

Zeichen des Verblutens
Verbluten setzt einen akuten Verlust von etwa 40% des Blutvolumens voraus. Die hypovolämische Anämie hat zur Folge:

- Haut und Schleimhäute sind blass.
- Die Totenflecke haben geringe Intensität und Ausdehnung.
- Im Herzen und den herznahen Gefäßen ist wenig Blut.
- Die inneren Organe sind blass, zeigen manchmal Organeigenfarbe, z. B. die Nieren.
- Es kommt zum Auftreten subendokardialer Blutungen, besonders beim Verbluten aus peripheren Blutungsquellen.

Embolien
Embolien sind klassische Vitalitätszeichen. Die praktisch wichtigsten Formen sind:

- Thrombembolien: Die pulmonalen Thrombembolien haben als Todesursache Bedeutung.
- Fettembolien: Durch ihren Nachweis kann die Vitalität, manchmal die Todesursächlichkeit von Traumen belegt werden (▮ Abb. 1).
- Luftembolien: Pulmonale Luftembolien haben als vitales Zeichen bei Venenverletzungen an Kopf, Hals und Thorax eine gewisse Relevanz. In extrem seltenen Fällen kann es beim Entfernen von Zentralvenenkathetern zu tödlichen Lungenluftembolien kommen.

Atmung

Aspirationen
Die Einatmung von Fremdmaterial ist sicher vital und kann zum Ersticken führen. Flüssige und feinpartikuläre Materialien werden bis in peripherste Bronchien aspiriert. In den Lungen bilden sich manchmal Einatmungsherde aus (▮ Abb. 2).
Größere Partikel verklemmen sich in den oberen Atemwegen. Bewusstlose Personen sind durch Aspirationen besonders gefährdet. Die häufigsten Formen sind:

- Speisebreiaspirationen: vor allem bei Intoxikationen und Schädel-Hirn-Traumen
- Blutaspirationen:
  - über die oberen Atemwege bei Blutungen aus dem Nasen-Rachenraum oder bei Schädelbasisbrüchen
  - über die Lunge bei Lungenverletzungen.
- andere Aspirationen: Aspirationen von **Ruß** und **Wasser** haben essentielle Bedeutung für die Beurteilung von Brandleichen bzw. für die Diagnose „Ertrinken".

Akute Lungenemphyseme
Sie stellen wertvolle Vitalitätszeichen dar:

- alveoläre Emphyseme:
  - bei allen Aspirationen infolge akuter

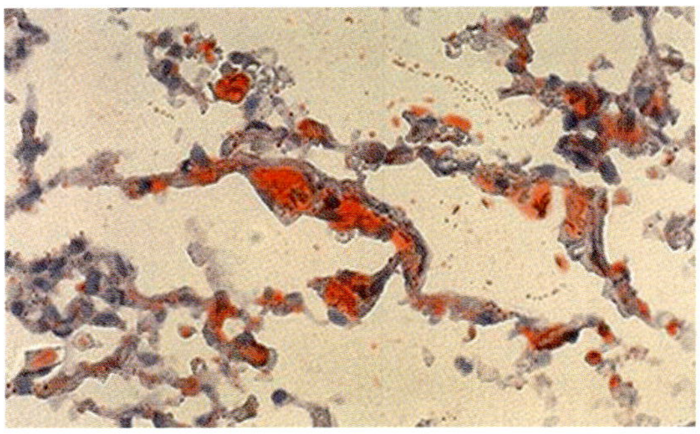

▮ Abb. 1: Lungenfettembolie (Sudan-Färbung) bei Polytrauma infolge von Überrollen durch einen Pkw. [2]

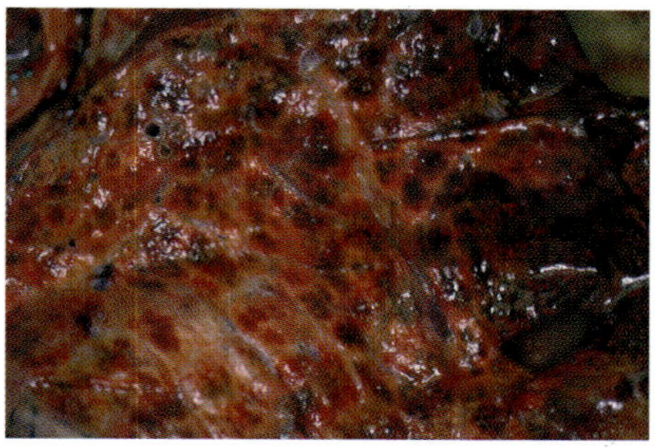

▮ Abb. 2: Blutaspirationsherde. Als Komplikation nach Tonsillektomie kam es bei einer 48-Jährigen zu einer letalen Blutaspiration. [3]

Atemwiderstandserhöhung und der Ausbildung von Ventilmechanismen, häufig sehr intensiv (Emphysema aquosum)
– bei Kompressionen der Trachea, zumeist weniger intensiv.

- interstitielle Emphyseme bei Lungenverletzungen.

Belüftung von Neugeborenenlungen

Die atelektatischen Neugeborenenlungen können von belüfteten mittels der **Lungenschwimmprobe** unterschieden werden: Beatmetes Lungengewebe schwimmt auf Wasser, unbelüftetes geht unter.

Sonstige Vitalitätszeichen

Dazu gehören bezüglich des Magen-Darm-Trakts **Erbrechen, Verschlucken** und die Entstehung **hämatinisierter Erosionen der Magenschleimhaut** bei Hypothermie. **„Krähenfüße"** bei Brandleichen sind Ausdruck der ursprünglich erhaltenen Funktion des Nervensystems. Zur **Aufnahme von Substanzen** via Lungen oder Magen-Darm-Trakt ins Blut kommt es nur bei intakten Körperfunktionen. Die **vasomotorischen Erytheme** bei Hypothermie und Blitzschlag sind ebenfalls Vitalitätszeichen.

Altersschätzung von Verletzungen

Definition

Bei der Altersschätzung von Verletzungen handelt es sich um Nachweise zeitabhängiger pathophysiologischer Ab- und Aufbauprozesse des verletzten Gewebes. Bei der Beurteilung des Beginns innerer Erkrankungen wird dasselbe Prinzip angewandt.

Praktische Bedeutung

Derartige Untersuchungen sind in zweierlei Hinsicht wichtig:

- zum Nachweis des Entstehungszeitpunkts (Überlebenszeit) von Verletzungen: zur Beurteilung der Reihenfolge mehrerer Gewalteinwirkungen, z. B. bei Misshandlungen
- zum Nachweis des Entstehungszeitpunkts von Erkrankungen aus innerer Ursache: zur Beurteilung, ob ein Betroffener bei rechtzeitigen medizinischen Maßnahmen hätte überleben können, z. B. bei einer Bronchopneumonie.

Makroskopische Altersschätzung von Hämatomen

Diese Schätzungen beruhen auf dem zeitabhängigen Abbau des Blutfarbstoffs. Aussagen müssen stets mit Zurückhaltung erfolgen, da Intensität und Lokalisation der Hämatome, aber auch das Lebensalter den Abbau beeinflussen (▮ Tab. 1).

Mikroskopische Marker

In der Routinehistologie

- neutrophile Granulozyten: Die Infiltration des Rands von Hämatomen und Wunden beginnt frühestens nach 20 min, meist nach wenigen Stunden (▮ Abb. 3).
- Hämosiderin: Auftreten in Makrophagen am Rand von Blutungen nach frühesten 3 d
- Hämatoidin: Vorkommen des braunen Pigments in Blutungen ab etwa 7 d.

Bei immunhistochemischen Verfahren

Viele Marker der Wundheilung sind für Zeitschätzungen geeignet. So tritt Fibronektin nach ca. 10–20 min auf, Kollagen I aber frühestens 4–6 Tage nach Entstehung einer Hautwunde.

Farbe	Hämatomalter
Blaugrau	Frisch, d. h. 1 - 2 d
Blauviolett	Maximal bis 6 d
Grünlich, besonders am Rand	Etwa nach 5 - 8 d
Gelblich, besonders am Rand	Beginnend nach etwa 8 d

▮ Tab. 1: Grobeinschätzung des Alters von Hämatomen der Haut in Abhängigkeit von ihrer Farbe.

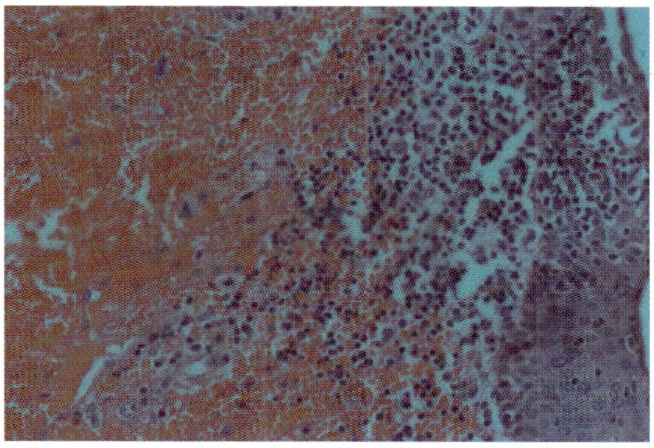

▮ Abb. 3: Infiltration am Rand eines Halshauthämatoms (HE-Färbung). Eine 34-Jährige war 45 min vor ihrem Tod durch Erstechen gewürgt worden. [3]

Zusammenfassung

- ✖ Vitalitätszeichen sind morphologische Befunde, die nur beim Lebenden entstanden sein können. Sie haben grundlegende Bedeutung besonders für die Diagnostik der traumatischen Todesursachen.
- ✖ Die Schätzung des Entstehungszeitpunkts von Befunden basiert auf Markern zeitabhängiger Ab- und Aufbauprozesse.

Plötzlicher Tod aus natürlicher Ursache I

Definition

Bei plötzlichen Todesfällen aus natürlicher Ursache kommt es aus scheinbar völliger Gesundheit oder unerwartet nach banalen Krankheitserscheinungen oder nach rapider Verschlechterung einer erkannten, jedoch für unbedeutend gehaltenen Störung des Allgemeinbefindens zum Tod aus innerer Ursache.

10–15% aller natürlichen Todesfälle stellen derartige Todesfälle dar. Je nach den Umständen des Todes sind diese Fälle Anlass für polizeiliche Ermittlungen. In diesem Zusammenhang werden auch gerichtliche Obduktionen in Auftrag gegeben, die in erster Linie dem Ausschluss einer etwaigen Mitwirkung fremder Hand dienen (s. S. 10/11). Der Rechtsmediziner wird durch diese Fallkonstellationen gehäuft mit Erkrankungen konfrontiert, die bis unmittelbar vor dem Tod keine oder keine relevanten Symptome machten. Die entsprechenden Diagnosen sind in den einzelnen Altersgruppen unterschiedlich verteilt. Einige praktisch wichtige werden im Folgenden dargestellt.

Säuglinge

Plötzlicher Kindstod

Definition

Der plötzliche Kindstod (Sudden infant death syndrome, SIDS) ist ein Tod im Säuglingsalter, bei dem sich nach Überprüfung der Vorgeschichte, Untersuchung der Todesumstände und nach den Ergebnissen von Obduktion und Zusatzuntersuchungen keine Todesursache feststellen lässt.
Im Jahr 2006 wurden in der BRD 259 plötzliche Kindstodesfälle erfasst. Ihre Zahl ist seit Beginn der 90er Jahre auf etwa ein Fünftel gesunken. Dementsprechend ging die Inzidenz im selben Zeitraum von rund 1,8 auf 0,38‰ zurück. Als Hauptursache für diese Entwicklung wird die Vermeidung von Risikofaktoren, insbesondere das Schlafen in Bauchlage, angesehen. Dennoch stellt der plötzliche Kindstod in der BRD und anderen Industrienationen nach wie vor die **häufigste Todesursache im 1. Lebensjahr,** nach der viermonatigen Neonatalperiode, dar. 55% der Todesfälle im Säuglingsalter werden derzeit auf dieses Krankheitsbild zurückgeführt.

Ätiologie

Die **Ätiologie** des Phänomens „plötzlicher Kindstod" ist bis heute ungeklärt. Sicher erscheint, dass es sich um keine virale oder bakterielle Infektion handelt. Zumeist wird von einem multifaktoriellen Geschehen ausgegangen. Dabei wird als konditionierender Faktor eine primäre Störung der Atemregulation für möglich gehalten.
Epidemiologische Forschungen zum plötzlichen Kindstod erbrachten:

- Mehr als die Hälfte der Todesfälle ereignen sich zwischen dem 2. und 6. Lebensmonat.
- Die meisten Säuglinge versterben in den Wintermonaten.
- Etwa 60% der verstorbenen Kinder sind Jungen.
- Der Tod tritt fast immer im Schlaf bzw. in den frühen Morgenstunden ein.
- In der Mehrzahl der Fälle wird der Säugling morgens im Bett leblos aufgefunden, manchmal sind die Atemöffnungen durch Bettzeug bedeckt.
- Manche Kinder werden verschwitzt aufgefunden.

Als wesentliche **Risikofaktoren** konnten gesichert werden:

Umgang mit dem Kind:
- Bauchlage beim Schlafen (mit Abstand wichtigster Risikofaktor)
- Wärmebelastung/-stau
- Zigarettenrauchen im Haushalt
- Schlafen außerhalb des mütterlichen/elterlichen Schlafzimmers
- Verzicht auf das Stillen bis mindestens zum 4. Lebensmonat.

Faktoren des Kinds:
- Frühgeborenes
- Geburtsgewicht < 2000 g.

Faktoren der Mutter:
- sehr junge oder ältere Mutter (< 19 Jahre, > 40 Jahre)
- Vielgebärende
- Alkohol- und Nikotinmissbrauch
- Drogenmissbrauch.

Faktoren der pränatalen Entwicklung und des Neugeborenen:
- Plazentafunktionsstörung
- Störungen der Atmung: Hypoxie, Apnoe oder Infekte in der Neugeborenenperiode.

Die **Obduktionsbefunde** sind unspezifisch. Relativ häufig können beobachtet werden:

- schaumiges Sekret in den Nasenöffnungen, in Trachea und Bronchien
- Petechien unter der Thymuskapsel, manchmal subepikardial und subpleural
- keine pathologisch-anatomisch fassbaren Organbefunde
- flüssiges Leichenblut.

Auch histologische Untersuchungen erbringen beim plötzlichen Kindstod keine krankhaften Befunde. Dennoch sind bei den Obduktionen alle möglichen Asservate zurückzubehalten, um gegebenenfalls durch weitere Analysen andere Todesursachen auszuschließen.

> Der plötzliche Kindstod ist eine reine Ausschlussdiagnose.

Natürlich dient die Obduktion auch dem Ausschluss einer Fremdeinwirkung. Insbesondere sind Befunde zu beachten, die auf ein Ersticken hindeuten könnten (s. S. 42/43).

Angeborene Fehlbildungen des Herz-Kreislauf-Systems

Durch diese Krankheitsgruppe werden etwa 40% der Säuglingssterblichkeit in Deutschland bestimmt. Angeborene Fehlbildungen des Herz-Kreislauf-Systems, die zum Teil genetisch determiniert sind, werden in der Regel spätestens in der Neonatal- oder frühen Säuglingsperiode erkannt. Sie sind oft derart schwerwiegend, dass trotz Diagnostik und Therapie der Tod im 1. Lebensjahr nicht verhindert werden kann. Daher erfolgt nur bei besonderen Fragestellungen eine rechtsmedizinische Untersuchung derartiger Fälle.

Kinder und Jugendliche

Embryonale Tumoren

Die Gruppe der malignen embryonalen (dysontogenetischen) Tumoren bildet im Kleinkind- bzw. Kindesalter unter den natürlichen Todesfällen die häufigste Todesursache. Aus rechtsmedizinischer Sicht sind besonders die Tumorformen von Bedeutung, die längere Zeit unbemerkt verlaufen oder nur sehr geringgradige Symptome zeigen, bis es zum plötzlichen unerwarteten Zusammenbruch des Patienten kommt. Daher finden sich in seltenen Fällen bei Obduktionen folgende Tumoren:

Nephroblastom (Wilms-Tumor)

Der Häufigkeitsgipfel dieses Tumors liegt zwischen dem 2. und 3. Lebensjahr. Es ist der im Kindesalter am häufigsten auftretende Nierentumor. Die Inzidenz beträgt rund 0,1‰. Selbst wenn schon Metastasen in Lymphknoten und Lungen vorhanden sind, kann die Erkrankung weitgehend unbemerkt verlaufen. Zumeist kommt es zu einer schmerzlosen Zunahme des Bauchumfangs, nur selten zur Hämaturie. Der Tumor kann bei seiner Entdeckung bis zu 1 kg wiegen. Lungenembolien oder Pneumonien können als Komplikationen zum plötzlichen Todeseintritt führen.

Medulloblastom

Es ist einer der häufigsten Tumoren dieser Altersgruppe, der zumeist aus dem Kleinhirnwurm (Vermis cerebelli) entspringt und in den vierten Ventrikel einwächst (▌Abb. 1). Den zunächst auftretenden Beschwerden (Lethargie, Unwohlsein, Kopfschmerzen und gelegentliches Erbrechen) wird zunächst keine ernsthafte Bedeutung beigemessen. Erst eine hirndruckbedingte plötzliche Bewusstlosigkeit kann terminal zur Klinikeinweisung und der korrekten Diagnose führen. Bei der Obduktion werden neben dem Tumor die Zeichen der Compressio cerebri (s. S. 34/35) festgestellt.

Meningitis

In der Altersgruppe der 1- bis 5-Jährigen sind Meningokokken-Infektionen die zweithäufigste Ursache natürlicher Todesfälle. Schwere Verläufe der Meningitis durch Meningokokken können innerhalb weniger Stunden zum Tod führen. Manchmal entwickelt sich ein rasanter septischer Verlauf. Bei etwa 15% der Patienten mit einer Meningokokken-Sepsis tritt ein Waterhouse-Friderichsen-Syndrom auf. Kinder und Jugendliche sind gehäuft betroffen. Dabei handelt es sich um eine Sonderform der Verbrauchskoagulopathie mit Ausfall der Nebennierenfunktion. Das Krankheitsbild führt unbehandelt fast immer zum Tod. Aber auch unter Therapie kommt es in weit über 50% der Fälle zum Todeseintritt. Morphologisch findet man Einblutungen in das Nebennierenmark.

Myokarditis

Bevorzugt bei Kindern, Jugendlichen, aber auch bei jungen Erwachsenen ist stets an die Möglichkeit einer zum Tode führenden Myokarditis zu denken. Dies gilt besonders dann, wenn sich sonst bei der Obduktion kein Hinweis für eine morphologisch fassbare Todesursache ergeben hat. Nicht selten kommt es in diesen Fällen zum unerwarteten Todeseintritt unter körperlichen Belastungen, z. B. beim Schul- und Dienstsport. Myokarditiden entwickeln sich gehäuft im Zusammenhang mit vorangegangenen Infekten, die zu anhaltender Schwäche und Müdigkeit führten. Manchmal ergeben sich dafür Anhaltspunkte in der Vorgeschichte.
Heutzutage handelt es sich vorwiegend um Virusmyokarditiden. Bei der Obduktion kann sich ein schlaffer Herzmuskel finden. Die eigentliche Diagnose „Myokarditis" kann nur histologisch gestellt werden.

Epilepsie

Die Prävalenz der Epilepsie im Kindesalter beträgt etwa 0,5%. Verschiedene Epilepsieformen von Säuglingen und Kindern können wie bei Erwachsenen mit einem Status epilepticus einhergehen. Dabei kann es zur Hirnschädigung mit Versagen der Atmung kommen.
Die Letalität im Status epilepticus wird mit 5–10% angegeben. Somit ist in seltenen Fällen diese Todesursache in Betracht zu ziehen.
Ein Tod im Status epilepticus ist durch Obduktion nicht zu beweisen. In einigen Fällen weisen lediglich frische Zungenbissverletzungen auf ein dem Tod zeitnah vorausgegangenes Krampfgeschehen hin.

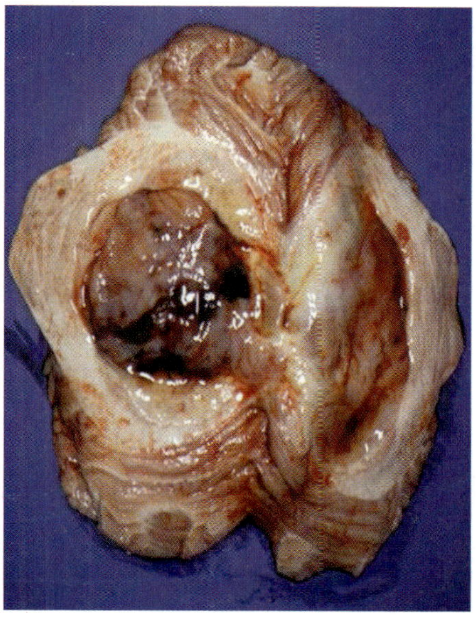

▌Abb. 1: Medulloblastom im vierten Ventrikel einer 10-Jährigen, die plötzlich bewusstlos wurde und wenige Stunden später infolge einer Hirndrucksymptomatik starb. In den zwei Wochen vor dem Tod wurden Kopfschmerzen, Schwindel und Erbrechen auf einen Sturz von einer defekten Kinderschaukel bezogen. [3]

Zusammenfassung

- Plötzliche bzw. unerwartete Todesfälle sind Anlass für polizeiliche Ermittlungen, evtl. sogar für die Durchführung rechtsmedizinischer Obduktionen.
- Die häufigste Todesursache im Säuglingsalter ist der plötzliche Kindstod. Dabei handelt es sich um eine Ausschlussdiagnose.
- Im Kindes- und Jugendalter sind embryonale Tumoren, Meningitiden und Myokarditiden sowie Todesfälle im Status epilepticus als Ursache plötzlicher Todesfälle in Betracht zu ziehen.

Plötzlicher Tod aus natürlicher Ursache II

Erwachsene

Etwa 50% der plötzlichen bzw. unerwarteten Todesfälle Erwachsener aller Altersgruppen haben ihre Ursache in Erkrankungen des Herz-Kreislauf-Systems. Die übrigen Todesfälle sind auf andere Organsysteme zurückzuführen. Die häufigsten Erkrankungen werden im Folgenden dargestellt.

Herz-Kreislauf-System

Koronararteriensklerose

Die stenosierende oder verschließende Koronararteriensklerose erklärt in vielen Fällen einen plötzlichen Todeseintritt, teils in Kombination mit Herzmuskelhypertrophie und Myokardverschwielungen. Gelegentlich zeigen die Plaques Intimaeinblutungen. Außergewöhnliche körperliche Belastungen begünstigen den Todeseintritt, zu dem es letztlich infolge von Herzkammerflimmern und Asystolie kommt.

Koronararterienthrombose

Auf dem Boden einer Koronararteriensklerose ist die Entstehung einer Thrombose jederzeit möglich. Ein derartiger Befund kann den kardialen Tod bedingen. Thrombosen werden in etwa 50% der koronaren Todesfälle gefunden. Zum Tod kommt es ebenfalls infolge von Herzkammerflimmern. Makroskopisch zeigt das Myokard zumeist noch keinen Infarkt.

Herzmuskelhypertrophie, Myokardverschwielung

Eine Herzmuskelhypertrophie mit Überschreitung des kritischen Herzgewichts von 500 g, häufig mit Dilatation der Herzräume, ist ohne weiteres geeignet, den plötzlichen Tod zu erklären. Häufig besteht zugleich eine feinfleckig disseminierte Myokardverschwielung als Ausdruck einer lange Zeit bestehenden relativen Koronarinsuffizienz. Teilweise finden sich auch Schwielen oder sogar Schwielenaneurysmen (▮ Abb. 1) infolge zurückliegender Infarkte.

Akuter Myokardinfarkt

Rund 7% der Erwachsenen versterben an akuten Myokardinfarkten, ein hoher

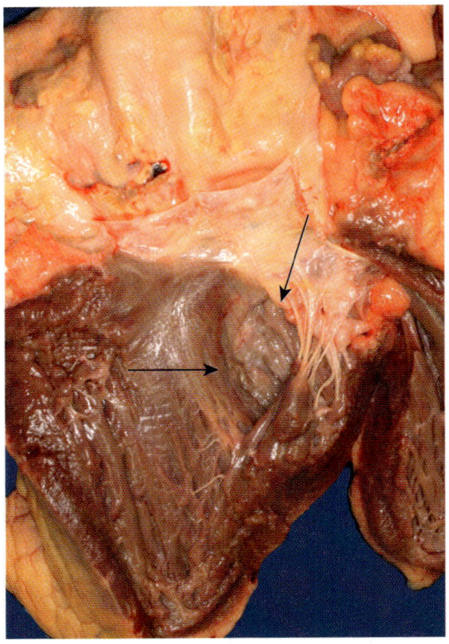

▮ Abb. 1: Schwielenaneurysma der Rückwand des linken Ventrikels (↓). Plötzlicher Tod eines 58-Jährigen unmittelbar nach einer Mahlzeit. [3]

Anteil plötzlich. Wird der Infarkt 6–8 h überlebt, sind makroskopisch lehmgelbe Myokardnekrosen mit hämorrhagischem Randsaum sichtbar.
Bei Überlebenszeiten von etwa 3–5 d kommt es in etwa 5% der Fälle zur Myokardruptur mit der Folge einer Herzbeuteltamponade (Hämoperikard). Dabei sammeln sich maximal etwa 500 ml Blut im Herzbeutel an. Aufgrund der Behinderung der Ventrikelfüllung tritt innerhalb weniger Minuten der Tod ein.

Kardiomyopathie

Kardiomyopathien bleiben gelegentlich zu Lebzeiten unerkannt. Sie sind durch Kardiomegalie mit zunehmender Herzdilatation gekennzeichnet. Der Erkrankungsbeginn liegt meist zwischen dem 30. und 50. Lebensjahr. Zum plötzlichen Tod kann es infolge von Rhythmusstörungen kommen.

Koronararterienanomalie

Von der Vielzahl der Koronararterienanomalien sind nur jene mit hämodynamischen Konsequenzen von Bedeutung. Verengte Ostien, Querschnittseinengungen oder durch Fehlanlage bedingte Füllung von Koronararterien mit venösem Blut sind als sehr seltene Ursache für plötzliche Todesfälle bei Jugendlichen und jungen Erwachsenen bekannt.

Aneurysma dissecans

Das Aneurysma dissecans ist zumeist in der Brustaorta lokalisiert. Hauptursachen sind Texturstörungen infolge von Bindegewebserkrankungen wie Medianekrose Erdheim-Gsell, Marfan-Syndrom und Ehlers-Danlos-Syndrom. Rupturiert die Aorta ascendens innerhalb des Herzbeutels, kommt es zur Herzbeuteltamponade. Zerreißungen in anderen Abschnitten der Brustaorta führen zum Verbluten, wobei sich ein linksseitiger Hämatothorax ausbildet.

Thrombembolie der Lungen

Lungenthrombembolien bilden vergleichsweise einen hohen Anteil der plötzlichen natürlichen Todesfälle. Bei Personen, die vor dem Tod zumindest mehrere Stunden immobil waren und dann innerhalb weniger Minuten versterben, ist stets an diese Diagnose zu denken. Lag der Immobilisation ein Trauma zugrunde, kann eine Lungenthrombembolie auch die tödliche Komplikation bei einem nicht natürlichen Tod darstellen. Ausgangspunkt sind zumeist die Oberschenkel- und Wadenvenen. Manchmal besteht eine Umfangsdifferenz der Beine, die auf die Thrombose hinweist. Erwachsene übergewichtige Frauen mit Varikosis sind am häufigsten betroffen. Der Tod tritt aufgrund eines akuten Cor pulmonale ein.

Myokarditis

Bei allen Formen der Myokarditis können plötzliche Todesfälle auch bei Erwachsenen auftreten. Ihre Häufigkeit liegt bei unter 0,5%. Bezüglich der typischen Todesumstände und der postmortalen Diagnostik gilt dasselbe wie bei Kindern und Jugendlichen (s. S. 28/29).

Zentralnervensystem

Subarachnoidalblutung

Etwa 2% der Bevölkerung weisen vorwiegend angeborene Aneurysmen am

Circulus Willisii auf. Sie sind gehäuft an der A. communicans anterior lokalisiert. In Deutschland kommt es etwa bei 10000 Personen pro Jahr zu Aneurysmarupturen, besonders nach kurzzeitigen körperlichen Belastungen. Diese können auch jüngere Erwachsene betreffen.
Die Blutungen, die in hohem Anteil unmittelbar zum Tod führen, breiten sich im Subarachnoidalraum, ausgehend von der Mitte der Hirnbasis, aus. Manchmal dringt die Blutung retrograd in das Ventrikelsystem ein. Das extravasale Blut reizt offensichtlich die lebenswichtigen Zentren in der Medulla oblongata, sodass der Tod häufig nach Art eines „Schlaganfalls" eintritt.

Epilepsie

Weniger als 0,1% aller Todesfälle Erwachsener treten unerwartet infolge einer Epilepsie auf. Der tödliche Krampfanfall kann z. B. ausgelöst werden, wenn die notwendigen Antiepileptika nicht regelmäßig eingenommen wurden. Die Obduktionsbefunde sind dieselben wie bei Kindern und Jugendlichen (s. S. 28/29).

Gastrointestinaltrakt

Die häufigste Ursache für den plötzlichen Tod aufgrund von Erkrankungen im Gastrointestinaltrakt sind Ösophagusvarizenblutungen bei Fällen von Leberzirrhose, letztere ist zumeist alkoholtoxisch bedingt. Äußerlich weisen häufig die Zeichen einer Hämatemesis in Form von hämatinisiertem oder hellrotem Blut auf das letztlich zum Tode führende Verbluten hin. Am After kann Teerstuhl vorhanden sein.
Bei der Obduktion enthält der Magen-Darm-Trakt „kaffeesatzartiges" Blut. Es finden sich relativ oft die Zeichen des Verblutens (s. S. 26/27). Daneben kommen Blutungen aus Magen- und Duodenalulzera vor.
Die akut hämorrhagisch nekrotisierende Pankreatitis ist selten die Ursache plötzlicher Todesfälle.

Höheres Lebensalter

Die hier erwähnten Krankheitsbilder können in jedem Erwachsenenalter auftreten. Im höheren Lebensalter sind sie allerdings gehäuft zu beobachten.

Herz-Kreislauf-System

Bauchaortenaneurysma

Die meisten Aneurysmen sind arteriosklerotisch bedingt. Der Erkrankungsgipfel liegt zwischen dem 60. und 70. Lebensjahr. Männer erkranken etwa 7-mal häufiger als Frauen. 50% der Aneurysmen rupturieren innerhalb von 10 Jahren nach Diagnosestellung. Fast alle Aneurysmen sind infrarenal lokalisiert. Die Ruptur führt in 70% zu einer Blutung in den Retroperitonealraum, in 30% der Fälle wühlt sich die Blutung in die Bauchhöhle durch. Nach der Ruptur liegt die Letalität zwischen 50 und 80%. Zum Todeseintritt kommt es innerhalb weniger Minuten durch Verbluten.

Zentralnervensystem

Hirnmassenblutung

Etwa 5% der plötzlichen natürlichen Todesfälle sind durch Hirnmassenblutungen bedingt (▌Abb. 2). Ab dem 55. Lebensjahr verdoppelt sich das Risiko einer Massenblutung in jeder Lebensdekade. Männer sind mehr als doppelt so häufig betroffen wie Frauen. Das Auftreten der Blutungen korreliert besonders mit arterieller Hypertonie und allgemeiner Arteriosklerose. In knapp der Hälfte der Fälle finden sich die Blutungen in Putamen und Nucleus caudatus, seltener in Brücke, Thalamus und Kleinhirn. Bei 75% der Hirnmassenblutungen kommt es durch Einbruch ins Ventrikelsystem zur Ventrikeltamponade (Haematocephalus internus). Das Erliegen der Liquorzirkulation führt in sehr kurzer Zeit via Hirnödem zum Todeseintritt.

Atmungssystem

Bei Älteren, besonders bei pflegebedürftigen Personen, können Pneumonien unbemerkt verlaufen und zum plötzlichen Tod führen. Selbst eitrige Bronchitiden werden im höheren Lebensalter als Ursache plötzlicher Todesfälle angesehen.

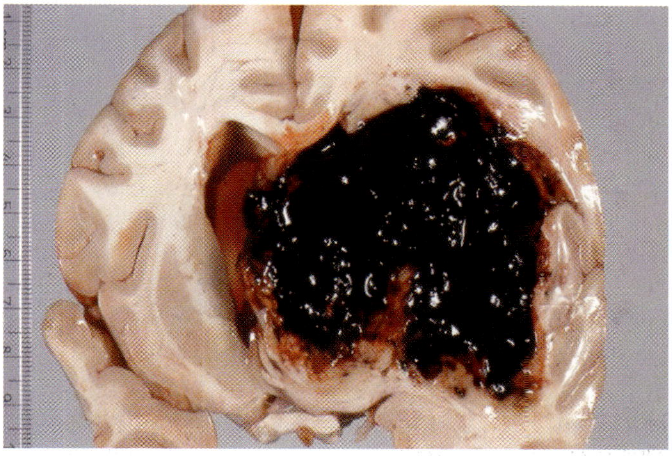

▌Abb. 2: Hirnmassenblutung mit Ventrikeleinbruch. Plötzlicher Tod eines 69-Jährigen am Steuer seines Pkw. 50 m nach Beginn der Fahrt Anprall an parkende Fahrzeuge. [2]

Zusammenfassung

- Im Erwachsenenalter ist die Hälfte der plötzlichen bzw. unerwarteten Todesfälle durch Herz-Kreislauf-Erkrankungen bedingt.
- Im höheren Lebensalter sind innerhalb der Herz-Kreislauf-Erkrankungen rupturierte Bauchaortenaneurysmen und zerebrale Massenblutungen zu beachten.

Stumpfe Gewalt I

Definition

Unter stumpfer Gewalt versteht man die Einwirkung der Flächen und Kanten fester Gegenstände auf den menschlichen Körper mit der Folge von Verletzungen.

Die Definition ist weit gefasst und betrifft auch:

- das An- bzw. Aufschlagen an Flächen wie Wänden, Fußböden, Fahrbahnen
- Ohrfeigen, Faustschläge, Fußtritte, Kopfstöße, das Zusammenprallen menschlicher Körper
- Gewalt, die von Tieren ausgeht, z. B. bei Hufschlägen.

Stumpfe Gewalt ist die weitaus häufigste Ursache von Verletzungen. Zu unterscheiden sind:

Geformte stumpfe Gewalt

Die Einwirkung erfolgt durch kleinflächige Gegenstände mit Kontur oder Kante. In letzterem Fall wird die Gewalt auch als stumpfkantig bezeichnet. Auch Ohrfeigen und Faustschläge gehören zur geformten stumpfen Gewalt. Die Verletzungen können die Form des einwirkenden Gegenstands oder Körperteils, z. B. Hammer, Latte, Schuhsohle oder Finger, wiedergeben.

Ungeformte stumpfe Gewalt

Dabei ist die Einwirkung großflächig und ohne Kontur, z. B. beim Sturz auf den Fußboden.

Biomechanische Grundlagen

Grundsätzlich entstehen Verletzungen infolge stumpfer Gewalt durch:

Statische Belastungen

Sie treten selten auf, die Einwirkzeiten sind relativ lang, z. B. bei Kompressionen.

Dynamische Belastungen

Diese Verletzungsformen sind häufig, die Einwirkungsdauer ist jeweils kurz. Die Verletzungen entstehen oft nicht am Ort der Gewalteinwirkung. Es sind zu differenzieren:

- Stoß: Die Ursache eines Stoßes kann ein Sturz oder ein Schlag sein.
- Beschleunigung: Es kann sich um positive oder negative Beschleunigungen handeln, die aufgrund der Trägheit im Körper Kraftwirkungen zur Folge haben.
  - Translationstrauma: Verletzungsentstehung bei geradlinigen Bewegungen. Spielt nur negative Beschleunigung, d. h. Abbremsen, eine Rolle, spricht man auch von einem Dezelerationstrauma.
  - Rotationstrauma: Die Verletzungen treten bei Drehbewegungen mit Beschleunigung auf.

Die Krafteinwirkungen auf den Körper führen zu Zug-, Druck- oder Schubspannungen. Die Folge sind Deformationen. Werden die Belastungsgrenzen überschritten, treten Gewebs-, Blutgefäß-, Organzerreißungen bzw. Frakturen auf (Tab. 1).

Spannungen	Typische Verletzungen
Zug	Messerer-Keilbrüche der Röhrenknochen
	Dehnungsrisse der Haut
	Schädelbasisbrüche
Druck	Riss-Quetschwunden
	Wirbelkörperstauchungsfrakturen
Schub	Lochbrüche des Schädeldachs
	Schürfungen der Haut

Tab. 1: Beispiele für typische Verletzungen durch Zug-, Druck- und Schubspannungen.

Hautverletzungen

Rötungen

Hautrötungen (Erytheme) sind hyperämische Vasodilatationen, die durch stumpfe Gewalt ausgelöst werden können (Verletzungssonderform). Sie sind in der Regel bis zu einem Tag nach ihrer Entstehung nachweisbar und haben bei der Untersuchung Lebender Bedeutung:

- kratzerartige Rötungen: beispielsweise durch die Einwirkung von Fingernägeln
- flächenhafte Rötungen: beispielsweise als typische Folge von Ohrfeigen.

Schürfungen

Schürfungen (Exkoriationen) werden durch tangentiale oder nahezu parallele Gewalteinwirkung auf die Haut verursacht. In Richtung der Gewalt kommt es zu Abhebungen von Epithelschüppchen des Stratum corneum, die als Schürfungssäume sichtbar sein können. Zu unterscheiden sind:

- Kratzer: beispielsweise durch die Einwirkung von Fingernägeln oder Steinchen vom Erdboden
- klein- oder großflächige Schürfungen: beispielsweise durch sturzbedingtes Anschlagen an Gegenstände, Aufschlagen auf Böden oder Schürfen bzw. Schleifen auf Fahrbahnen.

An der Leiche verändern sich Schürfungen nach kurzer Zeit im Vergleich zum Lebenden:

- Lebende: Die Epitheldefekte glänzen weißlich und werden schnell wieder gedeckt. Das nachströmende Wasser im Gewebe verhindert eine Austrocknung des Defekts.
- Leiche: Die Defekte trocknen infolge von Verdunstung ein und verfärben sich braun (Abb. 1).

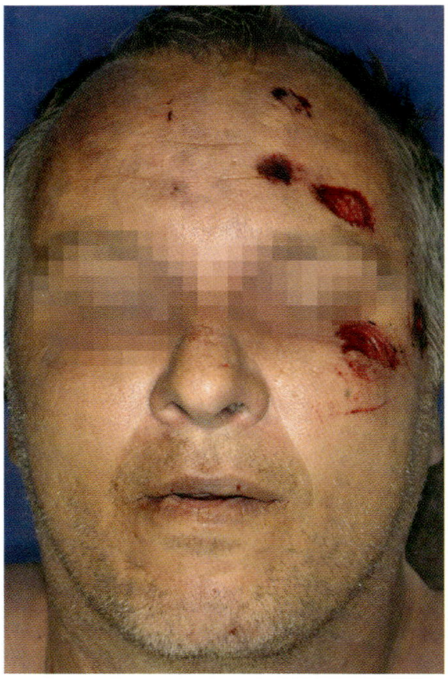

Abb. 1: Schürfungen, teils vertrocknet, an prominenten Stellen der linken Gesichtshälfte infolge von agonalem Sturz aus dem Stand. 40-jähriger Schizophrener. Todesursache: hämorrhagische Pankreatitis. [3]

Die rechtsmedizinische Bezeichnung „Hautvertrocknungen“ bedeutet in der Regel das Vorhandensein eingetrockneter Schürfungen der Haut.

Selten werden Epitheldefekte durch senkrechte Gewalteinwirkung bedingt. Dann kann sich im Sinne geformter Gewalt die Kontur oder das Oberflächenrelief des einwirkenden Gegenstands abbilden. Es entstehen so genannte Abdruckmarken. Beispielsweise werden auch die Strangmarken beim Erhängen (s. S. 44/45) durch diesen Mechanismus hervorgerufen.

Hämatome

Hämatome sind Blutungen aus zerrissenen Gefäßen der Kutis und/oder Subkutis:

Intrakutane Hämatome

Sie entstehen bei Hautkompressionen vor allem im Korium. Es handelt sich um gruppierte punktförmige Einblutungen, die gelegentlich die Textur („Textilmusterabdrücke“) und den Faltenwurf von Kleidungsstücken, aber auch Schuhsohlen- und Reifenprofile wiedergeben.

Subkutane Hämatome

Sie kommen am häufigsten vor. Es dauert einige Zeit, bis genügend Blut ausgetreten ist, welches durch die Kutis von außen als blaugrauer Farbton wahrgenommen werden kann.

Riss-Quetschwunden

Zur Ausbildung von Riss-Quetschwunden (Syn.: Platzwunden) kommt es, wenn die Haut auf einem Widerlager stark gequetscht wird. Senkrecht zur Quetschung bauen sich Zugspannungen auf, die bei Überschreitung der Festigkeitsgrenze zur Zerreißung führen. Riss-Quetschwunden sind fast ausschließlich am Kopf lokalisiert, da der Schädel, besonders das Schädeldach, ein geeignetes Widerlager bildet (▌Abb. 2).

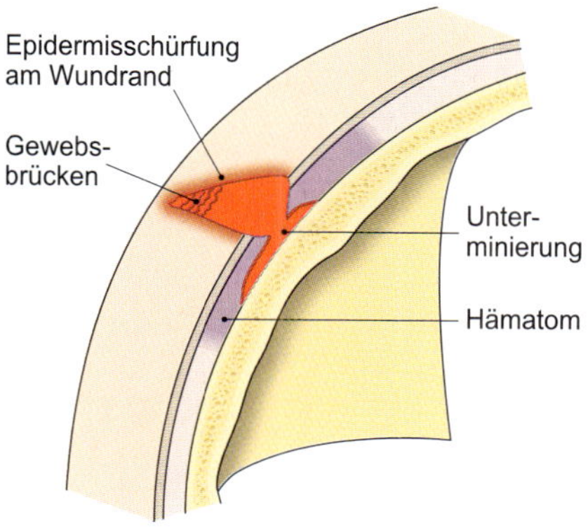

▌Abb. 2: Charakteristika von Riss-Quetschwunden.

Äußere Wundmerkmale

- Wundränder (▌Abb. 3)
  - Schürfungssäume (Vertrocknungssäume): Sie entstehen durch das Rutschen der Haut entlang der quetschenden Fläche.
  - relativ glatt: Bei näherer Betrachtung sind die Ränder unregelmäßig wellig bis zackig.
- Wundformen: Neben spaltförmigen Wunden kommen y-artige und mehrstrahlige Formen vor.
- umgebende subkutane Hämatome.

Innere Wundmerkmale

- Gewebsbrücken: Sie finden sich besonders im Bereich der Wundwinkel und bestehen aus Nervenfasern und Gefäßen, die elastischer sind als die anderen Hautbestandteile.
- Unterminierung: Die Kopfhaut wird am Wundrand innen von der darunter liegenden Galea aponeurotica abgerissen. Bei schräger Gewalteinwirkung ist die Unterminierung meist an dem Wundrand vorhanden, in dessen Richtung die Gewalt gewirkt hat.

Décollements

Décollements (Ablösungen) sind flächenhafte Abrisse der Kutis von der Subkutis oder der Subkutis von den Muskelfaszien. Es bilden sich große Wundtaschen, in denen gequetschtes Unterhautfettgewebe und Blutungen vorhanden sind. Meist besteht keine sichtbare äußere Verletzung. Der Befund, der als Folge von Überrollen mit Kraftfahrzeugen vorkommt, findet sich häufig an den Beinen, seltener am Rumpf.

Dehnungsrisse

Es handelt sich um Risse in der Epidermis, die entlang der Spaltlinien gruppiert auftreten.
Sie entstehen, wenn die Haut über Knochen gedehnt wird, z. B. beim Anfahren von Fußgängern von hinten oder beim Überrollen des Bauchs. Der Befund kommt aber auch am Rand von Schussverletzungen und stumpfkantig verursachten Wunden vor.

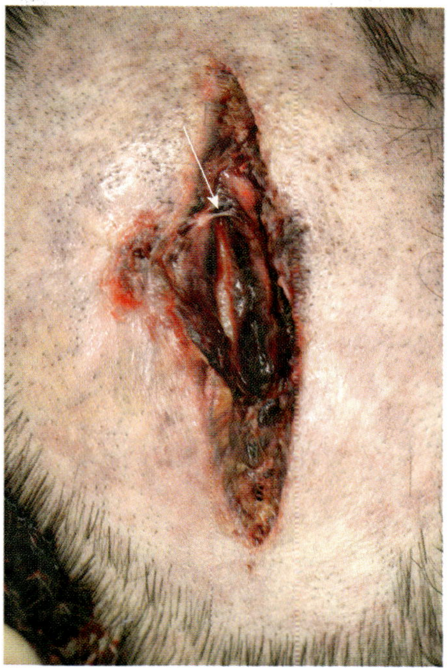

▌Abb. 3: Riss-Quetschwunde der Kopfhaut mit Schürfungssaum und Gewebsbrücken (↓). Der Wundrand ist relativ glatt. [3]

Zusammenfassung

- ✖ Stumpfe Gewalt ist die weitaus häufigste Ursache von Verletzungen.
- ✖ Biomechanisch betrachtet entstehen Verletzungen durch stumpfe Gewalt infolge von Druck-, Zug- und Schubspannungen.
- ✖ Die häufigsten Hautverletzungen durch stumpfe Gewalt sind Schürfungen, Hämatome und Riss-Quetschwunden.

Stumpfe Gewalt II

Organ- und Blutgefäßverletzungen

Die morphologisch nachweisbaren Verletzungen lassen sich zwei Gruppen zuordnen:

Prellungen
Prellungen sind durch mittlere Kräfte bedingt, die zu kapillaren Rhexisblutungen führen. Häufige Formen sind Hirnprellung (Contusio cerebri) und Lungenkontusion.

Rupturen
Sie kommen bei größten Krafteinwirkungen vor, häufig infolge von Zugspannungen. Sind lebenswichtige Organe oder große Blutgefäße rupturiert, tritt der Tod sehr schnell ein.

Geringe Kräfte führen zu Erschütterungen von Organen (Commotio) mit vorübergehenden Funktionsstörungen, ohne morphologisch fassbare Schäden.

Hirnhäute

Epidurale Blutungen
Zu diesen Blutungen kommt es fast immer aus zerrissenen Ästen der A. meningea media. Sie sind oft parietotemporal lokalisiert. Häufig besteht in diesem Bereich auch ein Schädelbruch. Ursachen sind ungeformte Gewalteinwirkungen auf den Kopf, z. B. bei Fahrrad- oder Treppenstürzen. Epidurale Blutungen kommen seltener vor als subdurale. Nach einem minuten- bis stundenlangen freien Intervall bildet sich eine Hirndrucksymptomatik aus. Die Blutung hat dann ein Volumen erreicht, welches zur Raumverdrängung des Gehirns mit Mittellinienverlagerung führt. Bei unerkannten Fällen kann die Compressio cerebri durch Atemlähmung zum Tod führen.

Subdurale Blutungen
Subduralblutungen sind meist durch abgerissene Brückenvenen bedingt. Selten blutet es aus verletzten arteriellen bzw. venösen Gefäßen der Arachnoidea oder Hirnrinde. Die Blutungen liegen oft in Kombination mit anderen Schädel-Hirn-Verletzungen vor und breiten sich über die Konvexität einer Großhirnhälfte aus. Sie sind vorwiegend durch ungeformte stumpfe Gewalt bedingt, z. B. bei Stürzen oder Verkehrsunfällen.
Es gibt akute, subakute und chronische Verlaufsformen. Bei akutem Verlauf findet sich flüssiges Blut, andernfalls liegen Blutgerinnsel vor. Bei den akuten und subakuten Formen kann es infolge der Compressio cerebri schnell zum Tod kommen. Chronische Blutungen, die zu subduralen Kapselbildungen neigen, werden infolge rezidivierender Stürze gehäuft bei Alkoholikern beobachtet. Das **Schütteltrauma** des Säuglings stellt ein Beschleunigungstrauma mit stark rotatorischer Komponente dar, sodass Brückenvenen ausreißen. Die resultierenden Subduralblutungen sind oft filmartig über beiden Großhirnhälften und im Interhemisphärenspalt lokalisiert. Für den Tod sind sie offenbar kaum von Bedeutung. Jedoch bilden sie ein entscheidendes Kriterium für die Erkennung dieser **Form der Kindesmisshandlung.**

Subarachnoidale Blutungen
Traumatisch bedingte Subarachnoidalblutungen sind häufig begleitende Verletzungen mit geringer Schichtdicke. Sie kommen oft über Hirnrindenkontusionsblutungen vor, z. B. an den Stirn- und Schläfenlappenpolen (▮ Abb. 2). Sie entstehen sowohl durch geformte als auch durch ungeformte Gewalt auf den Kopf. Im Gegensatz zu den intensiven Blutungen aus Aneurysmen des Circulus Willisii (s. S. 30/31) haben sie als Todesursache kaum Bedeutung.

Gehirn

Hirnprellung
Das morphologische Substrat von Hirnkontusionen sind kapillare Hirnrindenblutungen. Diese sind streifig, seltener punktförmig und treten v. a. an den Windungskuppen auf. Zu unterscheiden sind:

Coup („Stoßherd")
Er besteht aus einem Areal mit Rindenprellungsblutungen und liegt an der Stelle der Gewalteinwirkung, also beim Sturz aufs Hinterhaupt an den Okzipitalhirnpolen. Der Coup kommt durch Anprall der Hirnoberfläche an die Tabula interna zustande, wobei ein Überdruck entsteht. Infolgedessen zerreißen dort die Kapillaren. Ein Coup kann aber auch an der Stelle einer Schlageinwirkung auftreten.

Contrecoup („Gegenstoßherd")
Der Contrecoup liegt dem Coup genau gegenüber. Wenn der Kopf bei einem Sturz durch den Aufschlag plötzlich abgebremst wird, bewegt sich das Hirn kurzzeitig weiter in Sturzrichtung. An der dem Aufschlag abgewandten Seite der Hirnoberfläche bildet sich ein Unterdruck (Sog). Da die Kapillaren gegen Sog vulnerabler sind als gegen Druck, ist der Contrecoup ausgedehnter und intensiver als der Coup. Ein Contrecoup ist am frei beweglichen Kopf, z. B. durch einen Faustschlag, nicht zu erzielen (▮ Abb. 1).

> Das Vorhandensein eines Contrecoups beweist ein Sturzgeschehen.

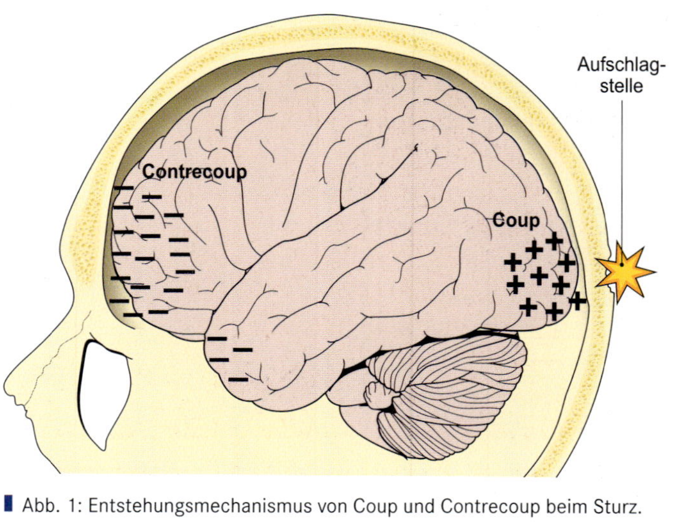

▮ Abb. 1: Entstehungsmechanismus von Coup und Contrecoup beim Sturz.

Der Coup-Contrecoup-Mechanismus (▮ Abb. 2) gilt nur für das Aufschlagen im Hinterhaupts- bzw. Schläfenbereich. Ein Sturz auf das Gesicht führt infolge des pneumatisierten Gesichtsschädels nicht zu derartigen Befunden.

Hirnzerreißungen

Sie kommen bei schweren Hirnschädelzertrümmerungen vor. Intensive Beschleunigungstraumen, z. B. bei Verkehrsunfällen, können auch ohne knöcherne Verletzungen zu Dehnungen und Zerreißungen der Crura cerebri oder des Übergangs der Medulla oblongata zum Pons führen.

Compressio cerebri

Sie hat verschiedene Ursachen, z. B. O_2-Mangel. Die Compressio kann auch sekundär nach mechanischen Traumen entstehen. Dabei entwickelt sich infolge venöser Abflussbehinderungen ein Hirnödem. Dieses verstärkt die Abflussstörung. Venensinusthrombosen können auftreten. Schließlich wird der Hirnstamm im Tentoriumschlitz bzw. die Medulla oblongata im Foramen magnum eingeklemmt. Morphologisch finden sich ein „Druckkonus" der Kleinhirnmandeln und „Druckfurchen" am Unkus der Temporallappen. Im erweichten Marklager des Großhirns und im Pons kommen „Druckblutungen" vor. Schädigungen der Steuerzentren bedingen ein zentrales Regulationsversagen.

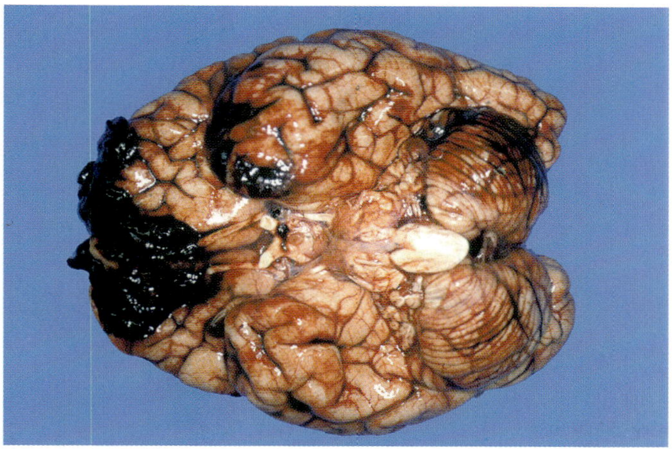

▮ Abb. 2: Typisches Coup-Contrecoup-Verletzungsmuster nach Sturz auf das linke Hinterhaupt eines 28-Jährigen. Subarachnoidalblutungen überlagern die Prellungsblutungen der Hirnrinde. Coup: an der linken Kleinhirnhemisphäre. Contrecoup: intensiv an den Polen des Frontal- und des linken Temporalhirns. [3]

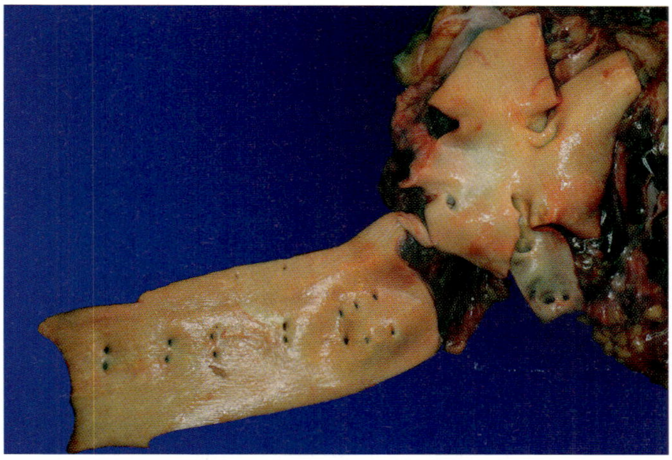

▮ Abb. 3: Traumatische Aortenruptur an typischer Stelle im Rahmen eines Polytraumas. Sprung eines 35-Jährigen aus 14 m Höhe auf einen Parkplatz. [3]

Diffuse Axonschädigung

Die „Diffuse axonal injury" ist die häufigste morphologisch fassbare posttraumatische Veränderung des Hirns. Der Axonschaden lässt sich z. B. nach Überlebenszeiten von ≈ 3–4 h unterhalb von Hirnkontusionen immunhistochemisch nachweisen.

Andere Organe und Aorta

Organkontusionen, außer von Hirn und Lungen, werden relativ selten diagnostiziert.
Rupturen von Organen und Blutgefäßen kommen dagegen häufiger vor. Für ihre Entstehung sind meist intensive Gewalteinwirkungen notwendig, wie sie bei Verkehrsunfällen, Sturz aus der Höhe oder beim Springen auf einen am Boden Liegenden auftreten.

Andere Organe

Häufige Verletzungen sind:

- Lungenkontusionen: Sie sind wegen der Ausbildung einer „inneren" Blutaspiration besonders bedeutungsvoll.
- Herzrupturen, manchmal in Kombination mit Zerreißung des Herzbeutels
- Leberrupturen
- Milzrupturen: Daran ist bei Tritten in den Brust-Bauch-Bereich und bei Fahrradstürzen zu denken.
- Gekrösezerreißungen, seltener Zerreißungen des Darms.

Aorta

Aortenrupturen sind eine typische Folge von intensiven Beschleunigungstraumen. Charakteristischerweise reißt die Brustaorta am Ende des Bogens, unterhalb des Abgangs der A. subclavia sinistra (▮ Abb. 3). Dabei kommt es zum linksseitigen Hämatothorax (bis etwa 2 l Blut). Komplette Rupturen sind oft von Intimadehnungsrissen umgeben.

Zusammenfassung

- ✖ Rupturen von Organen und Blutgefäßen führen in der Regel zum schnellen Todeseintritt.
- ✖ Der Coup-Contrecoup-Mechanismus ermöglicht eine Unterscheidung zwischen sturz- und schlagbedingten Schädel-Hirn-Traumen.
- ✖ Aortenrupturen sind eine typische Folge von Beschleunigungstraumen.

Stumpfe Gewalt III

Frakturen

Schädelbrüche

Schädeldach

Lochbrüche

Sie entstehen meist durch Schläge mittels geformter Gewalt, d. h., wenn stumpfkantige Werkzeuge mit Kantenlängen von max. 4 cm fast senkrecht auf das Schädeldach auftreffen. Die Brüche können die Konturen des Werkzeugs, z. B. eines Hammers, widerspiegeln. Schussdefekte stellen die kleinsten Lochbrüche dar.

Terrassenbrüche

Der Entstehungsmechanismus entspricht dem der Lochbrüche. Die Gewalt, deren Kantenlänge über 4 cm betragen kann, trifft aber schräg auf. Dabei wird die Tabula externa unterschiedlich tief, d. h. terrassenartig, imprimiert.

Globusbrüche

Flächenhafte Gewalt durch Sturz oder Schlag führt zur Verformung des Schädeldachs mit Zugspannungsentwicklung. Vom Zentrum der Verformung bilden sich radial verlaufende **Berstungsbrüche** („Längengrade"). Zugleich können **Biegungsbrüche** an den durch Berstung entstandenen Bruchstücken auftreten. Diese verlaufen konzentrisch um das Verformungszentrum („Breitengrade"). So kann ein Bruchlinienmuster entstehen, das an das Koordinatennetz eines Globus erinnert (▮ Abb. 1). Meist kommt es zu unvollständigen Globusbrüchen. Häufig finden sich nur Berstungsbruchlinien.

> Die Puppe'sche Regel besagt: Bei mehreren nacheinanderfolgenden Gewalteinwirkungen auf das Schädeldach enden die später entstandenen, an den zuvor verursachten Bruchlinien ohne Überkreuzung. Somit kann die Reihenfolge der Einwirkungen rekonstruiert werden.

Schädelbasis

Längsbrüche

Längsdruck auf die Schädelbasis führt zur Verkürzung des Längs- und zur Verlängerung des Querdurchmessers. Da die Druckfestigkeit des Knochens

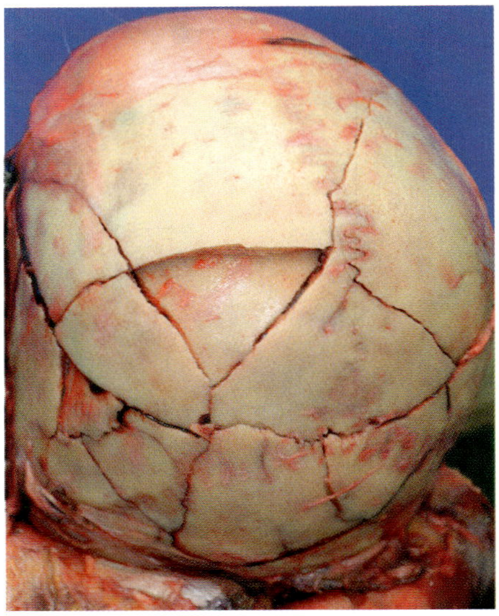

▮ Abb. 1: Globusbruch: Radiäre Bruchlinien und konzentrische Bruchlinie. Treppensturz eines 66-Jährigen mit Aufschlag der linken unteren Scheitelpartie auf einer Betonstufe. [3]

größer ist als seine Zugfestigkeit, reißt er quer zur Zugbeanspruchung und es resultiert eine Längsfraktur. Häufigste Ursache ist ein Sturz auf das Hinterhaupt. Stürze auf das Gesicht haben nur bei sehr starkem Aufprall Basisbrüche zur Folge.

Querbrüche (Syn.: Scharnierbrüche)

Die Verletzungsmechanik entspricht der bei Längsbrüchen. Ein Querdruck verkürzt den Quer- und verlängert den Längsdurchmesser. Quer zur Zugspannung entsteht ein Querbruch.
Bei schräger Gewalteinwirkung entstehen nach demselben Prinzip Schrägbrüche.

> An der Schädelbasis gilt: Längsdruck macht Längsbruch, Querdruck macht Querbruch.

Ringbrüche

Dabei verlaufen die Bruchlinien zirkulär um das Foramen occipitale magnum. Ursächlich sind Stauchungen der Schädelbasis gegen die Wirbelsäule bei Stürzen aus der Höhe mit Aufschlag auf dem Kopf oder den Fersen. Aber auch Zugkräfte an Kopf oder Füßen, z. B. bei Verkehrsunfällen, können zu Ringbrüchen führen.

Gesichtsschädel

Nasenbeinbrüche mit Blutungen können Blutaspirationen bedingen. Sie entstehen des Öfteren durch Faustschläge. Die weiteren Mittelgesichtsfrakturen werden meist nach Le Fort (1901) eingeteilt und sind vorwiegend durch intensive Gewalteinwirkungen bedingt.

Extremitäten

Besonders bedeutsam ist der **keilförmige Bruch nach Messerer** (1885), der v. a. an der Tibia zu beobachten ist. Bei Einwirkung geformter Gewalt, z. B. einer Stoßstange, biegt sich der fixierte Knochen (Standbein) quer zu seiner Längsachse. An der konvexen Seite, die der Krafteinwirkung abgewandt ist, kommt es zur Dehnung mit anfangs achsenparallelen Spannungen. Dadurch zerreißt der Knochen und es entsteht das keilförmige Knochenfragment (▮ Abb. 2).

> Die Spitze eines Messerer-Keils weist immer in die Einwirkungsrichtung der Kraft. So kann die Anfahrrichtung eines Fußgängers rekonstruiert werden.

Ausgewählte Verletzungsvorgänge und -muster

Stürze

Aus sitzender oder liegender Position (Betthöhe)

Meist treten Schürfungen und Hämatome an den prominenten Gesichtspartien (Stirnhöcker, Augenbrauenwulst, Jochbeinbogen, Nase, Kinn) auf. Selten entstehen Riss-Quetschwunden. Die Gefahr von Subduralblutungen ist gegeben.

Aus dem Stand

Regelmäßig entstehen Schürfungen und Hämatome an den prominenten Stellen des Gesichts.

> Hutkrempenregel: Beim Sturz aus dem Stand mit Aufschlag auf dem Boden kommt es zu Verletzungen der Kopfhaut unterhalb einer gedachten Hutkrempenlinie. Darüber lokalisierte Verletzungen sprechen beim Stehenden für eine Beibringung durch Schläge.

Für den Sturz auf den Hinterkopf sind typisch: Riss-Quetschwunde, Schädelbasislängsbruch und Coup-Contrecoup-Verletzungen des Hirns (s. S. 34/35).

Treppensturz

In allen Körperregionen sind Schürfwunden und Blutergüsse zu beobachten, am Kopf besonders an den prominenten Stellen, an den Gliedmaßen v. a. an den Außenseiten. Seltener treten Riss-Quetschwunden auf. Je nach Sturzhöhe kommt es zu Frakturen, insbesondere der Rippen, gelegentlich auch der Wirbelsäule. Todesursächlich sind oft Hirnkontusionen mit Blutungen an den Hirnhäuten bei Schädelbrüchen.

Aus der Höhe

Bei einer Sturzhöhe von nur wenigen Metern treten meist Frakturen am gesamten Körper mit Weichteilverletzungen auf. Bei größerer Sturzhöhe kommen **anämische Aufschlagstellen** vor. Dabei handelt es sich um blasse Hautareale vorwiegend an den Oberschenkeln, die der Kontur des Femurs entsprechen. Sie sind begrenzt durch Hauteinblutungen, die beim Aufschlagen des Knochens in seiner Umgebung entstehen. Todesursache sind häufig Aortenrupturen, schwere Schädel-Hirn-Traumen, aber auch Lungen- und Herzzerreißungen mit Hämatothorax.

Schläge

Ohrfeigen führen meist zu Hautrötungen, bei Kindern auch zu Blutergüssen.
Typische Folge von **Faustschlägen** ins Gesicht sind Augenlidhämatome.
Riss-Quetschwunden können durch Faustschläge nur ausnahmsweise über den Augenbrauenwülsten verursacht werden. An anderen Stellen des Kopfs sind Riss-Quetschwunden nur durch Schläge mit Gegenständen zu erzeugen.
Schläge auf den Mund führen zu Zahnkonturverletzungen der Schleimhaut, evtl. zu Zahnausbrüchen.
Schläge mit stockartigen Instrumenten haben häufig doppelt konturierte Hauteinblutungen zur Folge, da es durch Zug seitlich der Einwirkung zu Kapillarzerreißungen mit Blutungen kommt. Oberhautepithelverluste am Rand der Zugzone bedingen beim Verstorbenen doppelt konturierte Hautvertrocknungen.

Verletzungen durch Kraftfahrzeuge

Fußgänger

Anfahren

Durch die Einwirkung von Pkw-Stoßstangen können an den Unterschenkeln Schürfungen mit Hämatomen entstehen.
Messerer-Keil-Frakturen weisen in die Richtung des Anstoßes.
Hautdehnungsrisse in der Leistenregion sprechen für ein Anfahren durch Pkw von hinten.

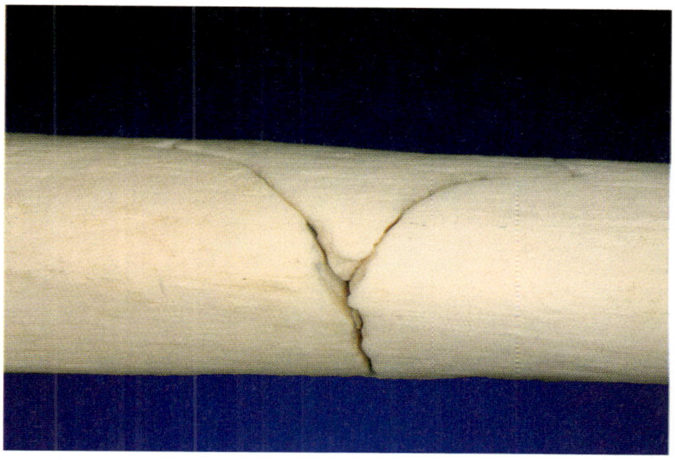

Abb. 2: Typischer Messerer-Keilbruch der Tibia, bedingt durch Stoßstangeneinwirkung beim Anfahren eines Fußgängers. [3]

Überrollen

Typischerweise werden durch die Einwirkung der Räder bei am Boden Liegenden Décollements an den Oberschenkeln oder am Rumpf verursacht. Ist der Bauch betroffen, können Dehnungsrisse in der Leiste auftreten. Beim Überrollen des Kopfs werden Querbrüche der Schädelbasis beobachtet, wenn der am Boden liegende Schädel fixiert ist.

Fahrzeuginsassen

Gurtverletzungen, d. h. bandartige Schürfungen oder Hämatome, sind bedeutsam bezüglich der Frage des Angeschnalltseins und der Sitzpositionen zum Unfallzeitpunkt.

Misshandlungen

Misshandlungen werden meist mittels stumpfer Gewalteinwirkungen vorgenommen. Säuglinge, Kinder und alte Menschen sind besonders gefährdet. Hervorzuheben ist das **Schütteltrauma** (engl.: Shaken baby syndrome) als spezielle Misshandlungsform im Säuglingsalter. Dabei treten neben subduralen (s. S. 34/35) auch retinale Blutungen auf. Rippenfrakturen können durch das Zusammendrücken des Thorax beim Schütteln entstehen. Häufig finden sich Blutergüsse unterschiedlichen Alters. Abrisse neuronaler Verbindungen führen zu diffusen Axon- und Hirnparenchymschäden (s. S. 34/35). Sie werden als wesentliche Ursache für Todesfälle angesehen. Die Mortalität beträgt 12–27%.

Zusammenfassung

- Typische Frakturformen des Schädels und der Röhrenknochen erlauben im Zusammenhang mit Verletzungen an Haut und inneren Organen Rekonstruktionen zur Entstehungsweise der Befunde durch stumpfe Gewalt.

Scharfe Gewalt I

Definition

Unter scharfer Gewalt versteht man Einwirkungen von Werkzeugen mit Klingen bzw. klingenartigen Gegenständen auf den menschlichen Körper, sodass Verletzungen entstehen. Durch einige Werkzeuge ohne Klingen können besondere Formen scharfer Gewalt auftreten.

In Hinblick auf die Befundmuster können die Verletzungsinstrumente eingeteilt werden in:

- Werkzeuge mit Klingen bzw. klingenartige Gegenstände: Die meisten Klingen haben sowohl Schneide als auch eine Spitze, d. h., sie sind als Schneid- und Stichwerkzeuge einsetzbar. Seltener sind reine Schneidwerkzeuge.
  - mit geringer Masse: z. B. Messer, Scheren, Rasierklingen, Glasscherben, scharfe Blechkanten
  - mit hoher Masse: z. B. Beile, Äxte, Räder von Schienenfahrzeugen, Schiffsschrauben.
- Werkzeuge ohne Klingen: spitze Instrumente, z. B. Punktions- und Stricknadeln, Spieße, Kugelschreiberminen, Gabeln, Schraubendreher, Bohrer, Sägen.

Verletzungen durch scharfe Gewalt werden selbst oder durch fremde Hand beigebracht. Unfälle sind selten.

Biomechanische Grundlagen

Besonders bei Schnitt- und Stichverletzungen stehen die Zusammenhangstrennungen der Gewebe und Organe im Vordergrund. Zugspannungen sind nicht von Bedeutung. Daher finden sich im Innern der Wunden keine Gewebsbrücken und die Wundränder sind nicht unterminiert. Verletzungen durch scharfe Gewalt treten im Gegensatz zu Riss-Quetschwunden am gesamten Körper auf, da für ihre Entstehung ein knöchernes Widerlager keine Voraussetzung darstellt.
Scharfe Werkzeuge mit hoher Masse können an der Haut neben den Befunden durch scharfe Gewalt gleichzeitig auch solche durch stumpfe Gewalt verursachen. Die Durchtrennungsränder werden gedehnt und über die Klingenblätter gezogen, woraus saumartige Schürfungen und in der Umgebung Dehnungsrisse resultieren. Zerreißungen des angrenzenden Gewebes kommen vor. Werkzeuge wie Bohrer und Sägen führen zu Substanzverlusten.

Schnitte

Schnittwunden entstehen durch tangentiale, teils parallele Einwirkung von Schneidwerkzeugen auf die Körperoberfläche.
Dabei werden Haut und Unterhaut, seltener die Muskulatur und die darunterliegenden Organe bzw. Knorpel und Knochen verletzt.
Schnittverletzungen werden am häufigsten infolge von Selbstbeibringung beobachtet, gelegentlich bei Unfällen, durch fremde Hand werden sie nur selten gesetzt.

Äußere Wundmerkmale

- Wundränder: glatt, ohne Schürfungen oder Hämatome. Auch Klingen mit Wellenschliff können zu glatten Wundrändern führen. Durch Glasbruch entstandene Wunden können Zacken an den sonst glatten Rändern aufweisen.
- Wundformen: Häufig besteht ein linienartiger bzw. spaltförmiger Verlauf. Je nach Bezug der Verletzungen zu den Spaltlinien der Haut können die Wunden klaffen.
- Wundwinkel: beidseits spitz, die Wunden laufen häufig in den Winkeln ritzerartig in der Epidermis aus.

Innere Wundmerkmale

- Wundränder: Sie sind völlig glatt.
- Sondierbarkeit: gering, da die Wunden überwiegend flach sind.

> Für Wunden infolge scharfer Gewalt gilt: Ist das Verhältnis der Länge einer Hautwunde zur größten sondierbaren Tiefe > 1, handelt es sich um eine Schnittwunde. Ist dieses Verhältnis < 1, liegt eine Stichwunde vor.

Selten bestehen kombinierte Schnitt-Stichwunden, die ein Längen-Tiefen-Verhältnis um 1 aufweisen.

„Pulsaderschnitte"

„Pulsaderschnitte" sind zwar die häufigsten Verletzungen bei Suizidversuchen (s. S. 22/23), zum Tod führen sie aber selten (BRD im Jahr 2006: 102 registrierte Fälle).
Typische Merkmale sind:

Ein tiefgreifender Schnitt
Meist besteht an der Beugeseite des Handgelenks nur ein quer verlaufender tiefgreifender Schnitt. Selten erfolgt die Schnittführung in Längsrichtung. Tiefere Schnitte können die A. radialis, seltener die A. ulnaris durchtrennen. Da es sich um Arterien vom muskulären Typ handelt, kann es zur Retraktion der Gefäßenden kommen, wodurch ein schnelles Verbluten verzögert wird.

Probierschnitte am Handgelenk
Oft werden mehrere, zum tieferen Schnitt parallel verlaufende oberflächliche Hautschnitte gesetzt. Davon können einzelne durch die Subkutis bis in die Muskulatur reichen. Häufig werden Venenäste durchtrennt. Wegen des positiven Venendrucks im Bereich der Arme ist die Gefahr einer Luftembolie nicht gegeben. Manchmal bestehen zusätzlich Hautanritzungen in anderen Körperregionen.

Todesursächliches Verbluten ist möglich, wenn eine der großen Arterien zumindest eröffnet ist.

Halsschnitte

Im Jahr 2006 wurden in Deutschland 51 Suizide durch Halsschnitt erfasst. Noch seltener sind Halsschnitte bei Tötungsdelikten.
Für Suizide ist charakteristisch:

Ein tiefgreifender Schnitt
Dabei handelt sich zumeist um die tödliche Verletzung. Sie verläuft bei Rechtshändern oft am Hals von links oben nach rechts unten (▮ Abb. 1). Dadurch können Kehlkopf, Venen oder Arterien eröffnet werden. Sehr selten ritzen Schnitte die Halswirbelsäule an – ein Befund, der eher für eine Fremdeinwirkung sprechen soll.

Probierschnitte am Hals

Oberflächliche Hautschnitte, die parallel zum Hauptschnitt verlaufen oder ineinander übergehen (▮ Abb. 1). Verletzungen am Hals im Sinne von Probierschnitten kommen sehr selten auch bei Tötungsdelikten vor.

Probierschnitte in anderen Körperregionen

Zusätzlich können Probierschnitte auch in anderen Regionen vorhanden sein, z. B. an der Stirn, am Rippenbogen, an Armen und Beinen.
Todesursächlich, teils auch in Kombinationen, sind:

- Verbluten: Der Blutverlust aus der A. carotis, ihren Ästen und aus den Venen steht bei derartigen Fällen fast immer im Vordergrund.
- Blutaspiration: Voraussetzung ist, dass der Kehlkopf eröffnet wurde.
- pulmonale Luftembolie: Dazu kommt es v. a. bei Verletzung der V. jugularis aufgrund des negativen Venendrucks im Halsbereich.

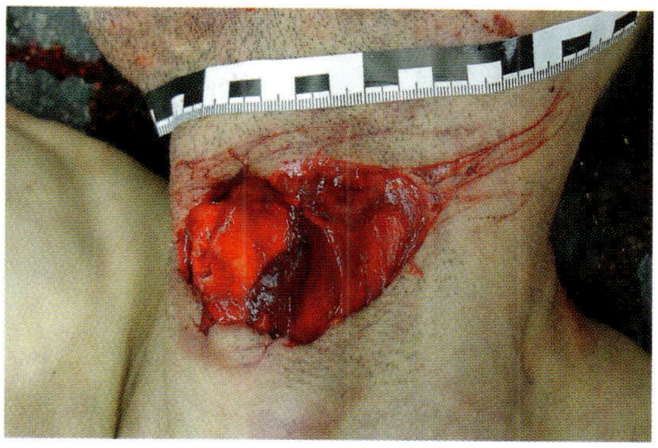

▮ Abb. 1: Halsschnitt mit Probierschnitten. Suizid eines 46-jährigen Depressiven. [3]

Stiche

Stichwunden werden durch senkrechte oder schräge Einwirkung von Stichwerkzeugen auf die Körperoberfläche verursacht. Die Klingen der Werkzeuge oder klingenähnliche Gegenstände müssen über eine Spitze verfügen.
Es entsteht ein Stichkanal, der die Haut, die Unterhaut sowie die darunter liegenden Weichteile, häufig auch die Organe verletzt und auf Knochen enden kann. Stichverletzungen sind bis zum Beweis des Gegenteils primär immer als lebensgefährlich anzusehen, insbesondere wenn Körperhöhlen eröffnet sein könnten.
Stichwunden werden vor allem durch Fremdeinwirkung verursacht. Im Rahmen von Selbstbeibringungen sind sie selten zu beobachten.

Äußere Wundmerkmale

- Wundränder: glatt und ohne Schürfungen. Die Hautwunde ist oft länger als die größte Breite der Klinge. Dazu kommt es, weil bei jedem Stich auch eine mehr oder weniger große schneidende Komponente auftritt, v. a. beim Herausziehen der Klinge. Wenn die Klinge bis zum Anschlag in den Körper gestochen wird, kann durch das Heft an den Wundrändern ein Hämatom entstehen.
- Wundformen: Die Wunden sind oft spaltförmig, je nach Relation zu den Spaltlinien tritt ein Klaffen auf. Wenn eine Klinge nach dem Einstechen im Körper um ihre Längsachse etwas gedreht wird, kann beim Herausziehen eine zweite Wunde entstehen, die mit der Einstichwunde einen Wundwinkel gemeinsam hat. Die beiden Wunden bilden eine V-Form, auch als „Schwalbenschwanz" bezeichnet (▮ Abb. 2).
- Wundwinkel: beidseits spitz. Hat der Klingenrücken eine Dicke von ≥ 3 mm, kann der durch den Klingenrücken verursachte Wundwinkel rundlich sein oder sogar den Querschnitt des Klingenrückens wiedergeben.

Innere Wundmerkmale

- Wundränder: völlig glatt
- Sondierbarkeit: Stichkanäle können bis in die Tiefe der Muskulatur oder in die Brust- oder Bauchhöhle, sehr selten in die Schädelhöhle reichen. Da die Haut dem Werkzeug infolge großer Dehnbarkeit und Festigkeit erheblichen Widerstand entgegensetzt, werden beim Einstich die darunter liegenden Weichteile komprimiert. Nach dem Herausziehen und dem Ende der Kompression ist dann die Länge des Stichkanals größer als die Eindringtiefe der Klinge.

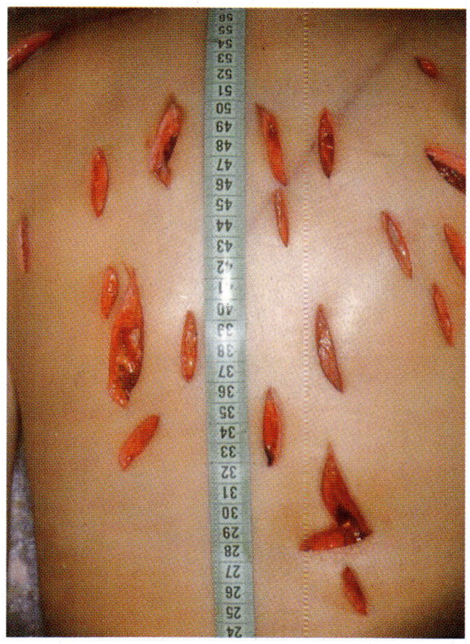

▮ Abb. 2: Stichwunden, eine in Form eines „Schwalbenschwanzes". Tatwerkzeug: großes Messer. 32-Jährige vom Ehemann getötet. [2]

Zusammenfassung

- ✖ Schnitt- und Stichwunden unterscheiden sich vor allem durch das Verhältnis der Länge der Hautwunde zur größten sondierbaren Wundtiefe.
- ✖ Schnittwunden werden gehäuft selbst beigebracht.
- ✖ „Pulsaderschnitte" führen nur in einzelnen Fällen zum Tod durch Verbluten.
- ✖ Stichverletzungen sind primär zunächst immer als lebensgefährlich anzusehen, insbesondere wenn Körperhöhlen eröffnet sein könnten.

Scharfe Gewalt II

Scharfe Hiebverletzungen

Scharfe Hiebverletzungen entstehen durch Einwirkung von Beilen oder Äxten auf die Körperoberfläche.
Die Mehrzahl zum Tode führender scharfer Hiebverletzungen ist Folge von Fremdeinwirkungen. Nur selten wurden derartige Befunde bei Selbstbeschädigungen, Suiziden oder Unfällen beobachtet.
Die typischen Wundmerkmale werden durch die Masse und Breite der Klingen bestimmt:

Äußere Wundmerkmale

- Wundränder: glatt, oft mit saumartigen Randschürfungen (s. S. 38/39) (▮ Abb. 1)
- Wundformen: gerade Wunden, der Schneide der Hiebwerkzeuge entsprechend.

Innere Wundmerkmale

- Wundränder: glatt
- Sondierbarkeit: meist etwas tiefer als Schnittverletzungen
- Wundgrund: wird oft durch verletzte Knochen (Scharten, Trümmerfrakturen) gebildet, v. a. im Kopfbereich.

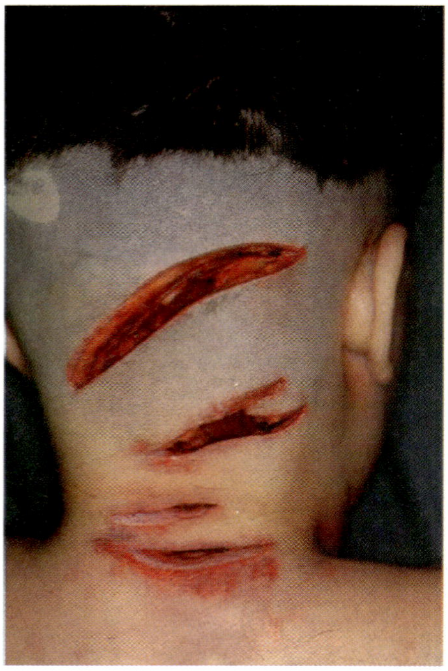

▮ Abb. 1: 32-Jährige, durch Axthiebe getötet. Glattrandige Wunden mit Schürfungssäumen. Todesursache: Rückenmarksdurchtrennung auf Höhe des ersten Halswirbels. [2]

Besondere Formen scharfer Gewalt

Sie treten praktisch – mit Ausnahme von Injektionsstellen – sehr selten auf und werden bei Misshandlungen und Tötungsdelikten beobachtet. Bei Selbstbeschädigungen und Suiziden mit ausgefallenen scharfen Werkzeugen ist die Zahl der Betroffenen mit Psychosen hoch.

Verletzungen durch spitze Instrumente ohne Klingen

Einwirkungen mit Instrumenten, die nur eine Spitze, aber keine Klinge besitzen, können zu Verletzungen führen, die grundsätzlich Merkmale von Stichwunden aufweisen.
Die Größe des Querschnitts der Instrumente bestimmt wesentlich den Grad der Hautdehnungen bzw. -zerreißungen. Die Hautdefekte sind aufgrund der Elastizität häufig kleiner als der Querschnitt des verursachenden Gegenstands. Die Weichteile um den Verletzungskanal werden mehr oder weniger stark gequetscht. Körperhöhlen können eröffnet werden.
Feine Nadeln führen an der Haut meist nur zu punktartigen Defekten. Das Auffinden von Injektionsstellen kann v. a. bei Leichen schwierig oder sogar unmöglich sein. Bei Präparation finden sich im Unterhautfettgewebe bzw. im Wandbereich punktierter Venen meist Blutungen, die für eine Injektion sprechen.
Runde oder konische Werkzeuge hinterlassen an der Haut oft schlitzförmige Wunden, die sich kaum von Messerstichverletzungen unterscheiden. Durch Gabelstiche entstehen kurze, annähernd schlitzartige Hautläsionen, die auf einer Linie gelegen sind.
Mit größeren Schraubendrehern können rechteckige oder rautenförmige Wunden erzeugt werden, zuweilen mit Einrissen der Wundwinkel.

Verletzungen durch Bohrer und Sägen

Durch Handbohrer können spiralartige, durch elektrische Bohrmaschinen runde Hautdefekte verursacht werden. Bohrfutter bilden um die Defekte konzentrische Schürfungen aus. Sägen führen zu Zackungen an der Haut, an den Knochen zu Substanzverlusten mit charakteristischen Spuren an den Durchtrennungsflächen.

Ausgewählte Verletzungsvorgänge und -muster

Abwehrverletzungen

„Abwehrverletzungen" sind Verletzungen, die auf Abwehrhandlungen im Rahmen eines Kampfgeschehens zurückzuführen sind. Der Begriff wird nicht nur für Befunde durch scharfe, sondern auch durch stumpfe Gewalteinwirkung verwendet.
Die Frage, ob ein Kampfgeschehen stattgefunden hat, ergibt sich relativ häufig. Zu unterscheiden sind:

Aktive Abwehrverletzungen

An den Handflächen entstehen quergerichtete, manchmal tief greifende Schnitte durch Versuche, nach der Klinge zu greifen. Sie können über mehrere Finger verlaufen. An den Fingern wirken die klaffenden Wunden fischmaulähnlich (▮ Abb. 2).

Passive Abwehrverletzungen

Werden die Hände oder Unterarme schützend vor angegriffene Körperregionen gehalten, können an ihren Streckseiten Stichwunden, manchmal Durchstiche, selten auch Schnitte gesetzt werden.

Verletzungen durch Schienenfahrzeuge

Rund 5% der Suizidenten legen sich auf die Gleise oder springen vor einen Zug. Unfälle sind heutzutage eine Seltenheit. Rechtsmedizinisch ist festzustellen, ob der Fahrzeugkontakt primär im Liegen oder in einer anderen Position zustande kam. Ein anderweitig Getöteter könnte zur Vortäuschung eines Suizids auch in den Gleiskörper gelegt worden sein. Ob jemand vor einen Zug gestoßen wurde, ist durch Obduktion nicht aufklärbar.

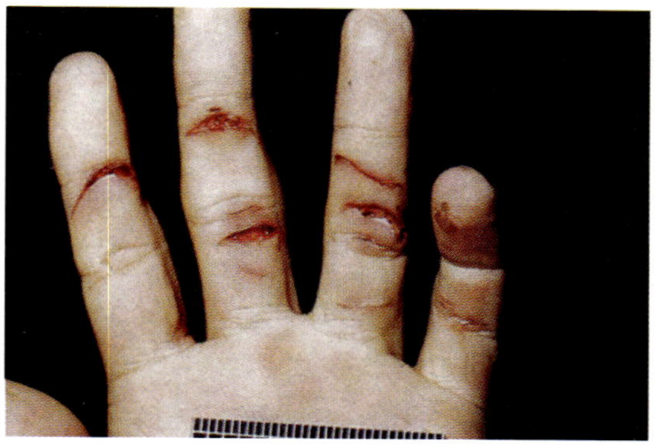

Abb. 2: Typische aktive Abwehrverletzungen durch scharfe Gewalt. [2]

Die Verletzungen sind gekennzeichnet durch die Folgen intensiver stumpfer und scharfer Gewalteinwirkungen, letztere durch die Räder bedingt. Es resultieren Zerstörungen des gesamten Körpers.

Scharfe Gewalt

Abtrennungen von Körperteilen

Dabei sind die Hautdurchtrennungen meist sehr glatt. Selten finden sich begleitende Weichteilblutungen, Hautdehnungsrisse oder flächenhafte Abrisse der Haut von den Muskelfaszien. Schürfungssäume und Ölverschmutzungen sind regelmäßig vorhanden. Dekapitationen ohne sonstige Abtrennungen, z. B. der Hände, kommen relativ häufig bei Suiziden vor. Mit Dekapitationen verbundene Blutaspirationen können für die Beurteilung der Vitalität von Bedeutung sein.

Stumpfe Gewalt

Zerreißungen

Bei Kollisionsgeschwindigkeiten von über 80 km/h sind die Körperhöhlen meist eröffnet und die Mehrzahl der Knochen ist frakturiert. Bei der Obduktion können Organe oder Organteile fehlen.

Schürfungen

Sie entstehen durch Anfahren, Niederschleudern und Mitschleifen. In der Regel kann eine eindeutige Anstoßstelle nicht festgestellt werden. Selten gibt ein Abdruck von Fahrzeugteilen an der Kleidung einen Hinweis auf den primären Fahrzeugkontakt.

Blutungen

Subkutane Hämatome und andere Kontusionsblutungen, die als Vitalitätszeichen Bedeutung haben, sind meist nur spärlich ausgeprägt.

Verletzungen durch Schiffsschrauben

Diese Verletzungen sind heute eine Rarität. Zum Tode führende Unfälle ereignen sich kaum noch. Gelegentlich gelangen im Wasser treibende Leichen oder Leichenteile in Schiffsschrauben, sodass die Befunde postmortal entstehen.
Die Einwirkung von Schiffsschrauben führt zu tief greifenden, meist parallel gestellten Schnittwunden. Die scharfen Kanten der Schraubenblätter, die Umdrehungszahlen bis zu 150 min^{-1} erreichen, zerschneiden die Haut und andere Weichteile, selten auch die Knochen. An den Durchtrennungsrändern werden Blutungen durch das Wasser sofort ausgewaschen, sodass Aussagen zur Vitalität selbst bei sofort geborgenen Leichen kaum möglich sind.

Leichenzerstückelungen

Bei den Zerstückelungen, die extrem selten vorkommen, werden scharfe Werkzeuge wie Messer und Sägen verwendet.

Defensive Leichenzerstückelungen

Dabei wird häufig ein regelhaftes, d. h. überlegtes Vorgehen angewandt, denn diese Art von Zerstückelungen dient zwei Zielen:

- Der Leichnam soll für einen Transport und seine Beseitigung zerkleinert werden. Dabei werden auch von Laien Zerteilungen bzw. Exartikulationen vorgenommen, die sich an den anatomischen Verhältnissen orientieren.
- Der Leichnam soll unkenntlich gemacht werden, um die Identitätsfeststellung zu erschweren. Dies ist heute nur dann von Bedeutung, wenn das Opfer völlig unbekannt ist und kein Vergleichsmaterial für die DNA-Analytik zur Verfügung steht.

Offensive Leichenzerstückelung

Dabei werden regellose Schnitte oder Abtrennungen von Körperteilen vorgenommen. Manchmal sind diese Verletzungen auf die Geschlechtsteile und die weiblichen Brüste gerichtet. Den Hintergrund derartiger Verletzungen können z. B. abnorme Sexualität oder Rachegedanken bilden.

Zusammenfassung

- Scharfe Hiebverletzungen weisen Merkmale von Schnittwunden auf; zudem können sich Schürfungssäume an den Wundrändern und knöcherne Verletzungen finden.
- Bei der Anwendung besonderer Formen scharfer Gewalt dominieren Personen mit psychotischen Erkrankungen.
- Es sind aktive von passiven Abwehrverletzungen zu unterscheiden.
- Todesfälle durch Schienenfahrzeuge zeigen intensive Folgen scharfer und stumpfer Gewalt mit Abtrennungen von Körperteilen und Zertrümmerungen.

Grundlagen des Erstickens

Definition
Unter Ersticken versteht man einen Tod infolge von O_2-Mangel meist durch Beeinträchtigung oder Aufhebung des respiratorischen Gaswechsels, wobei gleichzeitig Störungen der zerebralen Durchblutung von wesentlicher Bedeutung sein können.

Pathophysiologische Grundlagen

> Aufgrund seiner großen O_2-Empfindlichkeit ist das Gehirn das primäre Erfolgsorgan aller Arten des Erstickens.

Atmung und zerebrale Durchblutung

Zum O_2-Defizit des Gehirns kommt es nicht nur durch die Atembehinderung, sondern auch durch die zerebrale Durchblutungsstörung. Letztere stellt zum Teil sogar den wesentlichen pathophysiologischen Faktor dar. Die zerebrale Hypoxie bzw. Anoxie kommt zustande durch:

Ausschließliche Beeinträchtigung der Atmung
- O_2-Mangel in der Atemluft
- Störungen der O_2-Aufnahme, -Bindung und -Abgabe im Gewebe.

Gleichzeitige Beeinträchtigung von Atmung und zerebraler Durchblutung
Faktor Atembehinderung
- Luftröhrenkompressionen bei Strangulationen
- Aspirationen
- Behinderung der Atemexkursionen besonders bei Thoraxkompressionen.

Faktor verminderte zerebrale Durchblutung
- durch Kompression der Venen mit Rückflussbehinderung und evtl. auch der tiefer liegenden Arterien mit Behinderung des Zuflusses bei Strangulationen
- durch Blutdrucksenkung bei Auslösung des Karotissinusreflexes (Hering, 1923) infolge des Drucks auf die Pressorezeptoren des Glomus caroticum
- durch Erhöhung des Thoraxinnendrucks mit Verminderung des venösen Rückflusses zum Herzen bei Thoraxkompressionen (Druckstauung nach Perthes, 1899), aber auch temporär bei Husten und Würgen im Rahmen von Aspirationen.

Behinderung des arteriellen Zuflusses
Die Kompression der Karotiden, seltener zusätzlich der Vertebralarterien führt schnell zur zerebralen Ischämie und kommt vor allem beim typischen Erhängen vor. Die Karotiden sind bereits ab einem Gewicht von nur 3–5 kg verschlossen, für die Kompression der Halsvenen sind nur etwa 2 kg wirksames Gewicht erforderlich. Demzufolge können sich bei der Behinderung des arteriellen Zuflusses stauungsbedingte Petechien gar nicht oder nur sehr vereinzelt ausbilden.

Behinderung des venösen Rückflusses
Werden bei vorhandenem arteriellem Zufluss die Halsvenen komprimiert oder ist der Thoraxinnendruck erhöht, kommt es an Kopf und Hals bzw. an Schultern und oberer Brustregion zur passiven Hyperämie mit Zyanose und zur Ausbildung von Petechien per rhexis, zuerst meist in den Konjunktiven. Sie werden auch als **Stauungsblutungen** bezeichnet. Bestehen die Blutungen gleichzeitig an verschiedenen anatomischen Strukturen, spricht man von einem **Stauungssyndrom.** Letzteres ist besonders beim atypischen Erhängen, Drosseln, Würgen und bei Thoraxkompressionen zu beobachten. Bei allen Erstickungsformen können aufgrund des O_2-Mangels einzelne Petechien auch per diapedesis entstehen.

Äußeres und inneres Ersticken

Äußeres Ersticken
- O_2-Mangel in der Atemluft: Wenn bei mittlerem Luftdruck auf Meereshöhe (1013 mbar) der O_2-Anteil in der Luft von 21% auf etwa die Hälfte absinkt, treten nach wenigen Minuten Atemnotsymptome auf (s. S. 48/49).
- Verlegen der Atemöffnungen: Zuhalten, „weiche Bedeckung“, Knebel (s. S. 48/49)
- Verlegung der Atemwege: Strangulationen, Aspirationen (s. S. 44–49)
- Behinderung der Atemexkursionen:
  - Fixierungen in Exspirationsstellung: Thoraxkompressionen, Positional asphyxia syndrome (s. S. 48/49)
  - Fixierung in Inspirationsstellung: in hängender Körperposition z. B. bei Bergsteigerunfällen
  - medikamentöse Lähmung der Atemmuskulatur
  - instabiler Thorax infolge von Frakturen
  - beidseitiger Pneumothorax.
- Behinderung der O_2-Diffusion und Perfusion in den Alveolen:
  - hyaline Membranen
  - verminderte Herzfunktion, die sich indirekt auf die O_2-Aufnahme auswirken kann.

Inneres Ersticken
- CO-Intoxikation: Aufgrund der hohen Affinität des CO zum Hb ist der O_2-Transport blockiert (s. S. 66/67)
- CN^--Intoxikation: Blockierung der Enzyme der Atmungskette und somit Behinderung der O_2-Abgabe im Gewebe (s. S. 66/67).

Primär asphyktisches und primär nicht asphyktisches Ersticken

Für den Verlauf eines Erstickungsgeschehens ist relevant, ob primär neben dem O_2-Mangel auch die CO_2-Abgabe behindert ist. Steigt der CO_2-Partialdruck anfangs an (Hyperkapnie), kommt es sehr schnell zur Asphyxie (griech.: Pulslosigkeit). Dieser klinische Begriff meint einen Zustand, der als quälende Atemdepression empfunden wird und zu erheblichen körperlichen Reaktionen führt. Insofern ist folgende Differenzierung wichtig:

Primär asphyktisches Ersticken
Der CO_2-Anstieg reizt von Anfang an das Atemzentrum und ist fast immer mit dem Gefühl der Todesangst verbunden. Dazu kommt es bei alle Formen der mechanischen Atembehinderung, d. h. bei den meisten Arten des „äußeren Erstickens“.

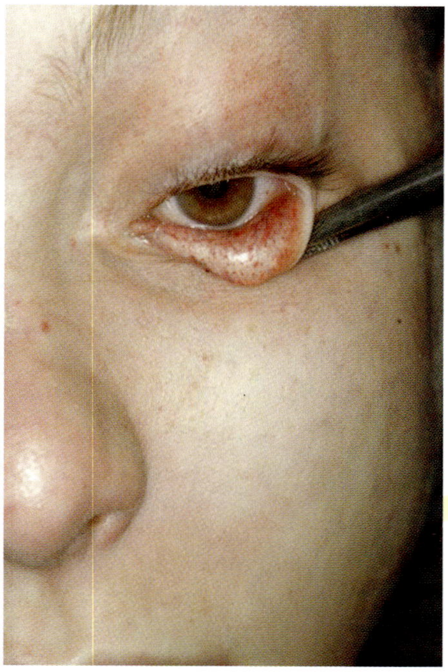

Abb. 1: Petechien in der Haut des Oberlids sowie in der Konjunktiva des Unterlids eines 12-Jährigen. Todesursache: Erdrosseln. [2]

Primär nicht asphyktisches Ersticken (Syn.: hypoxisches Ersticken)
Ursächlich ist vor allem ein O_2-Mangel in der Atemluft, der von den Betroffenen nicht wahrgenommen wird.
Es entwickelt sich eine Hypoxie, in der vorübergehend eine euphorische Stimmungslage möglich ist. Schließlich kann es ohne Zeichen einer Dyspnoe zur Bewusstlosigkeit kommen. Bezüglich der weiteren Phasen besteht zwischen primär nicht asphyktischem und primär asphyktischem Ersticken kein Unterschied.

Phasen des Erstickens

Die abgrenzbaren Phasen sind letztlich bei allen Erstickungsformen ähnlich:

Dyspnoe
Besonders bei primär aspyktischem Ersticken mit Erhöhungen der Atemfrequenz, des Pulses und des Blutdrucks. Schließlich bildet sich eine Zyanose aus und es kommt zur Bewusstlosigkeit.

Tonisch-klonische Krämpfe
Sie treten infolge der beginnenden Dezerebration auf. Durch die Adrenalinausschüttung bleibt der Blutdruck zunächst erhöht oder steigt noch an. Der Puls kann beschleunigt sein. Urin- und Kotabgang werden gelegentlich beobachtet.

Präterminale Atempause
Es besteht vorübergehend Apnoe.
Der Blutdruck fällt ab, die Pulsfrequenz ist meist erhöht.

Terminale Schnappatmung

Apnoe
Irreversibler Atemstillstand, wobei die Herz-Kreislauf-Funktion noch einige Minuten erhalten bleiben kann.

Jede Phase dauert etwa 1–2 min. Ein Ersticken bis zur irreversiblen Apnoe erstreckt sich insgesamt über eine Zeitspanne von etwa 3–8 min.

Häufigste morphologische Befunde: Petechien

> Petechien sind der richtungweisende Befund für alle Erstickungsformen. Dennoch ist die Diagnose „Ersticken" fast immer eine Ausschlussdiagnose.

Petechien sind **nicht spezifisch** für Ersticken. Jedoch kommen sie signifikant häufiger bei Erstickungsvorgängen als bei anderen Todesursachen vor. Sie sind auch ein **wichtiges Vitalitätszeichen.**

Äußere Befunde

Petechien (Stauungssyndrom)
- in unterschiedlicher Verteilung und Intensität bei allen Erstickungsarten
- besonders häufig in den Konjunktiven, oft in der Haut der Augenlider (Abb. 1)
- seltener in der Mundschleimhaut
- gelegentlich in der Haut des Gesichts, auch hinter den Ohren sowie an Hals, Schultern und in der oberen Brustregion.

Innere Befunde

Petechien (Stauungssyndrom)
- im Stirnbereich der Kopfschwarte
- häufig unter den Faszien der Schläfenmuskeln (Abb. 2)
- gelegentlich in den Schleimhäuten des Nasen-Rachenraums
- in der Larynxschleimhaut
- seltener unter der Pleura pulmonalis (als Tardieu'sche Flecken bezeichnet, 1859)
- unter dem Epikard
- unter der Thymuskapsel bei Säuglingen und Kindern.

Allgemeine Befunde
- flüssiges Leichenblut
- akute Hyperämie der inneren Organe.

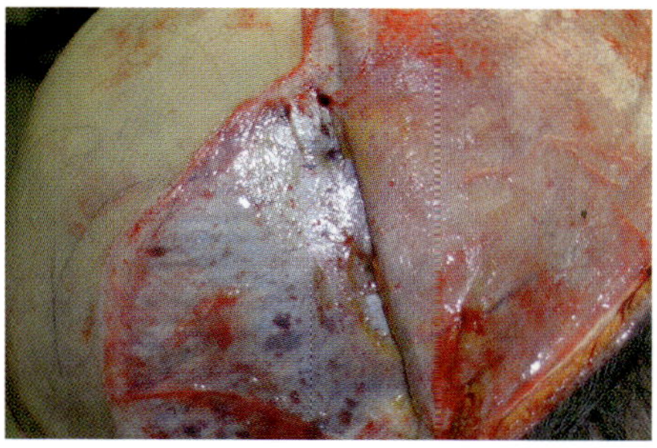

Abb. 2: Petechien unter der Faszie des rechten Schläfenmuskels. Todesursache: atypisches Erhängen am Beckengurt eines Ruhesessels, in dem die 90-Jährige im Sitzen nach unten gerutscht war. [3]

Zusammenfassung
- Ersticken ist ein tödlicher O_2-Mangel infolge eines gestörten respiratorischen Gaswechsels, häufig in Verbindung mit Störungen der zerebralen Durchblutung.
- Primär asphyktische Erstickungsarten, z. B. Würgen oder Thoraxkompressionen, werden als besonders quälend empfunden.
- Petechien, häufig in den Konjunktiven nachweisbar, sind der richtungweisende Befund zur Erkennung der verschiedenen Arten des Erstickens.

Ersticken durch Erhängen

Erhängen ist die am häufigsten auftretende Strangulationsform.

Strangulationen

Definition

Unter Strangulation versteht man das Zusammendrücken des Halses. Strangulationen können zustande kommen allein unter Einsatz körperlicher Kräfte, unter Nutzung des eigenen Körpergewichts, teilweise unter Zuhilfenahme bzw. Einwirkung von Werkzeugen bzw. Vorrichtungen.

Folgende Strangulationen sind zu unterscheiden:

- Erhängen
- Drosseln/Erdrosseln
- Würgen/Erwürgen
- Halskompression durch Unterarmgriff („Schwitzkasten")
- andere seltene Formen von Halskompressionen (z. B. Aufknien, Fußaufsetzen).

Erhängungsvorgänge, ausgenommen dosiertes Beinahe-Erhängen und vereinzelt überlebte Erhängungsversuche, führen fast immer zum Tod. Alle anderen Strangulationsarten werden meist überlebt.

> Bei Obduktionen von allen Strangulationsfällen ist stets eine Präparation der vorderen Halsmuskulatur in „künstlicher Blutleere" erforderlich. Dabei können einerseits vorhandene Weichteilblutungen sehr gut dargestellt werden, andererseits werden Blutungsartefakte vermieden (s. S. 16/17).

Erhängen

Definition

Erhängen ist eine zum Tod führende Halskompression mittels eines Strangulationswerkzeugs, meist eines Strangwerkzeugs, das durch das eigene Körpergewicht belastet wird. Erhängen ist in Deutschland die häufigste Suizidmethode.
Bei einem geringen Anteil der Erhängungsfälle handelt es sich um autoerotische Unfälle. Autoerotik durch Beinahe-Erhängen praktizieren ausschließlich Männer.

Sehr selten erfolgt Erhängen durch fremde Hand oder ein andersartig Getöteter wird zur Verschleierung der Tötung in eine Erhängungssituation gebracht, um einen Suizid vorzutäuschen. Daher ist bei der Untersuchung Erhängter generell auf evtl. Festhalteverletzungen an den Armen bzw. auf Spuren sonstiger Gewalteinwirkung zu achten.

Strangulations-/ Strangwerkzeuge

Praktisch kommen vor:

Strangartige Werkzeuge

- runder Querschnitt: Vom Schnürsenkel bis zum Tau finden sich alle Durchmesser. Zudem werden auch Kabel oder Drähte verwendet.
- anderer Querschnitt: Häufiger werden Strangulationen mit Gürteln oder Gurten beobachtet, seltener mit Ketten.

Kleidungsstücke und sonstige Wäsche

Gelegentlich werden Kleidungsstücke, Bettwäsche, Handtücher und andere Textilien benutzt.

Feste Gegenstände

Ausnahmsweise kann es zum Erhängen in Astgabeln, an Stuhllehnen, an Bettgittern im Rahmen von Fixierungen oder an Wasch- und Toilettenbeckenkanten kommen.

Strangartige Werkzeuge bzw. Kleidungsstücke und andere Textilien können **ein-, zwei-** oder **mehrtourig** um den Hals verlaufen.
Meist wird eine Schlinge gebildet, wobei **geschlossene** von **offenen Formen** zu unterscheiden sind. Geschlossene Schlingen sind direkt am Hals verknotet und können sich bei Belastung zuziehen. Letztere werden auch als „laufende Schlingen" bezeichnet. Offene Schlingen verlaufen nicht eng um den Hals, die Schlinge muss nicht einmal zirkulär um den Hals laufen, z. B. beim Erhängen an einem gespannten Seil oder an einem eingehängten Duschschlauch. In diesen Fällen werden durch das Strangulationswerkzeug nur der Mundboden bzw. vordere und seitliche Halspartien komprimiert.

Auffindungssituationen

Grundsätzlich sind zwei Situationen zu unterscheiden:

Typisches Erhängen

Der Leichnam hängt, ohne mit den Füßen auf dem Boden aufzusetzen, d. h. es besteht freie Suspension, und die Verknotung des Werkzeugs befindet sich genau in Nackenmitte. In dieser Situation wird man in der Nähe des Toten eine Steighilfe erwarten.

> Das Charakteristische am typischen Erhängen ist, dass es praktisch fast nie vorkommt.

Atypisches Erhängen

Der Leichnam hängt, hat aber mit den Füßen bzw. anderen Körperregionen Kontakt zum Boden oder zu Gegenständen. Auch wenn die Verknotung nicht in der Mitte des Nackens sitzt, wird die Situation als atypisches Erhängen bezeichnet.

Mehr als 95% aller Erhängten werden in dieser Situation aufgefunden (▮ Abb. 1). Dabei kommen auch sitzende oder liegende Positionen vor.

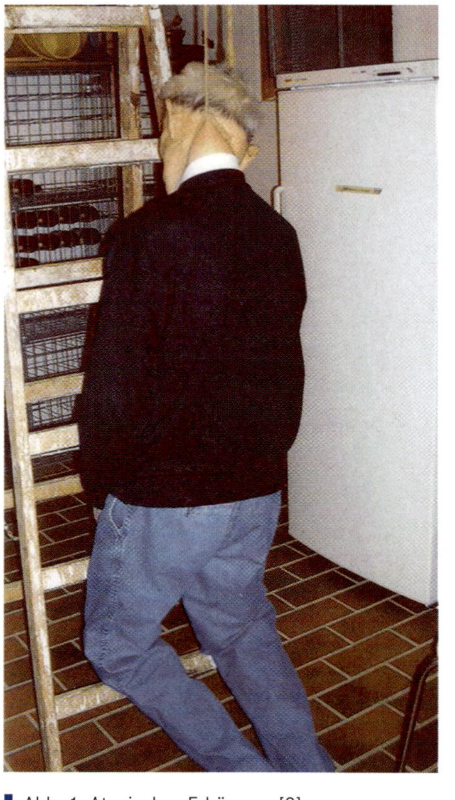

▮ Abb. 1: Atypisches Erhängen. [3]

Untersuchungsbefunde

Äußere Untersuchungsbefunde

- Petechien in Konjunktiven und Lidhäuten: Sie fehlen beim typischen Erhängen oder sind bestenfalls vereinzelt vorhanden. Beim atypischen Erhängen werden sie regelmäßig, teils auch sehr zahlreich gefunden.
- Petechien in der Mundschleimhaut und Gesichtshaut: Beim typischen Erhängen kommen sie fast nie vor, beim atypischen können sie sehr zahlreich sein und es ist sogar ein Stauungssyndrom möglich (s. S. 42/43).
- Selbstrettungszeichen: Selten sind die Finger zwischen Schlinge und Halshaut eingeklemmt, was als Ausdruck von Selbstrettungsversuchen gedeutet wird.
- Schürfungen: Sie können an den Handrücken, Armaußenseiten, gelegentlich auch an den Beinen vorhanden sein. Die Schürfungen entstehen im Krampfstadium durch Anschlagen des Körpers an in der Nähe befindliche Gegenstände und weisen meist kein Begleithämatom auf. Sie sind von Schürfungen, die beim Abnehmen oder Transport des Leichnams entstanden sind, nicht zu unterscheiden.
- Nach-vorn-Verlagerung der Zunge: Wenn das Strangulationswerkzeug deutlich über dem Kehlkopf verläuft, wird der Zungengrund gegen den Rachen gedrückt, sodass die Atemwege verschlossen sind. Die Zunge wird oft im geöffneten Mund nach vorn gedrückt. Es handelt sich um kein Vitalitätszeichen.
- Strangmarke: Sie entsteht durch die Schürfung bzw. Kompression des Strangulationswerkzeugs. Die Marke weist fast nie begleitende Weichteilblutungen auf und ist daher auch nicht als Vitalitätszeichen anzusehen. Sie kann Eigenschaften des Werkzeugs wiedergeben, z. B. den Durchmesser bzw. die Breite und das Oberflächenrelief, d. h. die Windungen eines Seils oder die Löcher eines Gürtels. Je rauer die Oberfläche, desto schneller vertrocknet die Strangmarke und wird bräunlich (s. S. 32/33). Sie kann tief in die Haut einschneiden und wird dann auch als Strangfurche bezeichnet. Der Verlauf einer Strangmarke beim Erhängen ist fast immer ansteigend und es kann ein höchster Punkt rekonstruiert werden, an dem sich bei geschlossenen Schlingen häufig der Knoten befindet.
- Zwischenkammblutungen: Sie entstehen durch das Auspressen von Blut in Hautfalten, die sich zwischen den einzelnen Touren eines Strangulationswerkzeugs bilden können. Sie sind somit kein Vitalitätszeichen.
- Speichelabrinnspuren aus dem Mund: Auch bei Verstorbenen anderer Todesursache kann in „stehender" bzw. hängender Position Speichel aus der Mundhöhle abfließen. Es ist nicht sicher, dass es durch die mechanische Reizung der Speicheldrüseninnervation zum „erhängungsspezifischen" Speichelfluss kommt.

Innere Untersuchungsbefunde

- Frakturen des Kehlkopfs, besonders der Schildknorpelhörner und der Zungenbeinhörner: Die Frakturen der oberen Schildknorpelhörner kommen nur vor, wenn das Strangwerkzeug über die obere Kehlkopfpartie verläuft (▮ Abb. 2). Bei Jüngeren, mit noch elastischem Kehlkopf, sind sie seltener vorhanden. Nur eine kräftige umgebende Weichteilblutung spricht für eine vitale Entstehung.
- Ursprungsblutungen der Mm. sternocleidomastoidei: Sie finden sich klavikulär-subperiostal und sind als vitale Reaktion anzusehen.
- Zwischenwirbelscheibenblutungen: Sie sind in den ventralen Anteilen der Disci intervertebrales der unteren Brustsowie der Lendenwirbelsäule lokalisiert und sollen im Krampfstadium entstehen. Die Blutungen können v. a. bei freier Suspension jüngerer Personen beobachtet werden. Der Befund ist nur bei frischen Leichen als Vitalitätszeichen verwertbar, weil er durch hämoglobinbedingte Verfärbungen der Disci bei Fäulnis vorgetäuscht werden kann.
- Akutes Lungenemphysem: Es kann gelegentlich beobachtet werden.
- „Innere Strangmarke": Sie kann sich postmortal als brauner Streifen im Unterhautfettgewebe ausbilden, entsprechend dem Verlauf der äußeren Strangmarke. Der Befund entsteht v. a. durch einen Vertrocknungseffekt der Haut, der bis in das dünne Unterhautfettgewebe der Halshaut reichen kann.
- Frakturen der oberen Halswirbelsäule: Brüche des Dens axis oder andere Halswirbelsäulenfrakturen treten meist nur auf, wenn der Körper in ein Strangwerkzeug gestürzt ist, aber auch dann eher seltener.
- Allgemeine Befunde: Siehe Seite 42/43.

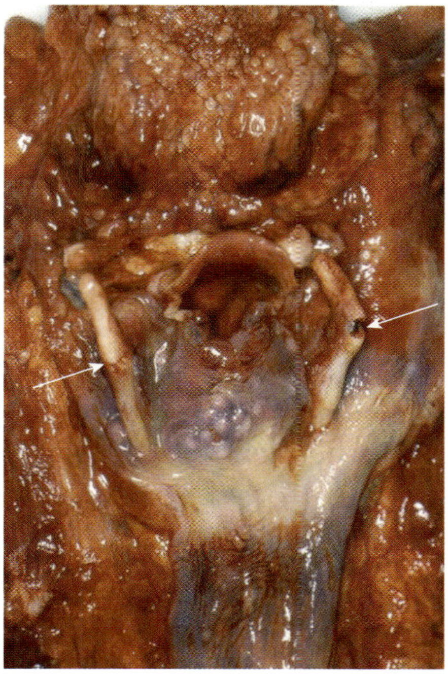

▮ Abb. 2: Frakturen beider oberer Schildknorpelhörner (↓) infolge von Erhängen. Rechts kräftige Einblutung in den Bruchspalt. [2]

Zusammenfassung

- ✖ Erhängen ist die weitaus häufigste Strangulationsform.
- ✖ Beim Erhängen handelt es sich fast immer um so genannte atypische Erhängungssituationen.
- ✖ Bei der Leichenschau bilden vor allem Petechien der Konjunktiven und der Lidhäute den wesentlichen Hinweis für die Vitalität von Strangulationen durch Erhängen.

Ersticken durch Erdrosseln/Erwürgen

Strangulationen

Erdrosseln

Definition

Erdrosseln ist eine tödliche Halskompression, wobei ein um den Hals gelegtes Werkzeug meist mit der Kraft der Hände zusammengezogen wird. Gelegentlich werden zur Verstärkung des Zusammenziehens der Drosselwerkzeuge zusätzliche Instrumente benutzt.

In Deutschland gibt es pro Jahr weniger als 20 Fälle von Erdrosseln durch fremde Hand, etwa dieselbe Zahl von Suiziden kommt vor. Viel höher ist die Anzahl überlebter Drosselvorgänge einzuschätzen, die fast immer Ausdruck fremder Gewalteinwirkungen sind. Sehr selten sind Unfälle durch Erdrosseln, wenn sich Kleidungsstücke des Halsbereichs in bewegten Maschinenteilen (z. B. Rolltreppen, Aufzüge) einklemmen. Ausgefallene sexuelle Praktiken, wie fesselartige Verbindungen zwischen Hals und Füßen, können ebenfalls zu Unfällen führen.

Drosselwerkzeuge

Sie entsprechen den Strangulationswerkzeugen des Erhängens (s. S. 44/45). Selten wird mit direkt am Hals getragenen Schmuckketten gedrosselt. Drosseln mit festen Werkzeugen, z. B. Metallschlingen oder Eisenstangen, wird als Garrottinieren bezeichnet (eine Garrotte ist ein Hals- oder Würgeeisen). Bezüglich des Verlaufs des Drosselwerkzeugs ist zu unterscheiden:

- mehrtourig: Dies spricht in der Regel für Suizid, wobei am liegenden Drosselwerkzeug auch Verknotungen vorhanden sein können.
- eintourig: Ein derartiger Verlauf kommt wesentlich häufiger infolge von Fremdeinwirkungen vor, wobei das Drosselwerkzeug oft fehlt.

Untersuchungsbefunde

Äußere Untersuchungsbefunde

- Stauungssyndrom: Dieses ist meist sehr intensiv (▮ Abb. 1), da die Körperkraft, mit der die Drosselwerkzeuge zugezogen werden, in der Regel nur zu einer Kompression der Venen führt (s. S. 42/43). Die Stauung bildet sich oberhalb der Drosselmarke aus und es kommt in diesem Bereich auch zu einer Zyanose. Das Gesicht wirkt allgemein geschwollen, was auch als Dunsung bezeichnet wird. Fließen die Petechien zusammen, können kleinflächige Hauteinblutungen entstehen. In den Konjunktiven kann auf diese Weise ein Hyposphagma verursacht werden.

> **Beim Drosseln/Erdrosseln ist die Intensität des Stauungssyndroms im Vergleich mit den anderen Strangulationsformen zumeist am größten. Ein vergleichbarer Stärkegrad kann ausnahmsweise nur bei besonders atypischen Erhängungsfällen beobachtet werden.**

Es kann sogar zu Kapillarrupturen der Nasenschleimhaut und des Trommelfells kommen, sodass Blutungen aus Nase und Ohren resultieren.

- Drosselmarke: Sie wird wie die Marke beim Erhängen durch Schürfung des Drosselwerkzeugs auf der Haut verursacht und verläuft fast immer horizontal, d. h., ein höchster Punkt ist nicht feststellbar. Wenn eine sitzende oder liegende Person aus stehender Position gedrosselt wird, kann die Marke ausnahmsweise ansteigen. Werden breitflächige Textilien mit glatter Oberfläche zum Drosseln verwendet, kann die Läsion des Stratum corneum so gering sein, dass keine Marke erkennbar ist. Die Drosselmarke ist kein Vitalitätszeichen, es sei denn, sie weist Unterblutungen auf. Bei Lebenden kann die Drosselmarke allein aus Hautrötungen bestehen.

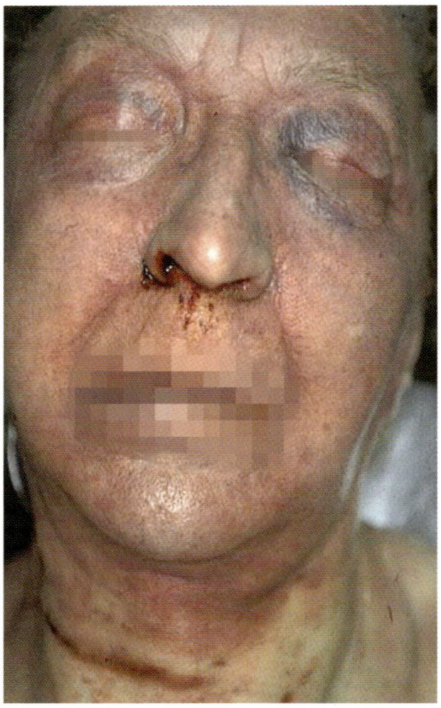

▮ Abb. 1: Oberhalb der Drosselmarke intensives Stauungssyndrom im Gesicht mit Blutung aus der Nase. 70-Jährige vom Sohn mit einem schmalen Textilgürtel im Schlaf erdrosselt. Einblutungen besonders im inneren Augenwinkel links, bedingt durch konfluierte Petechien. [3]

Innere Untersuchungsbefunde

- Stauungssyndrom: Häufig sehr intensiv ausgebildet (s. S. 42/43), manchmal mit Einblutungen in der Zungenmuskulatur.
- Weichteilblutungen unter der Drosselmarke: Sie kommen relativ häufig im subkutanen Fettgewebe, in den Muskelfaszien und der Muskulatur unter der Marke vor.
- Kehlkopf- und Zungenbeinfrakturen: Zumeist die oberen Schildknorpel- und die großen Zungenbeinhörner betreffend und häufiger mit deutlichen umgebenden Weichteilblutungen.
- Schaumbildung in den Atemwegen: Weißer Schaum in den Atemwegen, manchmal hämorrhagisch durchsetzt, wird verhältnismäßig selten beobachtet.
- Akutes Lungenemphysem: Seltener und nur in geringerer Intensität ausgebildet.
- Allgemeine Befunde: Siehe Seite 42/43.

Erwürgen

Definition

Erwürgen ist eine tödliche Halskompression durch direkte Einwirkung der Hände.

Erwürgen ist immer die Folge fremder Hand. Deutschlandweit kommen etwa 20 Fälle pro Jahr vor. Überlebtes Würgen ist dagegen oft zu beobachten – zumeist werden Frauen durch Männer gewürgt, nicht selten im Zusammenhang mit sexuell getönten Straftaten. Gelegentlich sind die Opfer auch Kinder.

Untersuchungsbefunde

Äußere Untersuchungsbefunde

- Stauungssyndrom: Das Stauungssyndrom sowie die Zyanose und Schwellung der Gesichtshaut sind in der Regel deutlich ausgebildet, aber nicht so intensiv wie beim Erdrosseln. Blutungen aus Nase und Ohren treten fast nie auf. Die Intensität des Stauungssyndroms kann geringgradig sein, wenn ein schlanker Hals mit großen Händen gewürgt wird, weil es dabei zur Kompression des arteriellen Zuflusses kommen kann (s. S. 42/43).
- Würgemale: Sie sind an der Haut von Hals und Mundboden, teils auch über dem Unterkieferkörper vorhanden. Ihre Ausprägung wird durch die Vorgehensweise und individuelle Beschaffenheit der Finger bestimmt. Es sind zwei Formen zu unterscheiden, die häufig kombiniert vorkommen (▮ Abb. 2):
  - Fingernageldruckspuren: kurze linienartige, teils leicht bogenförmige Hautvertrocknungen, durch die Einwirkung der Fingernägel bedingt. Sie können bei kurzen Fingernägeln oder bei der Verwendung von Handschuhen völlig fehlen.
  - sonstige Fingerdruckspuren: Hämatome der Haut infolge des Drucks besonders mit den Fingerbeeren. Während die Fingernageldruckspuren für sich allein keine Vitalität ableiten lassen, sind die Hämatome als vital anzusehen. Bei Lebenden können Hautrötungen vorkommen.

Innere Untersuchungsbefunde

- Stauungssyndrom: Wie beim Erdrosseln können Petechien an Strukturen

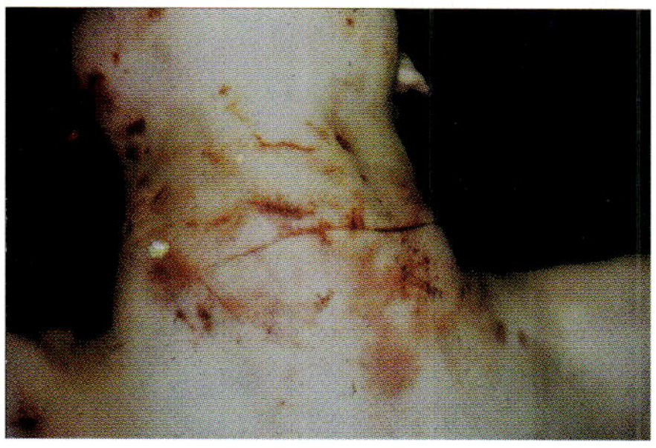

▮ Abb. 2: Zwei Formen von Würgemalen: Fingernageldruckspuren (Exkoriationen) und sonstige Fingerdruckspuren (Hämatome). [3]

des inneren Kopf-Hals-Bereichs festgestellt werden (s. S. 42/43).
- Weichteilblutungen unter den Würgemalen: Deutliche Blutungen im subkutanen Fettgewebe, unter den Muskelfaszien sowie in der Muskulatur des Halses, teils korrespondierend mit den von außen erkennbaren Würgemalen.
- Kehlkopf- und Zungenbeinfrakturen: Diese Frakturen zumeist der oberen Schildknorpel- und der großen Zungenbeinhörner sind deutlich umblutet.
- Schaumbildung in den Atemwegen: Seltener auftretend.
- Akutes Lungenemphysem: Seltener und nur von geringer Intensität.
- Allgemeine Befunde: Siehe Seite 42/43.

Unterarmwürgegriffe

Definition

Als Unterarmwürgegriffe werden Umklammerungen und gleichzeitige Kompressionen des Halses mit einem Arm bezeichnet (Schwitzkasten).
Derartige Praktiken können bei großer Kraftanwendung zum vorübergehenden Bewusstseinsverlust führen. Selten treten Todesfälle auf. Dabei kommt der Reizung der Pressorezeptoren des Glomus caroticum und der damit verbundenen Abnahme des Herz-Zeit-Volumens (Karotissinusreflex) neben Blutstauung und Atemnot offensichtlich die entscheidende Bedeutung zu. Am Hals finden sich äußerlich kaum Verletzungsspuren. Einzelne Stauungsblutungen können vorhanden sein. Bei der Obduktion werden gelegentlich Blutungen in den Halsweichteilen festgestellt.

Lebensgefahr infolge von Drosseln, Würgen, Unterarmwürgegriffen

Die Beantwortung der Frage, ob konkrete Lebensgefahr vorlag, ist für die Juristen bei überlebten Strangulationsfällen von Bedeutung. Regelmäßig sind folgende Symptome einzuschätzen:

- Bewusstlosigkeit: Sie ist allein das **entscheidende Kriterium** für die Feststellung **konkreter Lebensgefahr.** Meist wird ein „Schwarzwerden vor den Augen" angegeben. Je intensiver das Stauungssyndrom, desto größer ist die Wahrscheinlichkeit, dass es tatsächlich zum Bewusstseinsverlust kam.
- unwillkürlicher Abgang von Stuhl und Urin: Dadurch kann ein angegebener Bewusstseinsverlust in seltenen Fällen untermauert werden.
- Schluckbeschwerden, Heiserkeit, Kopfschmerzen: Diese nach Strangulationen typischen Symptome sind nicht als Ausdruck einer konkret lebensgefährlichen Situation anzusehen.

Zusammenfassung

- ✖ Erdrosseln und Erwürgen sind seltener vorkommende Strangulationsformen, die bei der Leichenschau anhand von sehr zahlreichen petechialen Blutungen im Kopf-Hals-Bereich im Rahmen eines Stauungssyndroms gut erkennbar sind.
- ✖ Das intensivste Stauungssyndrom kommt im Allgemeinen beim Drosseln/Erdrosseln vor.
- ✖ Führt Drosseln oder Würgen bei Lebenden zur Bewusstlosigkeit, ist stets von konkreter Lebensgefahr auszugehen.

Weitere Formen des Erstickens

Besonders häufig kommt es zum Ersticken infolge von Aspirationen. Die übrigen hier dargestellten Erstickungsarten sind selten.

O_2-Mangel in der Atemluft

Ursachen

Ausschließlicher O_2-Mangel

- bei Tauchunfällen mit defekten Atemgassystemen
- bei Zwischenfällen in Operationssälen und in der Notfallmedizin, wenn O_2-Gasflaschen mit anderen Gasflaschen vertauscht wurden.

Abfall der O_2-Konzentration durch von außen hinzutretende Gase

- bei Unfällen, z. B. in der Industrie mit Ausströmen von CO_2
- bei Bränden mit starker Rauchgasentwicklung
- atmungsbedingte Verminderung der O_2-Konzentration mit Anstieg der CO_2-Konzentration:
  - bei so genannter Rückatmung, z. B. beim Atmen in über den Kopf gezogenen Kunststoffbeuteln oder in abgedichteten Containern.
- Abfall der O_2-Konzentration infolge eines Luftdruckabfalls:
  - O_2-Mangel im Rahmen der Höhenkrankheit
  - bei Luftfahrtunfällen mit Abfall des Kabinendrucks in der Höhe.

Untersuchungsbefunde

Äußere Untersuchungsbefunde

- Petechien: Sie sind nur sehr vereinzelt, zumeist in den Konjunktiven, oder gar nicht vorhanden.

Innere Untersuchungsbefunde

- allgemeine Befunde (s. S. 42/43).

Verlegen der Atemöffnungen

Ursachen

- Zuhalten von Mund und Nase: Besonders bei Säuglingen, Kleinkindern, Alten sowie hilflosen Personen.
- Verlegung durch „weiche Bedeckung": Dabei werden weiche, z. B. textile Materialien über Mund und Nase gelegt bzw. gepresst.
- Verlegungen durch Knebel: Dadurch wird der Nasenrachenraum partiell oder völlig verlegt.

Untersuchungsbefunde

Äußere Untersuchungsbefunde

- Petechien: Sie sind nur sehr vereinzelt, meist in den Konjunktiven, vorhanden oder fehlen völlig.
- Einblutungen an den Lippen, gelegentlich auch in der Schleimhaut des Mundvorhofs (▮ Abb. 1).
- kleine Wunden in der Schleimhaut des Mundvorhofs: Sie sind sehr selten umblutet. Es handelt sich um Zahnkonturverletzungen, die durch Druck der Weichteile auf die Zähne entstehen.
- Schürfungen: Sie sind gelegentlich im Nasen-, Mund- und Kinnbereich vorhanden, meist nur dezent ausgebildet, kleinflächig oder in Form von Fingernageldruckspuren.

Innere Untersuchungsbefunde

- Schleimhautblutungen im Nasen-Rachenraum: Sie können in seltenen Fällen durch Knebelwerkzeuge verursacht werden.
- Petechien: Sie können vereinzelt vorhanden sein, v. a. unter der Pleura pulmonalis.
- allgemeine Befunde (s. S. 42/43).

Verlegen der Atemwege

Ursachen

Aspirationen

Siehe Seite 26/27.

- erbrochener Speisebrei: Dabei handelt es sich um die häufigste Form der Aspiration.
- Blut: bei Schädelbrüchen, nach Tonsillektomien oder Lungenverletzungen
- sonstiges: Nahrungsmittel (z. B. Nüsse, Obstkerne), Spielzeugteile, Zähne.

Untersuchungsbefunde

Äußere Untersuchungsbefunde

- In Mund und Nase evtl. Erbrochenes bzw. Blut
- Petechien: Sie können bei weitgehender Verlegung der Atemwege besonders zahlreich in den Konjunktiven vorhanden sein, manchmal aber auch fehlen.

Innere Untersuchungsbefunde

- Auffindung des Aspirats in den Atemwegen. Dadurch wird die Aspiration bewiesen.
- Einatmungsherde in der Lunge: Sie können nur bei Speisebrei- und Blutaspirationen entstehen.

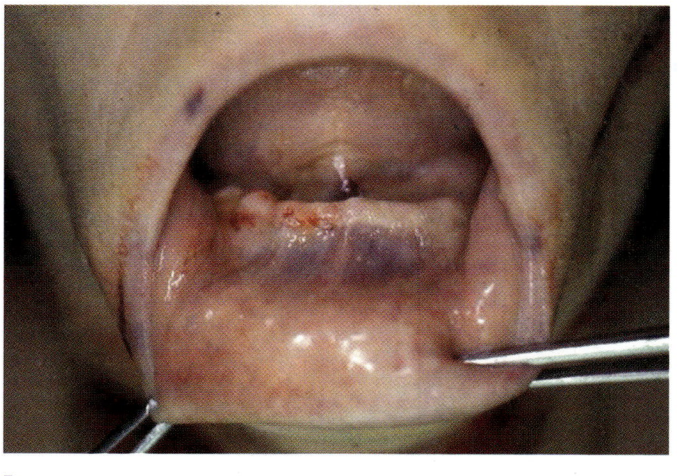

▮ Abb. 1: 82-Jährige, erstickt durch Zuhalten von Mund und Nase. Einblutungen im Lippenrot. Petechien in der Mundvorhofschleimhaut rechts unten. Kleine Schleimhautblutungen an der Zahnleiste des Unterkiefers unter der ursprünglich vorhandenen Zahnprothese. [3]

- akutes Lungenemphysem: Es ist häufig sehr intensiv ausgebildet. Die Lungen weisen dann auch ein aufgehobenes Retraktionsvermögen auf (s. S. 50/51).
- Petechien: Sie können vereinzelt vorhanden sein, v. a. unter der Pleura pulmonalis.
- allgemeine Befunde (s. S. 42/43).

Behinderung der Atemexkursionen – Thoraxkompressionen

Ursachen

- Verschüttungen, z. B. in eingestürzten Baugruben oder Kabelgräben
- Einklemmungen
- Verrutschen von nicht sach- und fachgerecht angelegten Gurtsystemen zur Fixierung von Patienten in der Krankenpflege.

Untersuchungsbefunde

Äußere Untersuchungsbefunde

- Stauungssyndrom: Die vielfach konfluierten Petechien sind nicht nur an der zyanotischen Haut von Kopf und Hals, sondern auch an den Schultern und der oberen Brust vorhanden (▌Abb. 2). Das Stauungssyndrom ist besonders ausgeprägt bei Verschüttungen, wenn der Brustkorb von allen Seiten gleichmäßig zusammengedrückt wurde.
- Kompressionsmarke: Wurde die Einklemmung durch geformte Gegenstände hervorgerufen, kann an der Haut des Thorax ein markenartiger Befund vorhanden sein.

Innere Untersuchungsbefunde

- Stauungssyndrom: in der Intensität vergleichbar mit Fällen von Erdrosseln (s. S. 46/47)
- Weichteilblutungen unter der Kompressionsmarke: Sie sind nur selten vorhanden.
- Thoraxfrakturen mit Begleithämatomen: Insbesondere auf Rippenfrakturen ist zu achten.
- Schaumbildung in den Atemwegen: Sie ist selten.
- allgemeine Befunde (s. S. 42/43).

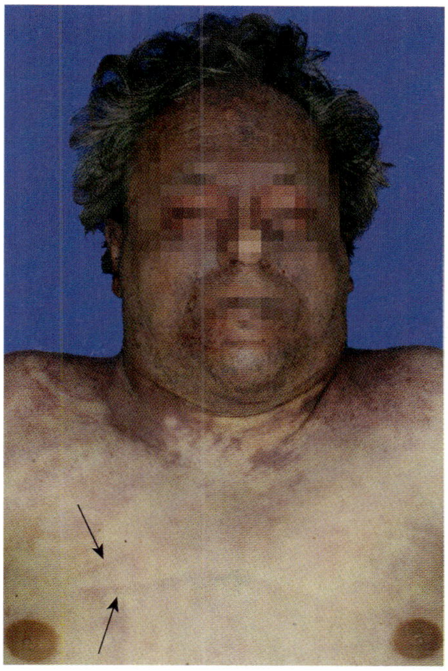

▌Abb. 2: 44-Jähriger mit intensivem Stauungssyndrom. Stauungsblutungen auch an den Schultern. Blasse Kompressionsmarke (↓) an der Brust, saumartig durch Petechien begrenzt. Todesursache: Thoraxkompression nach Einklemmung durch einen umgestürzten Anhänger. [3]

Behinderung der Atemexkursionen – lagebedingter Erstickungstod (Positional asphyxia syndrome)

Dabei handelt es sich um eine Atembehinderung infolge einer zwangsweisen Körperhaltung, häufig einer Bauchlage. Die Betroffenen wehren sich fast immer vehement gegen diese Körperhaltung. Die mit der Erregung und Atembehinderung einhergehende vermehrte Adrenalinausschüttung erhöht den O_2-Bedarf, sodass es zu einem O_2-Defizit und letztlich zum Ersticken kommen kann. Als Risikofaktoren gelten Adipositas, Herz-Kreislauf-Erkrankungen und die Wirkung von Drogen bzw. zentral wirksamen Medikamenten.

Ursachen

Mechanische Fixierungsmaßnahmen durch die Polizei, das Wachpersonal in Gefängnissen oder durch das Pflegepersonal in psychiatrischen Kliniken.

Untersuchungsbefunde

Äußere Untersuchungsbefunde

- Petechien: fehlende oder vereinzelte Stauungsblutungen, am ehesten in den Konjunktiven
- Schürfungen, evtl. auch Hämatome: Sie können gelegentlich im Rahmen von Fixierungen unter Zuhilfenahme von Händen und Füßen sowie auch durch Aufsitzen hervorgerufen werden.

Innere Untersuchungsbefunde

- Petechien: in der Regel nur sehr vereinzelt
- Thoraxfrakturen mit Begleithämatomen: Sie kommen selten vor, gelegentlich können Rippenfrakturen auftreten.
- allgemeine Befunde (s. S. 42/43).

Zusammenfassung

- ✖ Speisebreiaspirationen stellen die am häufigsten vorkommende Erstickungsart dar.
- ✖ Bei verschiedenen Arten des Erstickens können morphologische Befunde völlig fehlen.
- ✖ Bei Thoraxkompressionen bildet sich häufig ein intensives Stauungssyndrom aus, bei dem Petechien in der Haut von Kopf, Hals, Schultern und oberer Brust vorhanden sein können.

Tod im Wasser

Ertrinken

Definition
Ertrinken ist eine Form des Erstickens aufgrund von Flüssigkeitsaspiration (meist Wasser). Die Atemöffnungen müssen zumindest in die Flüssigkeit eintauchen.

Vom Ertrinken ist die tödliche Aspiration von Wasser, das z. B. Bewusstlosen in die Mundhöhle gefüllt wurde, abzugrenzen.

2006 wurden in der BRD 434 Ertrinkungsfälle registriert. Zirka 10% ereigneten sich in Badewannen, weitere 10% im Zusammenhang mit Bootsunfällen. Kinder und ältere Personen sind häufiger betroffen.
Meist ist von einem Unfall auszugehen. Plötzliche Bewusstseinsstörungen, häufig auf dem Boden vorbestehender Erkrankungen, können letztlich zum Ertrinken führen. Suizide sind selten. Vereinzelt werden Kinder durch psychisch kranke Angehörige ertränkt.

Pathophysiologische Grundlagen
Durch das in Mund und Nase eindringende Wasser ergeben sich im Vergleich zu den anderen primär asphyktischen Erstickungsformen (s. S. 42/43) spezielle Bedingungen:
- Die Abdichtung der Atemwege führt zu einem **akuten Lungenemphysem** (Emphysema aquosum), welches in vergleichbarer Intensität nur selten bei Blut- und Speisebreiaspirationen vorkommt.
- Durch Husten und frustrane Atembewegungen werden Wasser, Luft und Schleim vermischt, sodass in den Atemwegen **Schaum** entsteht.
- Es kann zum **Verschlucken von Wasser** kommen. Die Bauchpresse kann in Verbindung mit Husten im Magen zu einer Schaumbildung führen.

Der Beginn eines Ertrinkungsgeschehens ist sehr variabel. Er ist abhängig vom Betroffenen (z. B. Schwimmer, alkoholisiert, bei Bewusstsein) und von den Wasserbedingungen (z. B. Temperatur, Strömung). Nur selten kommt es zu einem Überlebenskampf im Wasser.
- **Erste Phase:** Diese lässt sich abgrenzen, wenn kaltes Wasser auf der Rücken- und Brusthaut wirkt und es zur reflektorischen Inspiration kommt: reflektorisches Überraschungsatmen.
- **Zweite Phase:** Diese ergibt sich, wenn bewusstseinsklare Personen anschließend versuchen nicht zu atmen: willkürliche Apnoe. Der ansteigende pCO_2 beendet diese Phase durch unwillkürliches Einsetzen der Atmung.
- **Dritte Phase:** Beim Atmen wird Wasser aspiriert mit der Folge von: Dyspnoe. Die Schutzreflexe bewirken Husten und es bildet sich in den Atemwegen Schaum. Der O_2-Mangel führt letztlich zur Bewusstlosigkeit.

Die **weiteren Phasen** entsprechen denen der anderen Erstickungsformen (s. S. 42/43): Krämpfe, präterminale Atempause, terminale Schnappatmung, Apnoe.

Ertrinkungsflüssigkeiten
- Wasser: Wasser kann einen sehr unterschiedlichen Gehalt an gelösten und nicht gelösten Bestandteilen aufweisen (z. B. Trinkwasser, Inhalt einer Jauchegrube). Die morphologischen Ertrinkungsbefunde werden durch die variable Osmolarität des Wassers jedoch nicht relevant beeinflusst. Das heißt, dass im Gegensatz zu früheren Hypothesen kein Unterschied zwischen Ertrinken im Süß- und im Salzwasser besteht.

In seltenen Fällen können feste Partikel, die mit dem Wasser in die Atemwege bzw. den Magen gelangt sind, für die Diagnose „Ertrinken" von Bedeutung sein.
- Andere Flüssigkeiten: Ausnahmsweise spielen z. B. Benzin und Milch bei Unfällen in der Industrie eine Rolle.

Auffindungssituationen
- in Deutschland v. a. in Seen und fließenden Gewässern: Leichen treiben aufgrund ihres Schwerpunkts stets in Bauchlage.
- in Vorrichtungen zur Reinigung von Flüssen: Nicht selten finden sich Leichen z. B. in Reinigungsrechen.

Untersuchungsbefunde
Äußere Untersuchungsbefunde
- Petechien: Sie sind selten vorhanden, meist durch das Wasser ausgewaschen.
- Schaumpilz: Als „Schaumpilz" wird der aus Nase und Mund austretende Schaum der Atemwege bezeichnet (▮ Abb. 1). Er entsteht häufig erst einige Zeit nach der Bergung, offenbar infolge des ansteigenden intrathorakalen Drucks.

> Ein „Schaumpilz" ist kein spezifischer Ertrinkungsbefund. Er ist auch beim tödlichen Status epilepticus, bei akutem Linksherzversagen und Intoxikationen zu beobachten.

Innere Untersuchungsbefunde
- Akutes Lungenemphysem (Emphysema aquosum): In situ berühren oder überkreuzen sich die Lungen vorn und sinken nicht zurück.

Infolge Zerreißung elastischer Fasern ist das „Retraktionsvermögen" aufgehoben. Beim Berühren der Oberfläche der überblähten Lungen bleiben eingesunkene Areale zurück (▮ Abb. 2). Das Emphysem beweist im Zusammenhang mit dem Schaum einen Ertrinkungstod.
- Schaum in den Atemwegen: In Luftröhre und Bronchien ist mehr oder weniger reichlich weißer feinblasiger Schaum vorhanden: ein zweifelsfreies Vitalitätszeichen.
- Aspirierte Partikel: Partikel aus dem Wasser, z. B. Sand oder Pflanzenteile, können sich in den Atemwegen finden. Die Partikel können nur als Vitalitätszeichen angesehen werden, wenn sie auch in den peripheren Bronchien vorhanden sind.

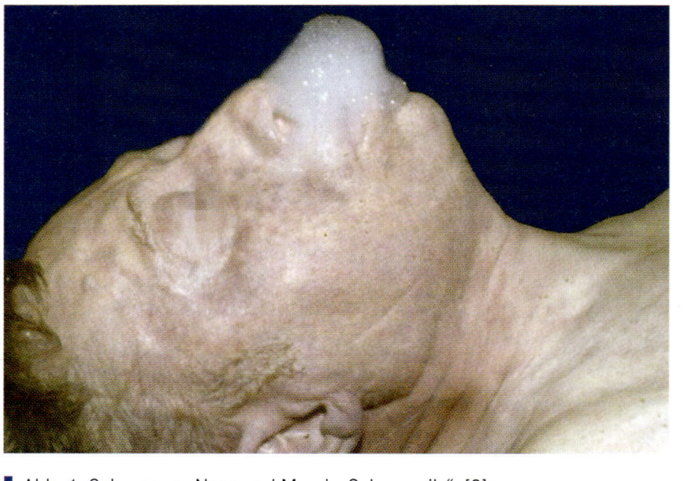

▮ Abb. 1: Schaum vor Nase und Mund, „Schaumpilz". [2]

- Rötliche Flecken unter der Pleura pulmonalis (Paltauf, 1896): Dabei soll es sich um hämolysierte Petechien handeln. Der Befund ist in der Beurteilung großer Subjektivität unterworfen und stellt kein sicheres Vitalitätszeichen dar.
- Mageninhalt:
  - Wassergehalt: Zum „verwässerten Mageninhalt" kommt es durch „Verschlucken". Auch der Zwölffingerdarminhalt kann wässrig sein. Da vor dem Tod getrunken worden sein könnte, ist der Befund kein sicheres Vitalitätszeichen.
  - Dreischichtung des Mageninhalts (Wydler, 1896): Füllt man den Inhalt in ein Spitzglas, kann sich eine Dreischichtung einstellen: unten feste, in der Mitte flüssige Phase, oben Schaum. Der Schaum ist als Ausdruck einer aktiv erfolgten Bauchpresse anzusehen.
  - Partikel im Mageninhalt: Aufgefundene Partikel aus dem Wasser sprechen für Ertrinken, da eine postmortale Speiseröhrenpassage ausgeschlossen ist.
- Magenschleimhautrisse (Sehrt, 1932): Sie finden sich selten im Bereich der Kardia, wie beim Mallory-Weiss-Syndrom, und sollen durch Bauchpresse bzw. Erbrechen während des Ertrinkens zustande kommen.
- Flüssiges Leichenblut
- Akute Blutfülle der inneren Organe
- Weitere Befunde: Zum Nachweis eines Ertrinkungstods haben sich als nicht valide erwiesen:
  - Wasser in den Keilbeinhöhlen
  - Kieselalgen in den Organen des großen Blutkreislaufs.

Der so genannte Badetod

Definition

Als Badetod werden seltene plötzliche Todesfälle im Wasser bezeichnet, die auf vagale Reflexe zurückgeführt werden. Ertrinkungsbefunde oder vorbestehende Erkrankungen, die den Tod erklären könnten, sind pathologisch-anatomisch nicht nachweisbar.

Von Bedeutung sind:
- Ebbecke- oder „Dive"-Reflex: vagale Reaktionen durch Eintauchen des Gesichts in kaltes Wasser
- Reizung des Rachens: parasympathische Reaktionen durch Eindringen von kaltem Wasser

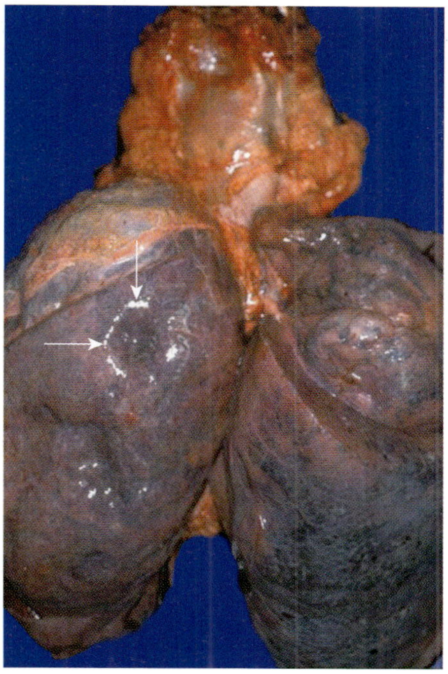

Abb. 2: Typische Ertrinkungslungen: Emphysema aquosum mit aufgehobenem Retraktionsvermögen an der Oberfläche. Dellenbildung nach Berührung mit den Fingern (↓). [3]

- Valsalva-Mechanismus: Änderungen von Blutdruck und Herzfrequenz mit dem Überwiegen vagaler Reaktionen. Beim Pressen gegen die geschlossene Glottis infolge eines Laryngospasmus durch eindringendes Wasser kommt es zu gleichartigen Effekten.

Ähnlich wie beim Bolustod (s. S. 52/53) soll Alkohol derartige Todesfälle begünstigen.

Tod beim Tauchen

Zu unterscheiden sind Unfälle beim:

- Apnoe-Tauchen: Durch Hyperventilation vor dem Tauchen kann so viel CO_2 abgeatmet werden, dass der Reiz auf das Atemzentrum fehlt. Unter Wasser tritt wegen des O_2-Mangels plötzlich ein Bewusstseinsverlust auf. Letztlich kann es beim Tauchen zum Ertrinken kommen.
- Gerätetauchen: Tödliche Unfälle sind selten. Hauptursache sind Panikreaktionen (z. B. Klaustrophobie), bei denen die Atemregler nicht mehr in den Mund genommen werden und ein Ertrinken resultiert.

Besonderheiten von Wasserleichen

- Totenflecke: Sie bilden sich aufgrund der Treibhaltung in Bauchlage an vorderen Körperpartien aus.
- Waschhaut: In Abhängigkeit von der Wassertemperatur kommt es zur Quellung und Ablösung der Leistenhaut an Händen und Füßen. Die Haut der Hände kann einschließlich der Fingernägel handschuhartig abziehbar sein. Der Grad der Waschhautbildung wird neben anderen Parametern zur Schätzung der Liegezeit im Wasser verwendet.
- Algenrasen auf der Haut
- Vitale oder postmortale Verletzungen: Sie können z. B. durch Aufschlagen beim Sturz ins Wasser entstehen. Ferner kommen Treibverletzungen, besonders an Stirn, Nase und Handrücken, sowie Bergungs-, Tierfraß- und Schiffsschraubenverletzungen (s. S. 40/41) vor.

Zusammenfassung

- ✖ Ertrinken ist eine spezielle Form des primär asphyktischen Erstickens, bei der infolge des aspirierten und verschluckten Wassers besondere Befunde auftreten.
- ✖ Die Diagnose „Ertrinken" ist in der Regel durch das Vorhandensein eines Emphysema aquosum in Verbindung mit Schaum in den Atemwegen bewiesen.

Bolustod

Definition

Beim Bolustod (lat.: Bissen, Brocken) handelt es sich um einen plötzlichen reflektorischen Herzstillstand, der durch Druck von Fremdkörpern, meist eingeklemmten Nahrungsbrocken, im Kehlkopfeingang ausgelöst wird.

Der Bolustod wurde früher als eine Form des Erstickens angesehen. Es wurde auch diskutiert, dass der Todeseintritt durch Kombination aus asphyktischem Ersticken und reflektorischem Herz-Kreislauf-Kollaps bedingt sei.

Augenzeugen berichten über ein plötzliches, lautloses Zusammenbrechen der Betroffenen, aber nicht über einen „Todeskampf", wie er beim primär asphyktischen Ersticken typisch ist (s. S. 42/43). Daher sind als Ursache des Bolustodes in erster Linie Reflexmechanismen in Betracht zu ziehen. Auch die pathophysiologischen Grundlagen und die morphologischen Befunde sind am ehesten mit der Annahme eines Reflextodes in Einklang zu bringen.

Nach Schätzungen werden in der BRD pro Jahr ca. 100 derartige Ereignisse diagnostiziert. Im rechtsmedizinischen Obduktionsgut handelt es sich um ca. 0,5% aller zu untersuchenden Todesfälle. Das Verhältnis von Männern zu Frauen beträgt 1,5 : 1. Aufgrund der nur geringen Obduktionsfrequenzen ist von einer hohen Dunkelziffer auszugehen.

Nur selten wird ein Bolus-Geschehen überlebt, weil die Reflexmechanismen einem Alles-oder-Nichts-Prinzip folgen. Plötzliche Zusammenbrüche, die auf einen Bolus zurückzuführen sind, werden von Notärzten meist als primär akuter Herztod verkannt. Die standardmäßig durchgeführte kardiopulmonale Reanimation kann nur erfolgreich verlaufen, wenn der Bolus entfernt wird.

Pathophysiologische Grundlagen

Die Schleimhaut des Kehlkopfeingangs und Rachens ist reichlich durch parasympathische Nervengeflechte innerviert. Kommt es zu Störungen des Schluckvorgangs, können Speisebrocken oder andere Fremdkörper in den Kehlkopf gelangen (Verschlucken), sich dort einklemmen und den Kehlkopfeingang verschließen. Ein Aushusten der Fremdkörper, normalerweise durch den Larynx-Reflex ausgelöst, ist dabei unmöglich, weil die zum Husten benötigte Luft infolge des Kehlkopfverschlusses nicht eingeatmet werden kann. Jedoch werden die Vagusfasern der Schleimhaut infolge des Drucks mechanisch gereizt. Die vagalen Impulse führen **reflexartig** zur Absenkung von Schlagfrequenz und Schlagstärke (negativ chronotrope und inotrope Wirkung) und zur Verminderung von Erregungsleitung und Reizbarkeit des Herzens (negativ dromotrope und bathmotrope Wirkung), sodass ein **plötzlicher Herzstillstand** auftreten kann. Auch die plötzliche Apnoe und die motorische Ruhe der Betroffenen im Vergleich zum Erstickungstod lassen sich der Vaguswirkung zuordnen.

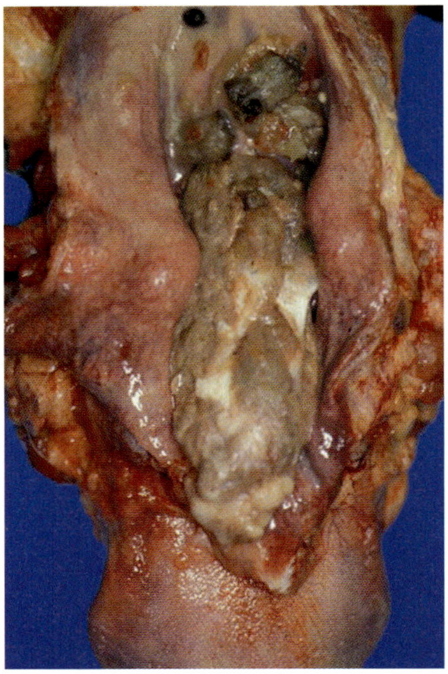

Abb. 1: Bolustod eines 78-jährigen Seniorenheimbewohners, ausgelöst durch ein größeres Fleischstück. Der Betroffene, der ein stark lückenhaftes Eigengebiss hatte, brach während des Mittagessens am Tisch zusammen. [3]

Neuere Untersuchungen von Todesfällen älterer Menschen zeigen, dass ein Bolustod auch ausgelöst werden kann, wenn relativ weiche, zusammengepresste Nahrungsbestandteile in den Kehlkopf gelangt sind.
Sehr selten kann der Parasympathikus bei endotrachealen Intubationen gereizt werden, sodass es zum Herz- und Atemstillstand kommt. Grundsätzlich ist diese Gefahr auch bei Kehlkopfspiegelungen, z. B. während der Untersuchung von Patienten mit Pseudokrupp, bekannt. Diese Komplikationen bei Intubationen und Kehlkopfspiegelungen sind offenbar durch denselben Mechanismus bedingt, der auch zum Bolustod führen kann.
Alkohol beeinflusst wesentlich die vegetative Aktivität. Die Alkoholwirkung führt einerseits zur sympathikotonen Inhibi-

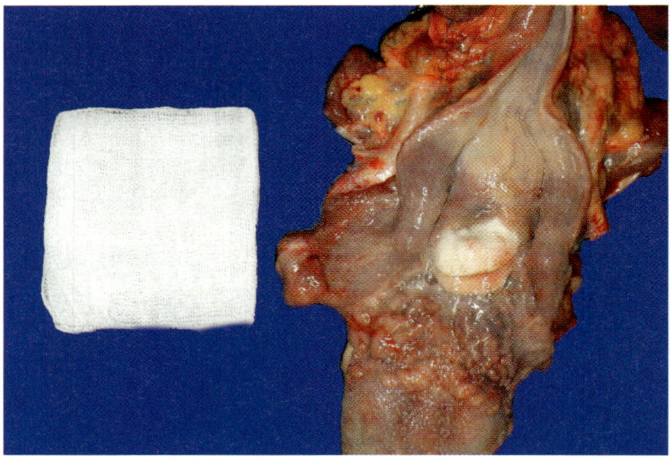

Abb. 2: Bolustod einer 64-jährigen Pflegeheimbewohnerin mit Schluckstörungen im Rahmen einer Chorea Huntington. Der Bolus ist eine mit einem Schleimhautpflegemittel angefeuchtete Mulllage. Der Mull wurde von einer Pflegekraft als Behandlungsmaßnahme kurzzeitig auf den Mund der Patientin gelegt, weil sich diese die Lippen aufgebissen hatte. [3]

tion, andererseits zur parasympathischen Aktivierung. So kann erklärt werden, dass ein relativ hoher Anteil dieser Todesfälle unter Alkohol zustande kommt.

Risikofaktoren

- Alkohol: Eine vorausgegangene Alkoholaufnahme stellt bei Gesunden das größte Risiko dar.
- höheres Lebensalter
- zentral wirksame Medikamente: Besonders Schlaf- und Beruhigungsmittel sind von Bedeutung.
- schadhaftes Gebiss:
  - lückenhaftes bzw. fehlendes Eigengebiss (▮ Abb. 1)
  - schlecht sitzende Zahnprothesen.
- Schluckstörungen:
  - bei neurologischen oder psychiatrischen Krankheiten: Zustand nach Schlaganfall, Schädel-Hirn-Trauma, neurodegenerative Erkrankungen (▮ Abb. 2), Morbus Parkinson, multiple Sklerose, Morbus Alzheimer und andere Demenzformen
  - bei Schluckstörungen anderer Ursache.

Bolusmaterialien

- Nahrungsbestandteile: Meist handelt es sich um größere Speisebrocken.
  - Wurst- und Fleischstücke, Rollmops, bei Kleinkindern auch Erdnüsse
  - weiche, miteinander verbackene Speisebreibestandteile, Semmelstücke, Pizza, Kuchen, Nudeln. Diese Bolusmaterialien kommen insbesondere bei Personen mit Schluckstörungen vor.
- feste oder weiche Gegenstände:
  - Zahnprothesen oder Teile davon
  - Spielzeugteile, Münzen und anderes.

Auffindungssituationen

> Typischerweise ereignet sich der plötzliche Zusammenbruch in einer Situation, welche auf eine unmittelbar vorausgegangene Nahrungsaufnahme hindeutet.

Es besteht meist kein Hinweis für Erbrechen, wie es oft bei Speisbreiaspirationen zu beobachten ist.
An ein Bolusgeschehen ist zu denken bei Betroffenen, die zusammengebrochen sind:

- während einer Mahlzeit am Tisch
- am Imbissstand
- in der Küche
- bei zu rascher Nahrungsverabreichung (pflegebedürftige, bettlägerige Personen).

Etwa 70% der Bolustodesfälle ereignen sich im häuslichen Bereich, die übrigen v. a. in Gaststätten, Alten- und Pflegeheimen sowie in Krankenhäusern.

Untersuchungsbefunde

Äußere Untersuchungsbefunde

- Petechien in den Konjunktiven: Sie kommen nur sehr vereinzelt vor.

Innere Untersuchungsbefunde

- Auffindung des Bolus: Er liegt im Kehlkopf und/oder im untersten Abschnitt des Rachens. Er füllt den Kehlkopfeingang meist völlig aus. Durch das Vorhandensein des Fremdkörpers wird der Bolustod bewiesen. Es ist zu beachten, dass der Bolus vereinzelt bei der Reanimation entfernt oder beim Intubieren in die Luftröhre verschoben worden sein kann.
- Mageninhalt: In zwei Dritteln der Fälle finden sich im Magen nicht angedaute Nahrungsbrocken, die dem Bolusmaterial entsprechen und auf die unmittelbar vorangegangene Aufnahme dieser Speisen hinweisen. Bei den übrigen Betroffenen ist der Magen leer, d. h., gleich der erste Bissen führte zum Tod.

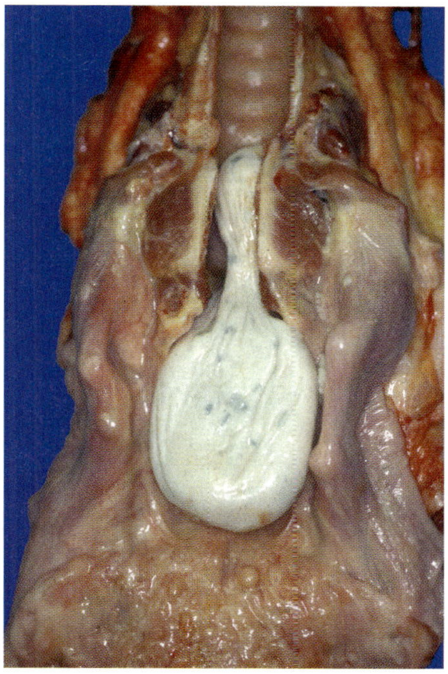

▮ Abb. 3: Bolustod eines 62-jährigen Alkoholikers, verursacht durch eine Weißwurst. Der Betroffene brach beim Essen an einem Kiosk plötzlich zusammen. Blutalkoholkonzentration 2,14‰. [3]

- Flüssiges Leichenblut
- Akute Blutfülle der inneren Organe

Zusatzuntersuchungen

- Alkoholbestimmung: Sie erbringt häufig mittlere bis höhere Blutalkoholkonzentrationen (▮ Abb. 3).
- Chemisch-toxikologische Untersuchung: Sie kann zum Nachweis zentral wirksamer Medikamente führen.

Zusammenfassung

- ✖ Beim Bolustod handelt es sich um einen durch Vagusreizung ausgelösten reflektorischen Herzstillstand.
- ✖ Typischerweise ereignet sich der plötzliche Zusammenbruch in einer Situation, die auf eine dem Tod unmittelbar vorausgegangene Nahrungsaufnahme hindeutet.
- ✖ Der Bolustod kann allein durch den Nachweis des Bolus im Kehlkopf und/oder im unteren Rachen bewiesen werden.
- ✖ Alkohol stellt bei Gesunden den hauptsächlichen Risikofaktor für einen Bolustod dar.

Schuss I

Definition

Schussverletzungen entstehen durch Projektile, die aus ein- oder mehrläufigen Waffen abgeschossen wurden.

Verletzungen durch andere Schussvorrichtungen, z. B. Armbrust und Katapult, sind rechtsmedizinisch von untergeordneter Relevanz.
In der BRD sind derartige Verletzungen relativ selten. Im Jahr 2006 wurden insgesamt 957 Tote infolge von Schüssen erfasst. Dabei nehmen Suizide von Männern einen hohen Anteil ein (s. S. 22/23). Tötungsdelikte durch fremde Hand wurden 140-mal und Unfälle 14-mal registriert.

Waffentechnik

Waffen

In der Praxis spielen fast immer Handfeuerwaffen eine Rolle, nur selten Druckluftwaffen, z. B. Luftgewehre. Diese Feuerwaffen, mit Ausnahme von Flinten, besitzen einen gezogenen Lauf, d. h., sie weisen spiralförmig in das Laufinnere geschnittene Vertiefungen auf, die als Züge bezeichnet werden. Die Züge geben den Projektilen einen Drall.

Man unterscheidet:
- Kurzwaffen: Dieser Waffentyp kommt als Faustfeuerwaffe bei rechtsmedizinischen Fällen am häufigsten vor.
  - Pistolen: Ihr Kennzeichen ist ein Magazin mit mehreren Patronen, welches sich im Griff der Waffe befindet.
  - Revolver: Sie sind durch eine drehbare Trommel charakterisiert, in die die Patronen per Hand eingelegt werden müssen. Zwischen Trommel und Lauf bzw. Rahmen existiert ein Spalt.
- Langwaffen (ugsp. Gewehre):
  - Büchsen
  - Flinten: Sie haben einen glatten Lauf und sind vor allem zum Abfeuern von Schrot gedacht.
  - Sonderformen: Dazu gehören Karabiner und Sturmgewehre.

Munition

Es sind Patronen in Gebrauch. Eine Patrone besteht aus einer Hülse, zumeist aus Messing gefertigt, welche die drei weiteren Bestandteile zusammenhält:

Projektil

Zumeist kommen Bleigeschosse zur Anwendung. Sie besitzen häufig einen Voll- oder Teilmantel aus Tombak. Vor der Obduktion können die Geschosse oder Geschossteile mittels Röntgen leicht dargestellt werden (▮ Abb. 1).
Übliche Projektile für Faustfeuerwaffen wiegen zwischen 3 und 15 g und haben einen Durchmesser (Kaliber) zwischen 5,56 und 9 mm. Die Patrone 0,22 lr (0,22 inch entsprechen 5,6 mm, lr = long rifle) wird als Kleinkaliber bezeichnet und besonders in Sportgewehren benutzt. Luftgewehrmunition (Diabolo) besitzt weder einen Mantel noch eine Treibladung, da sie nur durch Luftdruck verschossen wird. Ihr Durchmesser beträgt oft 4,5 mm.
Die Geschoßköpfe können so gestaltet sein, dass sie sich beim Eintritt in den Körper deformieren. Die damit verbundene Querschnittsvergrößerung führt zu ausgedehnteren Verletzungen. Teilmantelgeschosse, insbesondere bei der Jagd verwendet, können sich beim Eindringen in den Körper zerlegen. Die Projektilteile erhöhen die Verletzungsintensität.

Zündladung

Dieser Initialsprengstoff enthält vorwiegend Tetrazen. Er wird am Patronenboden durch das Aufschlagen des Bolzens auf das Anzündhütchen gezündet und setzt die Treibladung in Brand.

Treibladung

Sie besteht überwiegend aus Nitrozellulose und Nitroglyzerin. Beim explosionsartigen Abbrennen derartiger Nitropulver entsteht u. a. CO.

Schrotpatronen, wie sie zu Jagdzwecken verwendet werden, stellen eine besondere Bauform dar. Sie enthalten zahlreiche Geschosse (Schrote = Metallkugeln), deren Größe und Zahl variieren.
Kartuschen sind wie Patronen aufgebaut, besitzen aber kein Projektil. Der Explosionsdruck der Treibladungsgase wird genutzt, um Bolzen zu bewegen, die dann in andere Materialien eindringen können. Nach diesem Prinzip arbeiten Bolzenschussapparate zum Schlachten von Tieren. Sehr selten werden solche Apparate für suizidale Zwecke benutzt.

Ballistische Grundlagen

Für die Beurteilung von Schussverletzungen sind folgende Fakten zu berücksichtigen:

Schmauch

Mit dem Projektil treten aus der Laufmündung Verbrennungsgase der Zünd- und Treibladung aus, deren feinpartikulärer Rückstand als Schmauch bezeichnet wird. Unverbrannte oder noch glimmende Anteile der Ladung werden Pulverrückstände genannt. Schmauch und Pulverrückstände werden in Schussrichtung mitgerissen und sind bei primären Einschüssen aus Nahschussdistanz nachweisbar. Schmauch ist als silbergrauer glänzender Niederschlag zu sehen. Lokalisation und Verteilung von Schmauch und Pulverrückständen sind entscheidend für die Schussentfernungsbestimmung (▮ Tab. 1).

Rückstände auf dem Projektil

Jedes Projektil trägt bei der Passage des Laufs Schmauch, Öl und Abriebreste des Laufs mit sich fort. Diese können am primären Einschuss nachgewiesen werden (Abstreifring).

Drall der Projektile

Zur Stabilisierung der Flugbahn erhalten die Projektile im Lauf einen Drall. Ein Geschoß kann sich bis zu 3000-mal/s um seine eigene Längsachse drehen.

Mündungsgeschwindigkeit üblicher Projektile

Diese beträgt bei:

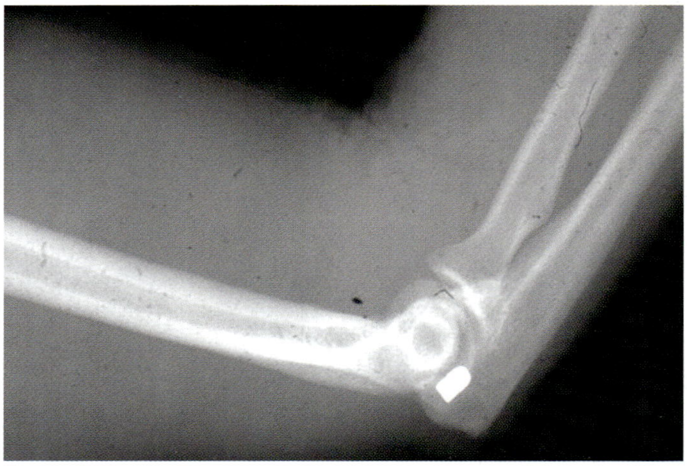

▮ Abb. 1: 9-mm-Projektil, dargestellt im Röntgen vor der Obduktion. [3]

Schussentfernung	Bezeichnung	Schmauch und Pulverrückstände	Befund am primären Einschuss
0 – 0,1 cm	Absoluter Nahschuss	Vorhanden	Meist Platzwunde mit Schmauchhöhle
bis ≈ 50 cm	Relativer Nahschuss	Vorhanden	Schmauch und Pulverrückstände um runden Defekt
> 50 cm	Fernschuss	Fehlend	Runder Defekt

Tab. 1: Schussentfernung und Vorhandensein von Schmauch und Pulverrückständen am primären Einschuss (s. S. 56/57).

- Kurzwaffen etwa 300 – 450 m/s
- Langwaffen etwa 700 – 1000 m/s (Höchstgeschwindigkeitsprojektile).

Biomechanische Grundlagen

Der Eintritt eines Projektils in den Körper führt zu folgenden wesentlichen Effekten:

Stanzmarke

Wird die Mündung des Laufs **bei absolutem Nahschuss** (s. S. 56/57) bei der Schussabgabe direkt auf die Haut aufgesetzt, gelangen die Verbrennungsgase in die Weichteile und können dort, besonders über knöcherner Unterlage, eine Höhle bilden (Schmauchhöhle). Durch die Ausbreitung der Gase in der Höhle wird die darüber liegende Haut Bruchteile von Sekunden gegen die Laufmündung gepresst. Dabei kann die Laufmündung, manchmal auch das so genannte Korn, zu einem markenartigen Befund führen, der Stanzmarke. Sie wird als Hautvertrocknung sichtbar.

„Schürfsaum" durch Projektil-Drall

Infolge des Projektil-Dralls kommt es beim Eindringen in die Haut zum Wegschleudern und Verflüssigen von Epithelien des Stratum corneum. Dies führt zu einem schmalen Randsaum an der Einschusswunde. Er wird (fälschlicherweise) als **„Schürfsaum"** bezeichnet.

Radialbeschleunigung um den bleibenden Schusskanal

Das Projektil zerstört in einer nach vorwärts gerichteten Rotationsbewegung die Gewebe, wodurch ein **bleibender Schusskanal** entsteht. Senkrecht zu diesem Kanal werden die Gewebe durch das Projektil kurzzeitig radiär beschleunigt. In der Beschleunigungszone, der so genannten **temporären Wundhöhle,** entstehen Kontusionen.
Der Durchmesser der temporären Wundhöhle ist proportional der pro Wegstrecke abgegebenen Energie des Geschosses und vor allem von seiner Geschwindigkeit abhängig. Er kann bei Hochgeschwindigkeitsgeschossen ein Mehrfaches des Durchmessers des bleibenden Schusskanals betragen.

Knochensplitter als Sekundärgeschosse

Rasante Projektile reißen Knochensplitter als Sekundärgeschosse mit sich. Dadurch erweitern sich die Schusskanäle trompetenförmig in Schussrichtung.

Hydrodynamische Sprengwirkung

Sie spielt vor allem bei Treffern des Gehirns, Herzens und des gefüllten Magens eine Rolle. Im wasserhaltigen Hirngewebe, aber auch in flüssigen Medien breitet sich der Druck nach allen Seiten gleichförmig aus. Da die Flüssigkeiten nicht komprimierbar sind, kann der Durchtritt eines Projektils zur völligen Zerreißung („Sprengung") dieser Organe führen. Bei einem Schuss mit Hochgeschwindigkeitsmunition auf den Kopf, platzt dieser völlig auf und das Gehirn kann aus dem geborstenen Schädel geschleudert werden – es handelt sich um einen so genannten **Krönlein-Schuss.**

Grundlegende Befunde

Arten von Schussverletzungen

Am Anfang jeder Untersuchung ist die Anzahl der Schusswunden festzustellen. Dann sind zu differenzieren:

- Durchschüsse: Das Projektil hat den Körper durchdrungen, sowohl Ein- als auch Ausschusswunde sind vorhanden. Es handelt sich um die häufigste Schussverletzungsform.
- Steckschüsse: Dabei bleibt das Projektil im Körper stecken, z. B. in der Schädelhöhle oder unter der Haut, gegenüber der Einschusswunde. Zu Steckschüssen kommt es gehäuft durch kleinkalibrige bzw. matte Geschosse.
- Streifschüsse: Das Projektil „streift" die Körperoberfläche tangential oder nahezu parallel, sodass eine rinnenförmige Hautverletzung entsteht, die zumeist von in Schussrichtung weisenden Dehnungsrissen umgeben ist.

Einschuss

Allein aufgrund der schusstechnischen Voraussetzungen stellen sichere Einschusszeichen dar:

- Im Nahschussbereich: Schmauch und Pulverrückstände: Sie können auch an der Kleidung vorhanden sein, d. h. am primären Einschuss, nicht an der Wunde selbst.
- Unabhängig von der Schussentfernung: Abstreifring (Syn.: Schmutzring)

Er kommt durch das Abstreifen der im Lauf aufgenommen Rückstände des Projektilkopfs beim Hauteintritt zustande. Er schließt sich unmittelbar an den Rand der Einschusswunde an, ist bis 2 mm breit, grauschwarz glänzend. Der Abstreifring kann den Schürfsaum überlagern. Er ist wie die Beschmauchung nur am primären Einschuss vorhanden. Wurde z. B. Kleidung durchschossen, findet sich dort der Abstreifring. Bei schrägem Schuss kann er entgegen der Schussrichtung oval ausgezogen sein.
Darüber hinaus haben Einschusswunden in Abhängigkeit von der Schussentfernung spezielle morphologische Charakteristika (s. S. 56/57).

Ausschuss

An den Ausschusswunden fehlen Schmauch, Pulverrückstände und Abstreifring.

Zusammenfassung

- ✖ In Deutschland kommen Schussverletzungen relativ selten vor.
- ✖ Wesentlich ist das Erkennen von Durchschüssen und Steckschüssen.
- ✖ Grundlegende Merkmale zur Unterscheidung von Ein- und Ausschusswunden sind Schmauch, Pulverrückstände und Abstreifring.

Schuss II

Untersuchungsbefunde

Jede Leiche, die Schussverletzungen aufweist, sollte unbedingt vor der Obduktion geröntgt werden. Die Frage, ob und wie viele Steckschüsse vorhanden sind, kann dadurch leichter beantwortet werden. Kann die Körperoberfläche nicht mehr sicher beurteilt werden, z. B. bei Madenfraß, ist im Verdachtsfall gleichfalls eine röntgenologische Untersuchung angezeigt.
Die morphologischen Charakteristika von Schusswunden können Aussagen über die **Schussrichtung** (Ein- oder Ausschusswunde) und über die **Schussentfernung** erbringen.

Nahschuss

Absoluter Nahschuss

Bei absoluten Nahschüssen wird die Waffe auf die Haut vollständig (aufgesetzter Nahschuss) oder beinahe (Abstand von Laufmündung zur Haut etwa 1 mm) aufgesetzt. Derartige Nahschüsse kommen v. a. bei Suiziden vor. Am häufigsten wird die Waffe an die Schläfe, seltener an die Stirn gehalten.

Äußere Untersuchungsbefunde

- Einschusswunde: Sehr häufig entstehen über Knochentafeln (Schädel, Brustbein) **Platzwunden.** Die Haut „platzt" durch den Druck der ins Gewebe geleiteten, sich ausbreitenden Verbrennungsgase von innen her auf. Die Wunden an der Schläfe sind häufig dreistrahlig, können aber auch mehrstrahlig sein (▮ Abb. 1). In Stirnmitte kommen oft vierstrahlige Wunden vor. Zentral besteht infolge des Projektildurchtritts ein runder Defekt, sodass die Wundränder nicht völlig adaptierbar sind. Abstreif- und Schmauchring sowie Schürfsaum (s. S. 54/55) sind meist nicht darstellbar. Die Wunden können zumindest partiell von einer **Stanzmarke** umgeben sein (s. S. 54/55, ▮ Abb. 1).
Absolute Nahschüsse in Regionen ohne knöcherne Unterlage, z. B. Bauchschüsse, führen zu runden, nicht adaptierbaren Einschusswunden, an denen ein Abstreifring vorhanden sein kann. Der Schmauch findet sich im Wesentlichen im Wundinnern.

- Ausschusswunde: Die Munition üblicher Handfeuerwaffen führt in der Regel zu **kurzstrahligen,** seltener **schlitzförmigen** Platzwunden. Die fetzigen **Ränder** sind **völlig adaptierbar.** Am Kopf sind die Ausschüsse meist deutlich kleiner als die Einschüsse.

Innere Untersuchungsbefunde

- Schmauchhöhle: Die Platzwunde des Einschusses geht nach innen in die **Schmauchhöhle** über. Diese ist ebenfalls durch den Gasdruck verursacht und enthält Schmauch, der sich auch im weiteren Schusskanal finden kann. Daneben können unverbrannte Pulverpartikel vorhanden sein. Die betroffene Muskulatur ist gelegentlich lachsrot. Ursache dafür ist die unvollständige Verbrennung im Gewebe mit Bildung von CO-Hb/-Mb.
- Abstreifring am Knochen: Der Knochen zeigt am Einschuss vorwiegend einen runden Defekt (Lochbruch), meist mit dunkelgrauem Saum. Dabei handelt sich um den Abstreifring, der sich bei absoluten Nahschüssen an der Knochenaußenseite ausbilden kann. Manchmal ist er von Schmauch überlagert.
- Schusskanal: Er besteht aus einer kanalartigen Gewebszerstörungszone, deren Umgebung mehr oder weniger stark von Prellungsblutungen durchsetzt ist. Bei **Knochendurchschüssen** erweitert sich der Kanal in Schussrichtung meist durch die mitgerissenen Knochensplitter bzw. die Teile des sich zerlegenden Projektils, die röntgenologisch nachgewiesen werden können. Am Schädeldach entstehen um die Schussdefekte an **Tabula interna** bzw. **externa Randabsprengungen,** die sich in Schussrichtung trichterförmig erweitern. Ihnen kommt bei Leichen im späten postmortalen Intervall besondere Bedeutung zu, da Wunden und andere Merkmale keine Einschätzung der Schussrichtung mehr erlauben.

Relativer Nahschuss

Werden Schüsse aus einer Entfernung abgegeben, bei denen es um den primären Einschuss zur Beschmauchung sowie zur Auflagerung und Einsprengung von Pulverrückständen kommt, liegen relative Nahschüsse vor (s. S. 54/55, ▮ Tab. 1).

Äußere Untersuchungsbefunde

- Einschusswunde: Sie besteht meist aus einem **runden Defekt** mit **Schürfsaum** und evtl. mit **Abstreifring.** Die Defektränder sind **nicht adaptierbar.** Um die Wunde befindet sich ein **Kontusionsring,** d.h. ein Hämatom, das durch die Druckbelastung im Gewebe entstanden ist. **Schmauch** und **Pulverrückstände** sind an Haut oder Kleidung vorhanden.
- Ausschusswunde: Sie ist häufig schlitzartig, fetzigrandig, mit **adaptierbaren** Wundrändern, oft größer als die Einschusswunde.

Innere Untersuchungsbefunde

- Schusskanal: Er entspricht den Befunden, die beim absoluten Nahschuss beschrieben wurden.

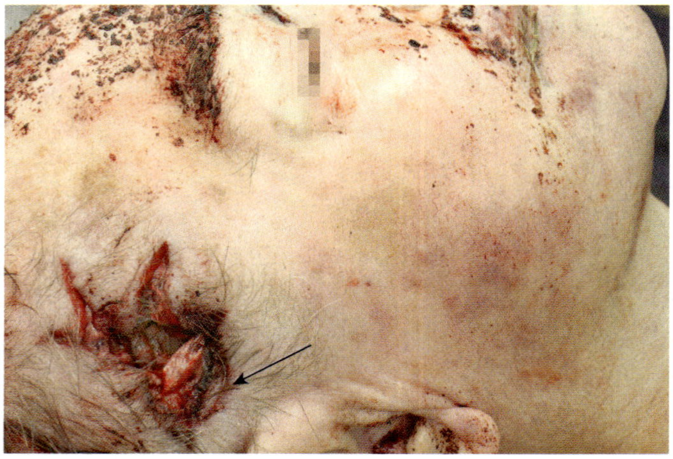

▮ Abb. 1: Typische mehrstrahlige Einschusswunde bei absolutem Nahschuss. Ohrwärts um den Wundrand bogenförmige Stanzmarke (↓). Kaliber 9 mm. Suizid eines 71-Jährigen. [3]

Fernschuss

Fernschüsse erfolgen aus Distanzen, bei denen lediglich Einschussdefekte entstehen; Beschmauchungen und Pulverrückstände fehlen (s. S. 54/55, ▮ Tab 1).

Äußere Untersuchungsbefunde

- Einschusswunde: Ihre Merkmale entsprechen denen der Einschusswunde beim relativen Nahschuss. Am primären Einschuss **fehlen** jedoch Schmauch und Pulverrückstände.
- Ausschusswunde: Der Befund entspricht dem der Ausschusswunde beim relativen Nahschuss.

Innere Untersuchungsbefunde

- Schusskanal: Er entspricht den Befunden, die beim absoluten Nahschuss beschrieben wurden.

Spezielle Schussformen

Mundschuss

Mundschüsse werden vor allem bei Suiziden beobachtet.

Äußere Untersuchungsbefunde

- Radiäre Lippenrisse: Der Druck der Verbrennungsgase, die aus dem Mund in Richtung Lauf austreten, führt zu Rissen der Lippen (▮ Abb. 2), gelegentlich auch der Schleimhaut des Mundvorhofs und der Haut um den Mund.
- Streifschussverletzungen der Zunge: Manchmal sind Mundschüsse mit derartigen Befunden kombiniert.

Innere Untersuchungsbefunde

- Einschussdefekt: Er liegt meist am harten Gaumen. Hier findet sich auch eine intensive Beschmauchung, keine Schmauchhöhle. Andere Einschussmerkmale sind meist nicht abgrenzbar.
- Schusskanal: Er verläuft meist durch den Clivus ins Gehirn.
- Sonstige Befunde: Der Ausschuss ist typischerweise am Hinterhaupt lokalisiert. Bei Verwendung von rasanter Munition treten Befunde nach Art eines Krönlein-Schusses auf (s. S. 54/55).

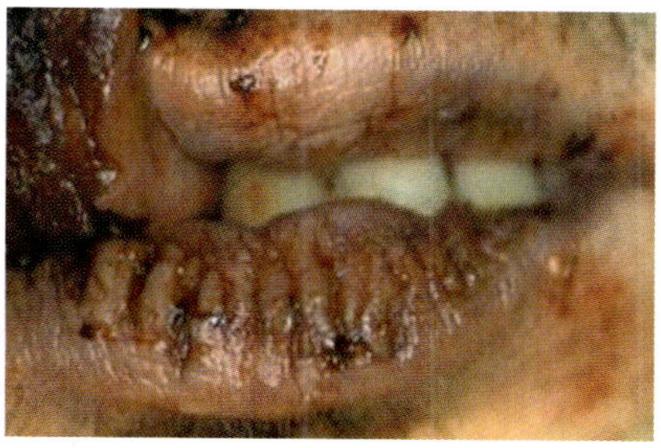

▮ Abb. 2: Radiäre Risse der Lippen bei suizidalem Schuss in den Mund mit einer Flinte (Pumpgun). [3]

Querschläger

Ein Querschläger (Syn.: Geller- oder Rikochett-Schuss) liegt vor, wenn ein Projektil vor dem Eindringen in den Körper durch Wände, Bäume u. Ä. in seiner Flugbahn abgelenkt wird. Dadurch kann das Projektil beschädigt werden und ins Taumeln kommen, sodass eine uncharakteristische, relativ große Einschusswunde resultiert.

Handlungsfähigkeit

Bei Schussverletzungen des Herzens und der großen Schlagadern tritt der Tod nach wenigen Minuten ein. Bei Lungen- und Bauchschüssen kann gelegentlich eine längere Handlungsfähigkeit bestehen. Kopfschüsse führen zum sofortigen Todeseintritt, wenn das Stammhirn oder das Ventrikelsystem verletzt wird. Bei Schüssen durch das Stirnhirn kann lange Zeit Handlungsfähigkeit bestehen. Infolgedessen kann bei Suiziden die Waffe weit entfernt von den Betroffenen aufgefunden werden.

Suizid/Fremdbeibringung

Die Unterscheidung, ob ein Suizid oder die Einwirkung fremder Hand vorliegt, ist allein aufgrund des Obduktionsbefunds in der Regel nicht möglich. Es können sich nur Hinweise in die eine oder andere Richtung ergeben:

Suizid

- Schusshand: Bei absoluten Nahschüssen kann aus der Einschusswunde **Blut,** seltener Gewebe auf die Schusshand **spritzen.** Der Nachweis einer **Beschmauchung** der Schusshand, die fast nie mit dem bloßen Auge erkennbar ist, kann mit verschiedenen Labormethoden an Abrieben der Hände des Opfers oder eines Tatverdächtigen durchgeführt werden. Die Wahrscheinlichkeit einer Beschmauchung ist bei Verwendung von Revolvern aufgrund des Spaltraums um die Trommel größer als bei Pistolen.
- Mundschuss
- unmittelbar vorausgegangene Suizidversuche: In Frage kommen frische Pulsaderschnitte oder ein Erhängungsversuch mit Strangmarke.

Fremde Hand

- Kampfspuren: Griffspuren oder Abwehrverletzungen deuten auf fremde Hand hin.
- Fernschuss
- Einschüsse an schwer zugänglichen Körperstellen
- mehrere Schüsse: v. a., wenn sie in verschiedenen Körperregionen lokalisiert sind.

Zusammenfassung

- ✖ Absolute Nahschüsse werden typischerweise bei Suiziden beobachtet.
- ✖ Nahschusszeichen sind Schmauch und unverbrannte Pulverrückstände am primären Schussdefekt.
- ✖ Schussbedingte Stirnhirnverletzungen können eine längere Handlungsfähigkeit vor dem Tod nach sich ziehen.

Thermische Einwirkungen

Hitze

Hyperthermien

Ödeme

Definition

Unter Hyperthermie versteht man eine Erwärmung des Körpers, die nicht den normalen Steuerungsmechanismen des Wärmeregulationszentrums entspricht.

In der Rechtsmedizin spielen Hyperthermien durch hohe Außentemperaturen eine Rolle, die maligne Hyperthermie ist dagegen von untergeordneter Bedeutung.
Durchschnittlich sterben in Deutschland pro Jahr etwa 15 Personen infolge derartiger Hyperthermien.

Pathophysiologische Grundlagen

Pathophysiologisch und klinisch sind zu unterscheiden:

Hitzschlag
Hohe Außentemperaturen bei unzureichender Wärmeabgabe, zumeist bedingt durch Flüssigkeitsmangel, können zu Körpertemperaturen von über 40 °C und letztlich zum Tod führen. Besonders gefährdet sind Soldaten im Training und Säuglinge in überhitzten Pkws.

Sonnenstich
Er stellt einen „isolierten Hitzschlag des Kopfs" dar.

Hitzekollaps
Ein hypovolämischer Kollaps kann durch Flüssigkeits- und Elektrolytverluste bedingt sein.

Untersuchungsbefunde

Äußere Untersuchungsbefunde
Keine relevanten Auffälligkeiten.

Innere Untersuchungsbefunde
- Hirnödem
- Lungenödem
- gelegentlich Petechien, z. B. subpleural oder subepikardial (s. S. 42/43)
- flüssiges Blut
- intensive akute Blutfülle der Organe, beim Sonnenstich auch der weichen Hirnhäute.

Verbrennungen/Verbrühungen

Definition

Als Verbrennungen werden Verletzungen bezeichnet, die durch übermäßige Hitzeeinwirkung entstanden sind. Verbrühungen sind Verletzungen durch heiße Flüssigkeiten und Dämpfe.

Ursachen von Verbrennungen sind Flammen, Explosionen, elektrischer Strom, heiße Gegenstände und Gase. Primär werden Haut und äußere Schleimhäute geschädigt.
In einem Jahr sterben in Deutschland rund 350 Menschen an den Folgen von Verbrennungen. Vor allem Unfälle, seltener Suizide und Fremdeinwirkungen kommen vor.

Pathophysiologische Grundlagen

Bei erhöhten Hauttemperaturen treten **lokale Schäden** auf. (▮ Tab. 1).
Die Einwirkzeiten bis zur Hautschädigung bei unterschiedlichen Temperaturen betragen:

- ≈ 45–50 °C: wenige Minuten
- ≈ 51–70 °C: wenige Sekunden
- > 70 °C: Bruchteile von Sekunden.

Darüber hinaus haben die veränderten Proteinstrukturen infolge toxischer, antigener und immunmodulatorischer Wirkungen erhebliche **Folgen für den Gesamtorganismus.**
Wenn Betroffene bei Brandausbruch noch leben, atmen sie meist Rauchgase ein und können an **Rauchgasvergiftung** versterben. Wesentlich ist dabei CO, selten CN^-, welches beim Verbrennen bestimmter Materialien gebildet wird. Gelegentlich kann allein der O_2-Mangel im Brandherd ursächlich für den Tod sein (Ersticken).

Grad	Temperatur	Lokale Schäden
Grad I	> 40 °C	Kapillarektasien mit reversiblem Erythem; temporäre Funktionsverluste von Enzymen
Grad II	≅ 50 °C	Kapillarwandschäden mit Serumaustritt und Blasenbildung; Proteindenaturierungen
Grad III	≥ 62 °C	Vollständige Proteindenaturierung mit Koagulationsnekrosen
Grad IV	≥ 400 °C	Verkohlung bis Veraschung; bei Verbrühungen nicht möglich

▮ Tab. 1: Merkmale der Verbrennungsgrade.

Untersuchungsbefunde

Äußere Untersuchungsbefunde
- Krähenfüße: Aussparungen in der Berußung an den äußeren Augenwinkeln, die durch Zukneifen der Augen bedingt sind. Sie werden als Vitalitätszeichen gewertet.
- Totenflecke: Sie sind infolge ausgedehnter Hitzeveränderungen der Haut oft gar nicht beurteilbar. Bei Rauchgaseinatmung können sie hellrot sein.
- unterschiedliche Verbrennungsgrade: Erytheme und Blasen der Haut sind keine sicheren Vitalitätszeichen. Auch Nekrosen und Verkohlungen können postmortal entstehen.
- Veränderungen von Kopfhaar und Körperbehaarung: Bei ≥ 150 °C kräuseln sich die Kopfhaare und verfärben sich nach braunrötlich. Die Haare werden bei Verbrennungen angesengt, hingegen nicht bei Verbrühungen.
- Fechter- bzw. Boxerstellung: postmortale Beugestellung der Gelenke durch Hitzeschrumpfung der Muskulatur. Aufgrund der Hitzedenaturierungen kann sich bei Brandleichen keine Totenstarre mehr ausbilden.
- Hautaufreißungen: avitale, glattrandige Risse durch hitzebedingte Hautschrumpfungen.

Innere Untersuchungsbefunde
- Rußaspiration: Sie ist das am häufigsten vorkommende Vitalitätszeichen (▮ Abb. 1).
- Rußpartikel im Mageninhalt: Ein weiteres, jedoch seltenes vitales Zeichen sind verschluckte Rußpartikel im Magen.
- Inhalationstrauma: Als Folge der Einatmung heißer Gase bilden sich in den Schleimhäuten der oberen Atemwege Koagulationsnekrosen mit Desquamationen aus.
- Zeichen der CO-Intoxikation: Die Befunde (s. S. 66/67) sind ab ≈ 40 % CO-Hb zu finden.
- Brandhämatom: Durch die Hitze wird postmortal Blut aus der Spongiosa des Schädeldachs nach innen ausgepresst.

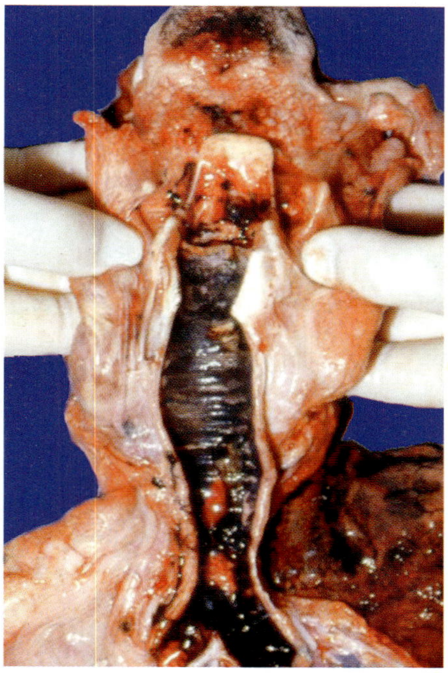

Abb. 1: Rußaspiration. 73-Jähriger, verstorben durch Wohnungsbrand. [2]

Dadurch kann ein epidurales Hämatom vorgetäuscht werden.

- Hitzefixierung von Organen und Muskulatur: Die Gewebe erscheinen „wie gekocht“.

Zusatzuntersuchungen

- chemisch-toxikologische Untersuchungen:
  - Immer ist CO-Hb zu bestimmen. Nur Werte ≥ 20% CO-Hb sprechen für eine Rauchgaseinatmung (bis zu 15% kann beim Rauchen entstehen).
  - evtl. Untersuchung auf Brandbeschleuniger; bei Verdacht: Probenasservierung, z. B. zum Nachweis von Benzin und Brennspiritus (s. S. 62/63).

Kälte

Hypothermien

Definition

Hypothermien sind Zustände, bei denen infolge von Kälte die Wärmeabgabe des Körpers über längere Zeit größer ist als die Wärmeproduktion.

Körperkerntemperaturen von < 35 °C werden als Hypothermie bezeichnet. Deutschlandweit versterben etwa 100 Personen pro Jahr infolge von Unterkühlungen.

Pathophysiologische Grundlagen

Sinkt die Umgebungstemperatur, wird die Wärmeabgabe in der Peripherie durch Vasokonstriktion reduziert (Zentralisation). Muskelzittern führt zu vermehrter Wärmebildung. Bei Überforderung dieser Regelmechanismen kommt es zur Hypothermie. Körpertemperaturen von ≈ 30–27 °C bewirken Bewusstseinstrübungen, Bradypnoe und -arrhythmie. Unter 27 °C treten Kammerflimmern und Asystolie auf. Hypothermien entstehen auch bei Umgebungstemperaturen von ≈ 10–20 °C. Begünstigende Faktoren sind Feuchtigkeit, Luftbewegung und Hilflosigkeit (Alkohol, Verletzung, Krankheit).

Unterkühlte werden auch teilbekleidet oder nackt aufgefunden (paradoxe Reaktion, „Kälteidiotie“), da sie offenbar temporär Wärmegefühle empfinden. Die Pathomechanismen, die die morphologischen Unterkühlungsbefunde bedingen, sind nicht vollständig geklärt.

Untersuchungsbefunde

Äußere Untersuchungsbefunde

- Erytheme: Die „Kälteerytheme“ sind an den Knien, manchmal über den Schienbeinen, an Ellenbogen sowie Handrücken lokalisiert und stellen Vitalitätszeichen dar (Abb. 2).
- hellrote Totenflecke: Sie sind kein Vitalitätszeichen (s. S. 2/3).

Innere Untersuchungsbefunde

- hämorrhagische Erosionen der Magenschleimhaut (Wischnewski, 1895): Sie werden im Zusammenhang mit den Erythemen als beweisend für den Unterkühlungstod angesehen.
- Blutungen im M. iliopsoas: Sie sind nur selten zu beobachten.
- prall gefüllte Harnblase: Ein Befund, der mit längeren Agonien einhergeht.
- gravierende vorbestehende körperliche Erkrankungen: Leiden, die der Möglichkeit einer Selbstrettung vor der Auskühlung entgegenstehen.

Zusatzuntersuchungen

- Nachweis von Azeton im Urin: relativ häufig positive Befunde, die durch die lange Bewusstlosigkeit zu erklären sind
- Alkoholbestimmung: Die BAK kann niedrig sein, da der Abbau auch in der Agonie erfolgt.

Lokale Erfrierungen

Lokale Erfrierungen (Grad I: Blässe und Erytheme, Grad II: Blasenbildungen, Grad III: Nekrosen) führen kaum zum Tod, sodass sie rechtsmedizinisch praktisch nicht relevant sind.

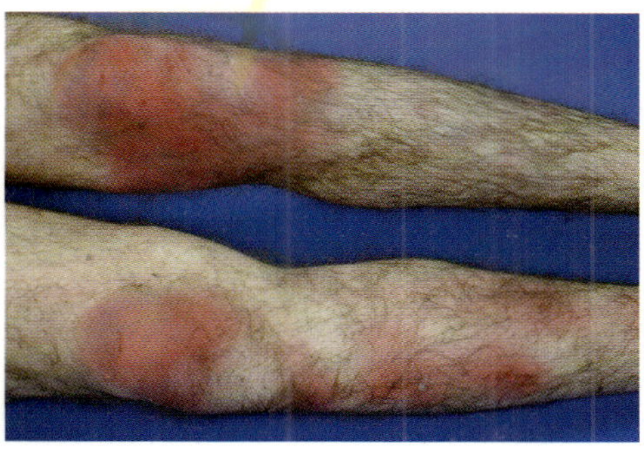

Abb. 2: „Kälteerytheme“. 28-Jähriger im Februar im Freien tot aufgefunden. Toxischer Diazepam-Serumspiegel. Suizid. [3]

Zusammenfassung

- Der Todeseintritt bei Verbrennen kann durch Rußaspiration bewiesen werden, manchmal in Verbindung mit CO-Hb-Werten von > 20%. Die Verbrennungsbefunde der Haut allein belegen den Tod durch Hitze nicht.
- Die Diagnose „Tod durch Hypothermie“ wird anhand von Erythemen in Kombination mit hämorrhagischen Erosionen der Magenschleimhaut gestellt.

Elektrizität

Gleich- und Wechselstrom

Definition

Einwirkungen von Gleich- und Wechselstrom im Niederspannungsbereich können Strommarken sowie Herzkammerflimmern und Asystolie zur Folge haben. Hochspannung führt häufig zu tödlichen Verbrennungen.

Im Jahr 2006 wurden in der BRD 58 Todesfälle, zumeist Unfälle, durch elektrischen Strom verzeichnet. Äußerst selten kommen Unfälle bei autoerotischen Handlungen vor. Neben Suiziden werden vereinzelt Tötungsverbrechen mittels Strom realisiert.

Physikalische Grundlagen

Gleich- und Wechselspannungen werden in verschiedenen Bereichen genutzt:

Niederspannungen

Sie umfassen Wechselspannungen ≤ 1000 V, also auch die im Haushalt verwendete Netzspannung von 230 V und 50 Hz, sowie Gleichspannungen ≤ 1500 V.

Hochspannungen

Dabei handelt es sich meist um Wechsel-, selten um Gleichspannungen > 1000 V. Hochspannungsleitungen sind für 10 000 – 400 000 V ausgelegt. Beispielsweise wird der ICE mit 15 000 V Wechselspannung betrieben. Bei ungenügendem Abstand zu Hochspannungsleitungen besteht die Gefahr einer Lichtbogenbildung. Es entwickeln sich kurzzeitig Temperaturen von mehreren 1000 °C.

In Stromkreisen kommt es aufgrund des elektrischen Widerstands zur Wärmebildung (Joule'sche Wärme). Sie nimmt mit dem Quadrat der Stromstärke zu.

Pathophysiologische Grundlagen

Thermische Wirkungen

- Niederspannungen: Der Übergangswiderstand der menschlichen Haut beträgt 1000 – 2000 Ω, bei Nässe kann er sich auf ≤ 500 Ω reduzieren. An den Stromein- und -austrittsstellen entstehen thermische Effekte an der Haut, so genannte **Strommarken.** Sie weisen zentral in der Regel Verbrennungen Grad III auf. Die Verbrennungen sind von einem weißen Hautwall umgeben, der möglicherweise durch eine strominduzierte Gasbildung im Gewebe bedingt ist. Strommarken sind in etwa 90 % der Fälle nachweisbar. Bei Stromtod in Badewannen werden sie nur bei ≈ 30 % der Betroffenen gefunden. Im Wasser können sich teils „lineare Strommarken" auf Höhe des Wasserspiegels ausbilden. Einerseits führt ein letaler Stromfluss nicht zwingend zur Entstehung von Strommarken. Andererseits können bei überlebten Unfällen entsprechende Marken vorhanden sein.
- Hochspannungen: Die Einwirkung von Hochspannung zieht eine enorme Wärmebildung im gesamten Körper nach sich. Die hohen Stromstärken führen in Bruchteilen von Sekunden durch rasante Erhitzung des Körperwassers zu ausgedehnten Verbrennungen Grad III und IV. Bei Ausbildung eines Lichtbogens kann der Körper in Sekunden vollständig „verkochen" und verkohlen. Auch ohne direkten Leiterkontakt kann es zur Entstehung eines Lichtbogens kommen. Sehr selten treten bei Hochspannungsunfällen Strommarken auf.

Bioelektrische Wirkungen

Wird der Mensch in einen Stromkreis einbezogen, können die externen elektrischen Reize durch Depolarisation von Membranen Erregungen auslösen, die die körpereigene Elektrizität überlagern. Dabei ist die Stromstärke für die Wirkung entscheidend. Bei 15 – 25 mA werden an den Händen Kontraktionen induziert, die ein Loslassen des Leiters nicht mehr möglich machen. Ab 50 mA besteht die Gefahr von **Herzkammerflimmern,** allerdings nur, wenn die Erregung in die vulnerable Phase der elektrischen Herzaktion fällt. Die in den Haushalten verwendete Netzspannung ist aufgrund ihrer Frequenz als Auslöser von Kammerflimmern besonders gefährlich. Eine externe Stromwirkung ist auch vom Stromweg abhängig. Der Todeseintritt wird begünstigt, wenn der Stromfluss durch das Herz vom linken Arm zum rechten Bein verläuft.

Auffindungssituationen

Todesfälle ereignen sich:

- in der Nähe von elektrischen Kabeln, Anlagen und Geräten
- in der Badewanne: In diesen Fällen kann der Stromtod evtl. durch ins Wasser geworfene Geräte, z. B. Föhn, verursacht werden.
- mit am Körper fixierten Kabelenden: eine Situation, die für Suizid spricht
- an Hochspannungsleitungen und -masten.

Untersuchungsbefunde

Niederspannungen

Da der **Tod durch Herzkammerflimmern** bei der Obduktion nicht nachweisbar ist, gehört die Diagnose „Tod durch elektrischen Strom" zu den **Ausschlussdiagnosen** und kann letztlich nur im Zusammenhang mit technischen Begutachtungsergebnissen gestellt werden.

- Äußere Untersuchungsbefunde
  - Strommarken: Stromein- und -austrittsstellen finden sich häufig an Händen und Fußsohlen (■ Abb. 1). Die Marken sind rund oder oval, besitzen eingesunkene Zentren mit Verbrennungen Grad III – IV und wallartig aufgeworfenen, weißen Rändern („Porzellanwall"). Sie stellen kein Vitalitätszeichen dar.
- Innere Untersuchungsbefunde
  - flüssiges Leichenblut
  - akute Blutfülle der inneren Organe.
- Zusatzuntersuchungen
  - Histologie: In der Marke findet man eine Palisadenstellung der Basalzellepithelien, die Kernelongationen aufweisen. Der Befund ist unspezifisch für eine Stromeinwirkung und tritt

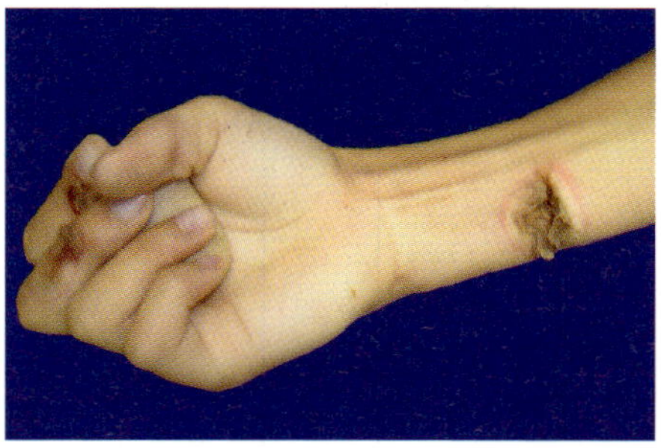

■ Abb. 1: Strommarken. Tod eines 10-Jährigen infolge von Manipulationen an einer Mehrfachsteckdosenleiste (230 V Netzstrom). [3]

auch bei anderen Hitzeschädigungen, bei Alterationen der Haut durch Kälte und chemische Einwirkungen auf. Partikel des elektrischen Leiters, die durch Metallisation in die Strommarken gelangt sind, können histochemisch dargestellt werden. In seltenen Fällen ergeben sich dadurch Hinweise auf den Kontakt mit einem bestimmten stromführenden Leiter.

Hochspannungen

- Äußere Untersuchungsbefunde:
  - Verbrennungen Grad III und IV (s. S. 58/59): Sie betreffen die Körperoberfläche oft nur partiell, die Kopfhaare können abgebrannt sein. Eine vollständige Verkohlung ist möglich.
  - Strommarken: Sie sind selten, evtl. an den Fußsohlen vorhanden.
- Innere Untersuchungsbefunde:
  - Rußeinatmung: Nur spärlich oder fehlend, da es zu keiner relevanten Rauchgasentwicklung kommt und der Tod in wenigen Sekunden eintritt.
  - Sekundärverletzungen: Beispielsweise kann der Sturz eines thermisch Geschädigten von einem Strommast schwerwiegende innere Verletzungen nach sich ziehen, die kaum vitalen Charakter haben.
  - Hitzefixierung der inneren Organe (s. S. 58/59).

Blitz

Definition

Blitze haben Verletzungen zur Folge, die durch Einwirkung von Stromfluss, Hitze und Druck charakterisiert sind. Der Strom führt an der Haut zu typischen Erythemen; Herzkammerflimmern kann ausgelöst werden.

Jährlich sterben in der BRD etwa fünf Menschen durch Blitzschlag. Etwa 10% der von Blitzen Getroffenen überleben.

Physikalische und pathophysiologische Grundlagen

In der Natur sind elektrische Entladungen zwischen Himmel und Erde eine Ursache für Blitze. Bei Erdblitzen können mehr als 20000 A und bis zu 10 Millionen V auftreten. Allerdings ist die Dauer des Stromflusses mit ≈0,0005 s äußerst niedrig.

Direkter Blitzschlag

Aufgrund der kurzen Dauer bleiben Blitze beim Einschlagen hauptsächlich an der Oberfläche („Skineffekt"). Als vasomotorisches Phänomen können sich Blitzerytheme ausbilden. Beim Eindringen in den Körper entsteht nur selten eine bedeutsame Wärme, die dagegen bei Treffern von Gegenständen beträchtlich sein kann.

Blitzeffekt im Spannungskegel

Schlägt ein Blitz in die Erde, bildet sich ein Spannungskegel, in dem die Spannung vom Zentrum zur Peripherie abnimmt. Bei Schrittstellung der Beine am Boden wird eine Spannungsdifferenz, die „Schrittspannung", wirksam. Auf diese Weise kann es ohne direkten Treffer auch zum Blitztod durch Herzkammerflimmern kommen.

Auffindungssituationen

Blitztote werden typischerweise im Freien aufgefunden:

- im Wald: z.B. Pilzsucher und Jäger
- auf dem Wasser: z.B. Wassersportler und Angler.

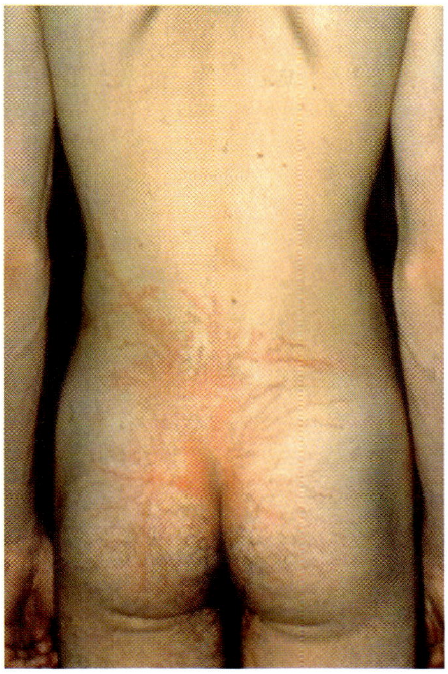

Abb. 2: Blitzerythem. 18-Jähriger nach überlebtem Blitzschlag. [3]

Untersuchungsbefunde

Äußere Untersuchungsbefunde

- Blitzerythem: Voraussetzung dafür sind direkte Treffer. Die Erytheme ähneln Farnkrautstrukturen und finden sich bei ≈30% der Blitztoten (Abb. 2).
- Kleidung: Hitzebeschädigungen sowie auch Zerreißungen infolge des Drucks
- Verbrennungen: Sie kommen seltener vor und sind meist durch Hitzeschäden an den Kleidungsstücken bedingt.
- Verletzungen durch stumpfe Gewalt: infolge der Druckwirkung des Blitzes.

Innere Untersuchungsbefunde

Es finden sich zumeist keinerlei Auffälligkeiten.

Zusammenfassung

- Zum Todeseintritt durch Elektrizität kommt es meist infolge von Herzkammerflimmern.
- Bei Todesfällen durch Niederspannung treten häufig Strommarken auf, die allerdings kein Vitalitätszeichen sind.
- Hochspannungseinwirkung führt oft zu schweren Verbrennungen und Verkohlungen.
- Farnkrautartige Erytheme sind das Kennzeichen direkter Blitztreffer.

Grundlagen der forensischen Toxikologie

Definition
Forensische Toxikologie ist die Lehre der Vergiftungen mit dem speziellen Ziel, rechtlich relevante Fragestellungen bei Lebenden und Verstorbenen aufzuklären.

Zielstellungen

Die wesentlichen Aufgaben der forensischen Toxikologie sind:

Bei Lebenden

- Bestimmung der Serumspiegel zentral wirksamer Substanzen und ihrer Metaboliten:
  - als Beurteilungsgrundlage bezüglich verminderter oder aufgehobener Schuldfähigkeit (§§ 21, 20 StGB)
  - als Beurteilungsgrundlage für Beeinträchtigungen der Fahrtüchtigkeit (§ 24a StVG und § 316 StGB).
- Bestimmung zentral wirksamer Substanzen und ihrer Metaboliten in den Haaren:
  - als Beurteilungsgrundlage bezüglich verminderter oder aufgehobener Schuldfähigkeit (§§ 21, 20 StGB) infolge einer Gewöhnung oder Sucht, insbesondere wenn zum Vorfallszeitpunkt keine Blutprobe gewonnen werden konnte
  - als Beurteilungsgrundlage für eine Unterbringung in einer Entziehungsanstalt bei Straftaten v. a. Alkohol- und Drogenabhängiger (§ 64 StGB)
  - als Beurteilungsgrundlage der Fahreignung zur Wiedererlangung der Fahrerlaubnis.
- Bestimmung zentral wirksamer Substanzen und ihrer Metaboliten im Urin: zur Kontrolle von Bewährungsauflagen v. a. im Zusammenhang mit Drogenentzugsbehandlungen.

Bei Leichen

- Bestimmung der Serumspiegel zentral wirksamer und anderer Substanzen:
  - als Beurteilungsgrundlage tödlicher Intoxikationen
  - als Beurteilungsgrundlage der Handlungsfähigkeit unmittelbar vor Todeseintritt.
- Nachweis von Brandbeschleunigern, z. B. bei Verdacht auf Leichenbeseitigungsversuch.

Vergiftungsverdacht

Bei der **Leichenschau** können sich Anhaltspunkte für letale Vergiftungen ergeben:

- CO: hellrote Totenflecke (homogen hellrot, unabhängig von Kälteeinwirkung)
- Medikamente:
  - Tablettenrückstände in Trinkgefäßen, seltener Tablettenreste im Mund
  - leere Arzneimittelverpackungen, evtl. auch Ampullen (Insulin) oder Flaschen.
- Heroin und andere Drogen/Arzneimittel:
  - Injektionsstellen
  - Fixerutensilien.
- Pflanzenschutzmittel: Warnfarbe im Mund (Parathion)
- unspezifisch:
  - Spuren von Erbrochenem, da es bei zahlreichen Vergiftungen aufgrund vagaler Reaktionen zu Übelkeit und Erbrechen kommt
  - zwei oder mehrere Tote ohne Gewalteinwirkungen.

Darüber hinaus spielen die **Auffindungssituation** und die Hinweise, die sich durch die **Befragung** von Ärzten und anderen Personen ergeben, eine wesentliche Rolle (s. S. 12/13).

> Vergiftungen sind a priori nicht auszuschließen, wenn Personen versterben und sich ihr Tod weder durch plötzliche Erkrankungen noch durch akute Verschlechterungen bestehender Erkrankungen bzw. durch Verletzungen logisch erklären lässt.

Bei der **Obduktion** deuten folgende Befunde zusätzlich auf Vergiftungen hin:

- CO (s. S. 66/67)
- Medikamente: Tabletten-/Drageereste oder Kapselfüllungen im Magen bzw. Zwölffingerdarm
- Heroin (s. S. 64/65)
- Pflanzenschutzmittel: Warnfarben im Magen, gelegentlich im Darm
- Zyanwasserstoff/Zyanide: Bittermandelgeruch des Mageninhalts und/oder der -schleimhaut (nur von etwa 30% der Menschen wahrnehmbar); positive Befunde mit einem Spürgerät für CN^--Ionen
- unspezifisch: pralle Füllung der Harnblase bei zahlreichen Vergiftungen mit längerer Agonie. **Cave:** volle Harnblase oft auch bei Prostatahyperplasie und Schädel-Hirn-Trauma!

Asservierungen für toxikologische Analysen

Bei **Todesfällen** mit Vergiftungsverdacht wird je nach Fragestellung asserviert zur Untersuchung auf:

- illegale Drogen, Arzneimittel und andere toxische Substanzen:
  - Körperflüssigkeiten: Oberschenkelvenen- und Herzblut, Urin, Mageninhalt, evtl. auch Gallenflüssigkeit
  - Organteile: Lunge, Leber und Niere
  - Kopfhaare.
- leicht flüchtige Substanzen, z. B. Narkosemittel und Brandbeschleuniger (s. S. 58/59):
  - Körperflüssigkeiten: Oberschenkelvenen- und Herzblut, Urin
  - Organteile: Lunge, Fettgewebe der Haut und Hirn.

Die Aufbewahrung erfolgt in luftdicht verschließbaren Glasgefäßen, die nach der Probenentnahme sofort tiefgefroren werden.
- Insulin und CO (s. S. 64–67).

Bei **Lebenden** werden Blut, Urin und Kopfhaare abgenommen (s. S. 20/21).

Analysemethoden

Zur Qualitätssicherung der Analysen hat in der BRD die Gesellschaft für Toxikologische und Forensische Chemie (GTFCh) Richtlinien erstellt, die als verbindlich anzusehen sind.

Hinweisgebende Untersuchungen

Immunoassays
Sie dienen dem Hinweis auf Substanzgruppen, aber auch dem Ausschluss derselben (Screening). Allerdings führen die Tests aus verschiedenen Gründen, z. B. infolge des Cut-offs, zu falsch negativen Ergebnissen. Durch Kreuzreaktionen können falsch positive Resultate auftreten. Beispielsweise bewirken bestimmte Fäulnisprodukte positive Amphetaminbefunde. Deswegen müssen diese Befunde immer durch spezifische Untersuchungen bestätigt werden, um vor Gericht als Beweis anerkannt zu werden.

Spezifische Untersuchungen

Chromatographisch-spektrometrische Methoden
Durch die Chromatographie werden die Stoffgemische aufgetrennt. Mit der Spektrometrie, heutzutage der Massenspektrometrie, erfolgen die Identifizierung und Konzentrationsbestimmung der Substanzen. Allgemein verbreitet sind:
- Gaschromatographie in Kombination mit Massenspektrometrie (GC/MS): Zur Identifizierung einer Substanz wird in der Regel

ein Vergleich des Spektrums einer unbekannten Probe mit den Referenzspektren großer Datenbanken vorgenommen (▮ Abb. 1). Die Sensitivität gestattet, Mengen im Nanogrammbereich pro Milliliter nachzuweisen.

- Flüssigkeits-(Liquid-)Chromatographie in Kombination mit Massenspektrometrie (LC-MS/MS): LC-MS/MS ist für die meisten Substanzen 10- bis 100-fach sensitiver als GC/MS. Mit dieser Technik werden auch Stoffe erfasst, die sonst nicht nachweisbar sind.

Untersuchungsmaterialien

Körperflüssigkeiten

Blut (Serum)

Die Konzentrationen stellen die Beurteilungsgrundlage dar für:

- die aktuellen Beeinflussungen Lebender und bei Verstorbenen zum Todeszeitpunkt
- die Todesursache
- Angaben zur Menge und zum Zeitpunkt der aufgenommenen Substanz.

Urin

Im Urin sind überwiegend hydrophile Metaboliten zentral wirksamer Substanzen detektierbar. Im Vergleich zum Serum besteht eine längere Nachweisbarkeit, d. h. auch zu einem Zeitpunkt, wenn keine akute Beeinträchtigung mehr gegeben ist. Bei sehr schnell tödlich verlaufenden Intoxikationen kann der Urinbefund negativ sein, weil vor der Ausscheidung der Metaboliten der Tod eintrat.

Mageninhalt

In Einzelfällen ist die Kenntnis der Konzentrationen im Magen wichtig, um festzustellen, ob der Tod bereits in der Resorptionsphase eingetreten ist.

Organteile: Lunge, Leber und Niere

Aus dem Verhältnis der Konzentrationen der Ausgangssubstanz und der Metaboliten in den verschiedenen Organen können im Zusammenhang mit den Ergebnissen der Körperflüssigkeiten detaillierte Aussagen zum Verlauf einer Intoxikation gemacht werden.

Kopfhaare

Die Analysen der Haare (Haarwachstum pro Monat ≈ 1 cm) gestatten die retrospektive Beurteilung eines etwaigen Missbrauchs von Alkohol, Drogen und anderer zentral wirksamen Substanzen sowie seiner Intensität im zeitlichen Verlauf.

Beurteilung toxikologischer Befunde

Bei Konzentrationsbeurteilungen sind die vitale Pharmakokinetik und postmortale Effekte zu berücksichtigen:

- Gewöhnung/Sucht: Aufgrund von Toleranzentwicklungen sind im Vergleich zu Normalpersonen viel höhere Konzentrationen notwendig, um zu einer bestimmten Wirkung oder zum Tod zu führen.
- wiederholte Einnahme einer Substanz: Eine Konzentration ist dann anders zu bewerten als bei einmaliger Einnahme. Dabei sind die Einzeldosen, die Zeitspannen zwischen den Einnahmen und die HWZ bedeutsam.
- Störungen der Resorption oder Elimination: Beispielsweise besteht bei älteren Personen häufig eine verminderte renale Clearance, sodass Wirkstoffkumulationen auftreten.
- Zeitintervall vom Tod bis zur Asservierung bzw. Analyse: In dieser Zeit kann es zu erheblichen Konzentrationsänderungen kommen, da z. B. lipophile Substanzen infolge der Vorgänge im frühen und späten pm-Intervall aus den Organen ins Blut rückverteilt werden.
- Neubildung von Stoffen in der Leiche: Dies ist vor allem bei Fäulnis in Betracht zu ziehen.

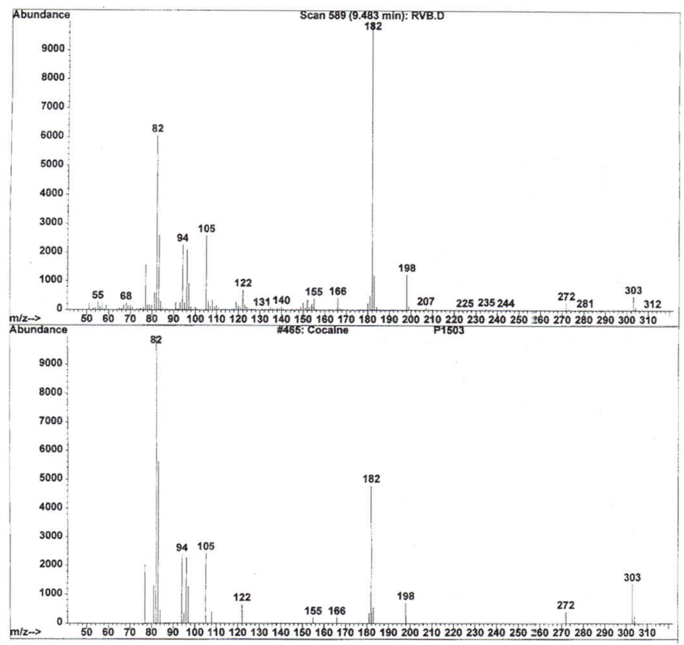

▮ Abb. 1: Oben: Ein Massenspektrum des Gaschromatogramms (nach Trennzeit von 9,483 min) einer unbekannten Probe. Unten: Massenspektrum von Kokain aus einer Datenbank. Die weitgehende Übereinstimmung beider Spektren zeigt, dass die unbekannte Probe offensichtlich Kokain enthält. [4]

Zusammenfassung

- Bei Lebenden dienen toxikologische Untersuchungen v. a. als Beurteilungsgrundlagen von Schuldfähigkeit und Fahrtauglichkeit.
- An Leichenmaterial sind toxikologische Analysen immer angezeigt, wenn durch Obduktion keine Todesursache festgestellt werden kann und sich durch Ermittlungen auch keine Hinweise für einen funktionellen Todeseintritt ergeben.
- In der forensischen Toxikologie sind die Methoden der Wahl GC/MS sowie LC-MS/MS.

Spezielle Intoxikationen I

Arzneimittel

Es wird nur auf die wichtigsten Arzneimittelgruppen der forensischen Praxis eingegangen.

Hypnotika und Sedativa

Zu dieser Gruppe zählen die Benzodiazepine. Sie gehören zu den meistverordneten Medikamenten mit großer therapeutischer Breite, aber auch mit weltweit höchster Missbrauchsrate. Das Gewöhnungs- und Abhängigkeitspotential ist hoch. Diazepam und Flunitrazepam werden als Substitutionsmittel verwendet. Letale Intoxikationen, allein durch Benzodiazepine verursacht, treten kaum auf. Häufig werden sie mit Alkohol und anderen zentral wirksamen Substanzen kombiniert (Mischintoxikationen). Potenzierende Wirkungsverstärkungen können zum Tode führende Atemdepressionen bedingen. Schnell wirksame, in Alkoholika gelöste Benzodiazepine wie Flunitrazepam werden als **K. O.-Mittel** (Syn.: K. O.-Tropfen) eingesetzt, um Opfer von Sexual- und Eigentumsdelikten zu betäuben.

Psychopharmaka

Sie zeigen z. T. erhebliche Interaktionen mit anderen Arzneimitteln, besonders wird die Wirkung zentral dämpfender Präparate gesteigert. Bei gleichzeitiger Alkoholaufnahme können lebensgefährliche Reaktionen auftreten. Polytoxikomane bevorzugen bestimmte Wirkstoffe wie Doxepin. Psychopharmaka werden oft als Suizidmittel verwendet (s. S. 22/23). Neuroleptika und Antidepressiva können tödliche Herzrhythmusstörungen auslösen.

Analgetika

Analgetika bilden die größte Medikamentengruppe. Opioide wie Morphin, Fentanyl und Tilidin sind hervorzuheben. Sie werden zur Behandlung schwerer Schmerzen angewandt und fallen unter das Betäubungsmittelgesetz. Wesentliche Nebenwirkung dieser Präparate ist eine Verminderung der Atemfrequenz, die sich schon bei therapeutischen Konzentrationen einstellt. Überdosierungen können den Tod durch Atemlähmung verursachen und damit Gegenstand rechtsmedizinischer Begutachtungen werden.

Antiepileptika

Neben Diazepam werden auch andere Antiepileptika wie Carbamazepin in suizidaler Absicht eingenommen. Letzteres besitzt nur eine geringe therapeutische Breite. Manche Präparate führen zu komplexen Wechselwirkungen mit gleichzeitig eingenommenen anderen Medikamenten. Bei Überdosierungen steht die sedierende Wirkung im Vordergrund. Kardiale Überleitungsstörungen sind als letztendliche Todesursache in Betracht zu ziehen.

Insulin

Insulin wird selten als Suizidmittel von insulinpflichtigen Diabetikern und Angehörigen medizinischer Berufe verwendet. Tötungen durch fremde Hand kommen vor. Hohe Dosen bedingen in wenigen Minuten ein hypoglykämisches Koma, welches bereits bei Blutzuckerwerten von < 50 mg/dl eintreten kann.
Der schnelle Todeseintritt wird auf den zerebralen Glukosemangel zurückgeführt.

- Obduktion:
  - Suche nach Injektionsstellen häufig erfolglos
  - orientierende Blutzuckerbestimmung mit Messgerät
  - Asservate: Blut, Liquor, Urin, Glaskörperflüssigkeit, Haut mit fraglichen Injektionsstellen.
- Zusatzuntersuchungen:
  - Insulinbestimmungen, auch an vermeintlichen Injektionsstellen, wo sich kristalline Ablagerungen finden können
  - Glukosebestimmungen.
- Beurteilung: Sie ist hauptsächlich abhängig von der Leichenliegezeit, da Insulin und Glukose pm schnell abgebaut werden.

Flüchtige Narkosemittel

Rechtsmedizinisch sind Mittel wie Halothan, Ether und Chloroform bei der Untersuchung von Narkosezwischenfällen sowie zum Nachweis einer Narkotisierung oder Tötung von Opfern von Bedeutung. Einige Substanzen haben euphorisierende Wirkung und werden deshalb als Suchtmittel missbraucht. Sie können bei autoerotischen Unfällen eine Rolle spielen.
Das flüssige Narkosemittel Gamma-Hydroxy-Buttersäure (GHB) ist in der Drogenszene als „Liquid ecstasy" bekannt und wird auch als **K. O.-Tropfen** verwendet. Es wird injiziert oder oral aufgenommen. Sehr selten kann es zur Lähmung der Atmung kommen.

Illegale Drogen

Illegale Drogen unterliegen dem Betäubungsmittelgesetz und dürfen unerlaubt nicht angebaut, hergestellt oder gehandelt werden. Auch Beschaffung, Abgabe oder Besitz dieser Substanzen sind strafbar. Ausnahmen werden vom Gesetzgeber z. B. im Zusammenhang mit Substitutionstherapien bei Heroinabhängigen geregelt.
Bei Lebenden sind Konzentrationen und Wirkungen illegaler Drogen, vergleichbar mit Alkohol, für die Beurteilung von Fahrtüchtigkeit und Schuldfähigkeit bei Straftaten wichtig. Darüber hinaus sind die Nachweise zur Feststellung von Todesursachen bedeutsam.

Cannabis

In der BRD ist Cannabis die am häufigsten gebrauchte und gehandelte illegale Droge. Psychische Abhängigkeiten sind möglich. Cannabis kommt als **Marihuana** und **Haschisch** vor.
Beide Substanzen werden meistens in „Joints" geraucht, die häufig ≈ 30 mg des psychoaktiven Tetrahydrocannabinols (THC) enthalten. THC wird in kurzer Zeit über das ebenfalls psychoaktive 11-Hydroxy-THC (11-OH-THC) zur inaktiven Tetrahydrocannabinol-Carbonsäure (THC-COOH) abgebaut. Letztere wird glukuronidiert im Urin ausgeschieden. Hohe Konzentrationen an THC-COOH deuten auf häufigen Konsum hin (Frequent User). Der THC-Abbau im Blut verläuft nicht linear wie beim Alkohol, sondern mit exponentiellen HWZ. In der Regel ist THC bis ≈ 6 h nach der Aufnahme im Blut nachweisbar. Aufgrund seiner lipophilen Eigenschaften bildet es im Fettgewebe ein Depot und wird langsam wieder freigesetzt. Deswegen kann THC-COOH im Urin nach einmaligem Konsum bis ≈ 3 d aufgefunden werden.
Die Serumkonzentrationen korrelieren nicht linear mit den Wirkungen. Zu Beginn kommt es zu zentraler Dämpfung mit Störungen von Motorik und Zeitgefühl, die in Euphorie und letztlich Passivität übergeht. Bei schwerem Rausch tritt Benommenheit auf.
Cannabis hat bei **Lebenden** für ihre Fahrtüchtigkeit besondere Relevanz. Nach der Rechtsprechung werden ab THC-Serumkon-

zentrationen von 1 ng/ml grundsätzlich Ordnungsstrafen im Sinne des § 24a des Straßenverkehrsgesetzes verhängt, da ab dieser Konzentration eine eingeschränkte Fahrtüchtigkeit vorliegen kann.
Todesfälle allein durch Cannabis sind nicht bekannt.

Heroin

Heroin ist halbsynthetisch hergestelltes Diacetylmorphin mit sehr hohem Suchtpotential.
Zumeist werden 50–250 mg des „Straßenheroins" i. v. injiziert (Heroingehalt nur 5–10%). Bei starker Abhängigkeit wird davon ≈ 1 g auf einige Injektionen über den Tag verteilt.
Heroin wird mit einer HWZ von ≈ 3 min zu 6-Monoacetylmorphin (6-MAM) metabolisiert. Heroin und 6-MAM sind lipophiler als Morphin und passieren deshalb die Blut-Hirn-Schranke schneller, wodurch der Rausch beschleunigt wird. Aus 6-MAM entsteht Morphin, das letztlich als Glukuronid im Urin ausgeschieden wird. Das Vorhandensein von 6-MAM beweist, dass primär Heroin und nicht Morphin aufgenommen wurde. Je nach Dosis kann Morphin im Blut bis zu 24 h, im Urin 2–3 d nachweisbar sein. Bei Überdosierungen tritt der Tod durch Lähmung des Atemzentrums ein.
Beim **Body packing** werden Heroin-Packs (seltener Kokain) zu Transportzwecken häufig verschluckt. Die Packs sind meist röntgenologisch nachweisbar (▮ Abb. 1). Öffnen sich diese, kann es sehr schnell zu Todesfällen kommen.

◗ Obduktion:
- oft zahlreiche Injektionsstellen, die dem Verlauf der Venen folgen („Injektionsstellenstraßen"). Kotballen, Hirnödem, hämorrhagisches Lungenödem, häufig volle Harnblase, Erbrochenes, letale Speisebreiaspiration möglich
- orientierender Drogenschnelltest am Urin.

◗ Zusatzuntersuchungen: Quantifizierung der Serumspiegel von Heroin und seiner Metaboliten.

Kokain

Kokain wird als Hydrochlorid gewonnen und führt zu starker psychischer Abhängigkeit.
Es wird vorwiegend geschnupft, wobei die Rauschdosis bei etwa 20–50 mg liegt. Süchtige schnupfen bis zu 10 g/d.

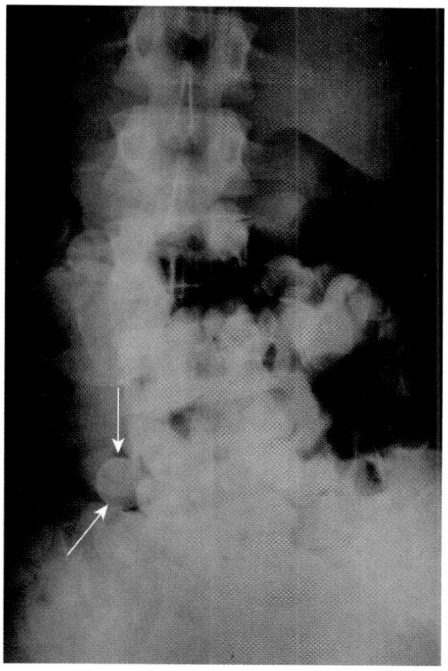

▮ Abb. 1: Abdomenübersichtsaufnahme bei einem Drogenkurier. Zahlreiche röntgendichte ovale Strukturen (↓). Während der kontrollierten Ausscheidung wurden 84 Packs mit Gummihüllen sichergestellt. [3]

Kokain hat im Blut eine HWZ von ≈ 1 h, sodass sein Nachweis nur etwa 4–6 h nach Aufnahme gelingt. Es wird in erster Linie zu Benzoylecgonin abgebaut, welches im Serum ≈ 1–2 d gefunden werden kann.
Im Urin können Kokain bis 8 h, Benzoylecgonin bis 5 d vorhanden sein.
Kokain bewirkt Puls- und Blutdruckerhöhungen und kann offensichtlich den Tod verursachende Herzrhythmusstörungen auslösen.
Letale Intoxikationen allein durch Kokain sind selten.

Amphetamin/Designerdrogen

Amphetamin („Speed") ist ein synthetisches Sympathomimetikum. Es unterdrückt das Schlafbedürfnis, steigert das Selbstbewusstsein und ist euphorisierend, sodass es als Rauschmittel benutzt wird. Methamphetamin („Crystal") ist wesentlich wirksamer als Amphetamin.
Insbesondere vom Amphetamin wurde eine Vielzahl psychotroper Substanzen abgleitet (Designerdrogen). Die größte Bedeutung haben die Methylendioxyamphetamine („Ecstasy"), von denen zahlreiche Variationen existieren, die teils halluzinogen wirken.
Die Substanzen werden meist in Tablettenform eingenommen. Die HWZ liegt zwischen 7 und 34 h, sodass die Substanzen bis zu 24 h nach Einnahme im Blut feststellbar sind, im Urin bis zu 2 d. Der Nachweis hat bei **Lebenden** des Öfteren verkehrsmedizinische Bedeutung. Überdosierungen verstärken den Rausch nicht, jedoch die anschließende Erschöpfungsphase.
Über einzelne Todesfälle wurde im Zusammenhang mit maligner Hyperthermie und Serotoninsyndrom berichtet.

Zusammenfassung

- ✖ Benzodiazepine sind eine häufig zu beobachtende Komponente von Mischintoxikationen.
- ✖ K. O.-Mittel sind chemisch heterogene Substanzen, mit denen Opfer in sehr kurzer Zeit betäubt werden können.
- ✖ Illegale Drogen sind Cannabis, Heroin, Kokain, Amphetamin und Designerdrogen, wobei allein Heroin durch Überdosierungen zur letalen Atemlähmung führen kann. Die anderen Drogen sind nicht selten Bestandteil von todesursächlichen Mischintoxikationen.

Spezielle Intoxikationen II

Kohlenmonoxid (CO)

Kohlenmonoxid wird eingeatmet und blockiert den O_2-Transport am Hämoglobin. Deswegen kann die CO-Intoxikation auch als „inneres Ersticken" kategorisiert werden (s. S. 42/43).
Im vergangenen Jahrzehnt wurden in der BRD jährlich etwa 150 CO-Todesfälle registriert. CO gehört damit nach Arzneimitteln und illegalen Drogen zu den Stoffen, die häufiger zu letalen Vergiftungen führen. Der Nachweis von CO-Hb stellt bei Brandopfern ein Vitalitätszeichen dar (s. S. 58/59). CO-Vergiftungen sind fast immer Unfälle, selten Suizide. Tötungen durch fremde Hand stellen extreme Ausnahmen dar.

Chemische und pathophysiologische Grundlagen

> Werden kohlenstoffhaltige Verbindungen bei O_2-Mangel verbrannt, kommt es zur unvollständigen Oxidation und es entsteht das farb- und geruchlose Gas CO:
>
> $$2\,C + O_2 \rightarrow 2\,CO$$

CO ist in der normalen Luft in kaum messbaren Spuren enthalten. In Schwelbränden, z. B. in Wohnungen, aber auch in Verbrennungsmotoren oder beim Tabakrauchen, werden jedoch beträchtliche CO-Mengen gebildet. Autoabgase ohne Katalysator und Tabakrauch enthalten bis 4% CO. Die Erdgasbestandteile Propan und Butan benötigen zur vollständigen Verbrennung vergleichsweise mehr O_2, d. h. ein größeres Luftvolumen, als andere Materialien. Deshalb besteht beim Kochen oder Heizen mit diesen Gasen in kleinen Räumen die Gefahr einer relevanten CO-Bildung.
CO hat etwa eine 300-fach höhere Bindungsaffinität zum Hb als O_2. Beträgt die Luftkonzentration nur 0,1% CO (tödliche Grenzkonzentration), so ist das Verhältnis zum 21%igen O_2 1 : 210. Angesichts der Bindungsaffinität wird nach einiger Zeit die Hälfte des Hb durch das CO blockiert. Ursache dafür ist die stärkere koordinative Bindung des CO an das Eisen der Hämgruppe im Hb und Mb. Das Bewusstsein geht ab etwa 30% CO-Hb verloren, der absolut tödliche Wert liegt bei 70%. Bei einer CO-Konzentration in der Luft von ≥ 1,2% tritt bereits innerhalb weniger Minuten der Tod ein. Der Vergiftungsverlauf ist auch von der Atemfrequenz, d. h. von der Intensität der körperlichen Tätigkeit, in einer CO-haltigen Atmosphäre abhängig. CO-Hb ist bei 100% O_2-Gabe leicht dissoziabel, sodass gewisse Rettungschancen bestehen.

Auffindungssituationen

In allen Situationen, in denen unmittelbar vor der Totauffindung ein Verbrennungsvorgang stattgefunden haben könnte, ist die Möglichkeit einer CO-Einwirkung in Betracht zu ziehen, beispielsweise:

- in Räumen mit Außenwandheizern oder Durchlauferhitzern, z. B. Badezimmer
- beim Holzkohlegrillen in geschlossenen Räumen
- beim Kochen und Heizen mit Propan- oder Butangas, z. B. beim Wintercamping
- beim Heizen mit Holz und Kohlen
- in Garagen oder sonstigen Räumlichkeiten mit Verbrennungsmotoren.

Untersuchungsbefunde

Äußere Untersuchungsbefunde

- hellrote Totenflecke: homogen hellrot, nicht als Kälteeffekt (▮ Abb. 1)
- rosafarbene Augenbindehäute
- gelegentlich Erbrechen und Stuhlabgang.

Innere Untersuchungsbefunde

- lachsrote Farbe der Skelettmuskulatur
- flüssiges, häufig kirschrotes Blut
- deutliche akute Blutfülle der Organe, häufig auch der Leptomeninx
- bei zunächst überlebten CO-Intoxikationen gelegentlich beidseitige Nekrosen des Pallidums.

Asservate

- Blut aus dem Herzen und den Venensinus zur CO-Hb-Bestimmung.

Cave: Kein peripheres Blut verwenden, da CO bis zu einem gewissen Grad postmortal durch die Haut diffundieren und sich an Hb binden kann!

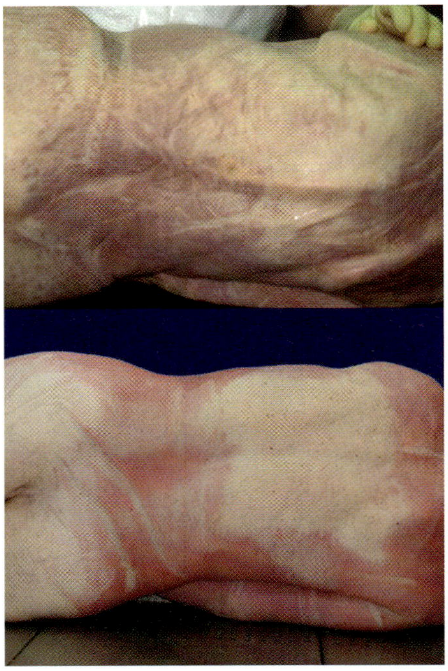

▮ Abb. 1: Totenflecke bei CO-Intoxikation (unten) im Vergleich zu „normalen" blau-grauen Totenflecken (oben). Unfall eines 49-Jährigen infolge defekter Gastherme. [3]

Zusatzuntersuchungen

- toxikologische Untersuchung: Bestimmung der CO-Hb-Konzentrationen mittels Spektrophotometrie oder Gaschromatographie.

Schädlingsbekämpfungsmittel

Organische Phosphorsäureester wie Parathion (Syn.: E 605) werden als Insektizide verwendet.
Diese Mittel sind in der Landwirtschaft und bei Gärtnern verbreitet. In der BRD dürfen besonders giftige Präparate wie Parathion seit einigen Jahren nicht mehr verwendet werden. Bundesweit kommt es nur noch ausnahmsweise zu letalen Intoxikationen. Es handelt sich fast immer um Suizide mit oraler Giftaufnahme. Die Substanzen haben einen knoblauchartigen Geruch; ihnen sind auffallende Warnfarben zugesetzt, um irrtümliche Einnahmen zu verhindern.
Parathion blockiert irreversibel die Azetylcholinesterase, sodass Azetylcholin im Körper angehäuft wird und eine Aktivierung von Muskarin- und Nikotinrezeptoren erfolgt. Es werden Krämpfe der Skelettmuskulatur und des Gastrointestinaltrakts sowie Bronchialkonstrik-

tion mit vermehrter Schleimsekretion ausgelöst. Tränen- und Speichelfluss sind verstärkt. Atem- und Herzstillstand kann eintreten.

Untersuchungsbefunde

Äußere Untersuchungsbefunde

- Erbrochenes: auffallend, weil zumeist mit reichlich Schleim und Speichel, evtl. mit Spuren der Warnfarbe (bei Parathion blau) durchsetzt (Abb. 2).

Innere Untersuchungsbefunde

- Rückstände der Warnfarbe im Mageninhalt
- reichlich Schleim in den Atemwegen
- Lungenödem.

Zyanwasserstoff/Zyanide

Zyanwasserstoff, Blausäure, und seine Salze, Zyanide, gehören zu den stärksten Giften. Obwohl sie durch das Chemikaliengesetz einer strengen Kontrolle unterliegen, ereignen sich einzelne Suizide, selten auch Vergiftungen durch fremde Hand. Bei Todesfällen von Personen, die beruflich Umgang mit galvanischer Technik haben, ist an die Verwendung dieser Substanzen zu denken. Gelegentlich werden Zyanide illegal von so genannten humanen Sterbeorganisationen an Suizidenten abgegeben. Das Gift wird über die Schleimhäute resorbiert und zumeist oral aufgenommen. Beim Verbrennen von Kunststoffen freigesetzte Zyanide können eingeatmet werden. Ihr Nachweis stellt bei Brandopfern dann ein Vitalitätszeichen dar (s. S. 58/59).
Im Magen wird das CN^- durch die Salzsäure freigesetzt. Das Ion hat eine hohe Affinität zum dreiwertigen Eisen (Fe^{3+}), welches als prosthetische Gruppe an den Zytochromoxidasen der mitochondrialen Atmungskette gebunden ist. CN^- unterbricht durch Komplexbildung die Atmungskette, womit auch die ATP-Synthese durch oxidative Phosphorylierung zum Erliegen kommt. O_2 wird plötzlich im Körper nicht mehr benötigt, sodass O_2-reiches Blut auch ins venöse System fließt. Bei ausreichender Dosierung tritt der Tod innerhalb weniger Minuten infolge der Schädigung der Nervenzellen des Atemzentrums, d. h. durch Ersticken, ein (s. S. 42/43).

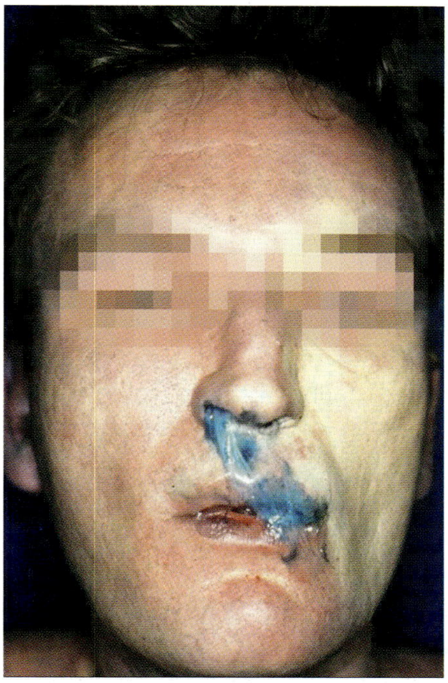

Abb. 2: Blaue Warnfarbe im erbrochenen Schleim. Suizid eines 28-Jährigen mit Parathion. [3]

Untersuchungsbefunde

Äußere Untersuchungsbefunde

- keine Auffälligkeiten.

Innere Untersuchungsbefunde

- Magen: Bittermandelgeruch des Inhalts (s. S. 62/63) sowie durch akute Hyperämie bedingte Rötung und Schwellung der Schleimhaut
- flüssiges Leichenblut und akute Blutfülle.

Zusatzuntersuchungen

- toxikologische Untersuchung: Spürgerät für CN^--Ionen und spektrophotometrische Untersuchung des Bluts.

Sonstige Intoxikationen

Botulinumtoxin

Das anaerobe Bakterium Clostridium botulinum ist besonders in salzarmen, schwach sauren Konserven (Fisch, Fleisch) gefürchtet. Es bildet ein hochwirksames Exotoxin, das in kleinsten Mengen lebensgefährlich ist. Vergiftungen kommen sehr selten vor und werden meist klinisch diagnostiziert. Das Toxin hemmt die Erregungsübertragung von den Nervenzellen auf die Muskulatur, sodass Lähmungen auftreten. Die Lähmung der Atmung führt letztlich zum Tode. Das Toxin wird im Tierversuch aus den Nahrungsmittelresten nachgewiesen.

Schwermetalle/Arsen

Vergiftungen mit Thallium-, Blei- oder Quecksilberverbindungen haben praktisch keine rechtsmedizinische Bedeutung mehr. Auch durch das Halbmetall Arsen, welches über Jahrhunderte als Arsen(III)-oxid (Arsenik) das am häufigsten verwendete Gift war, werden keine Todesfälle mehr beobachtet.

Ätzende, überwiegend lokal wirkende Gifte

Dazu gehören Säuren und Laugen, die selten in suizidaler Absicht, manchmal versehentlich getrunken werden. Ätzspuren treten auf in Mund, Rachen, Speiseröhre und im Magen. Die lokalen Verätzungen können den Tod bewirken, z. B. durch ein Glottisödem. Ferner kann die Resorption der Substanzen zu pH-Veränderungen im Blut führen, die mit dem Leben nicht vereinbar sind.

Zusammenfassung

- Die CO-Intoxikation ist aufgrund der typischen homogen hellroten Totenflecke die einzige Vergiftung, die bei der Leichenschau diagnostizierbar ist.
- Bei allen Betroffenen, in deren Nähe unmittelbar vor dem Tod ein Verbrennungsvorgang stattgefunden haben kann, ist die Möglichkeit einer CO-Intoxikation zu beachten.
- Zu den stärksten Giften gehören Zyanide und Botulinumtoxin.

Alkohol I

Definition

Die forensische Alkohologie beschäftigt sich mit Nachweis und Bewertung von Alkoholkonsum bei Lebenden und Verstorbenen zur Klärung rechtlich relevanter Fragen.

In der Umgangssprache ist mit „Alkohol" fast immer Ethanol (Ethylalkohol) gemeint. In den folgenden Ausführungen wird der Begriff „Alkohol" synonym für Ethanol verwendet.

Gesellschaftliche Bedeutung

Ethanol stellt unter den zahlreichen Alkoholen das einzige Genussmittel dar. Ethanol ist eine psychotrope Substanz, die zu Rauschzuständen führt. Dennoch wird Alkohol in den meisten Ländern gesellschaftlich toleriert und gehört in Deutschland zu den „legalen Drogen". Der Pro-Kopf-Verbrauch/Jahr wird bundesweit mit ≈ 10 l reinem Alkohol angegeben. Am häufigsten wird Bier (≈ 5 Vol.-%), gefolgt von Wein (≈ 11 – 12,5 Vol.-%) getrunken.
Die akute Intoxikation führt zu psychischen und physischen Ausfallserscheinungen. Bei chronischem Missbrauch (Alkoholkrankheit) entwickelt sich Abhängigkeit, bei Konsumreduktion treten Entzugserscheinungen auf. In der BRD sind ca. drei Millionen Personen alkoholkrank und weitere zehn Millionen von Abhängigkeit bedroht. Jedes Jahr sterben etwa 40 000 Menschen an den direkten und indirekten Folgen des Alkoholmissbrauchs, rund ein Viertel infolge alkoholischer Leberzirrhose. Nach Schätzungen beträgt der wirtschaftliche Gesamtschaden in Deutschland pro Jahr mindestens zehn Milliarden Euro.

Forensische Bedeutung

Die Bestimmung der Blutalkoholkonzentration (BAK) hat Bedeutung als Beurteilungsgrundlage:

Bei Lebenden

- bezüglich verminderter oder aufgehobener Schuldfähigkeit (§§ 20, 21 StGB; evtl. Vollrausch § 323a StGB)
- für Beeinträchtigungen der Fahrsicherheit (nach § 24a StVG als Ordnungswidrigkeit und nach § 316 StGB als Straftatbestand) sowie der Fahrtauglichkeit:
  - Fahrsicherheit/Fahrtüchtigkeit: situations- und zeitbezogene Fähigkeit, ein Fahrzeug sicher zu lenken
  - Fahrtauglichkeit: Voraussetzungen zur Eignung, ein Kraftfahrzeug zu führen (Ausschluss: Alkoholmissbrauch).

Bei Leichen

- für tödliche Intoxikationen: Pro Jahr werden in der BRD ≈ 100 tödliche Alkoholintoxikationen registriert, d. h. Alkohol führt selten zu einem letalen Ausgang. BAK-Werte ab 3,5‰ können als tödlich angesehen werden. Bei Alkoholikern kommen Todesfälle mit > 5‰ vor. Zu beachten ist, dass Alkohol bei den meisten Mischintoxikationen eine Rolle spielt.
- bezüglich der Handlungsfähigkeit unmittelbar vor Todeseintritt.

Chemische Eigenschaften

Ethanol, C_2H_5OH, ist eine farb- und geschmacklose Flüssigkeit, die durch alkoholische Gärung entsteht:

$$\text{Zucker} \xrightarrow{\text{Zymase}} C_2H_5OH + CO_2$$

Die Reaktion läuft industriell unter optimalen Bedingungen zur Herstellung alkoholischer Getränke ab. Ethanol ist in beliebiger Menge mit Wasser mischbar, aber kaum fettlöslich. Seine Dichte bei 20 °C beträgt 0,8 g/ml.

Wirkungen

Grundsätzlich zu unterscheiden sind Personen:

Mit Alkoholgewöhnung bzw. -toleranz

Diese haben häufig BAK-Werte von ≥ 2‰, ohne dass Ausfallserscheinungen bemerkbar sind. Alkoholkranke sind bei derartigen Konzentrationen häufig erst in der Lage, einer Tätigkeit nachzugehen.

Ohne Alkoholgewöhnung

Bei diesen Personen sind die typischen Alkoholwirkungen und bei höheren Konzentrationen die so genannten psychischen und physischen **Ausfallserscheinungen** in der Regel leicht erkennbar:

- allgemeine Enthemmung: Kritiklosigkeit, erhöhte Risikobereitschaft, Selbstüberschätzung
- Aufmerksamkeits- und Konzentrationsstörungen: Die Erfassung, Verarbeitung und Bewältigung komplexer Situationen ist eingeschränkt. Erhöhte Ablenkbarkeit.
- allgemeines Verhalten: Distanzlosigkeit, Redseligkeit
- Stimmung: In niedrigen Konzentrationen häufig Verbesserung der Stimmungslage, bei höheren Werten oft erhöhte Reizbarkeit und Aggressivität
- Denkablauf: häufig sprunghaft, perseverierend oder verworren
- Bewusstseinslage: Lücken des Kurzzeitgedächtnisses möglich. Bei höheren Konzentrationen Störungen der örtlichen und zeitlichen Orientierung, evtl. Bewusstseinstrübung
- Gleichgewicht und Koordination: Unsicherheit beim Gehen, Stehen, bei plötzlicher Kehrtwendung im Gehen. Verlängerung des postrotatorischen Nystagmus (≥ 6 s)
- Sprache: lallend, verwaschen
- Reaktionszeiten: Verlängerung, insbesondere auf optische Reize.

Stoffwechsel

Resorption (Syn.: Absorption)

Bis zu 2% einer getrunkenen Alkoholmenge können über die Mundschleimhaut und weitere 10 – 20% über den Magen aufgenommen werden. Die Hauptmenge wird im Duodenum und oberen Jejunum resorbiert. Die Resorptionsgeschwindigkeit kann beeinflusst werden:

- Beschleunigung: leerer Magen, konzentrierter Alkohol, CO_2-haltige oder heiße Getränke, operative Magenverkleinerung
- Verzögerung: voller Magen, fetthaltige Speisen, Magenschleimhautentzündung.

Die **Resorptionszeit** kann zwischen wenigen Minuten und mehr als 2 h variieren.
Im Straßenverkehrsrecht wird zugunsten des Angeklagten immer eine Resorptionszeit von 2 h ab Trinkende zugrunde gelegt. Bei Aufnahme relativ geringer Alkoholmengen kann ein Sachverständiger vor Gericht auch Resorptionszeiten von 90 – 60 min empfehlen. Fehlen Angaben des Angeklagten, ist bei Rückrechnungen als **Trinkende** immer der Zeitpunkt unmittelbar vor dem Vorfall heranzuziehen (s. S. 70/71).

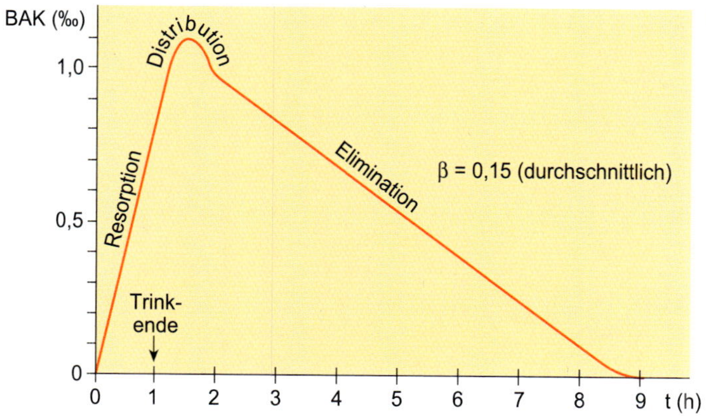

▮ Abb. 1: Verlauf einer Blutalkoholkonzentration. In der Resorptionsphase wird mehr Ethanol resorbiert als eliminiert. Nach Erreichen des Gipfelwerts überwiegt der Abbau.

Der resorbierte Alkohol gelangt über die Pfortader in die Leber, in der sofort der Ethanolabbau einsetzt (hepatischer First-pass-Effekt). Deswegen ist die getrunkene Alkoholmenge stets größer als die im peripheren Blut nachweisbare. Die Differenz wird als **Resorptionsdefizit** bezeichnet. Die Größe des Resorptionsdefizits ist abhängig von den Konzentrationen der Alkoholika. Bei niedrigprozentigen Getränken (Bier) beträgt es ≈ 30%, bei mittlerem Ethanolgehalt (Wein, Sekt, Likör) ≈ 20%. Spirituosen wie Weinbrand, Wodka und Gin führen zu einem ≈ 10%igen Resorptionsdefizit.

Distribution

Die Verteilung des Alkohols erfolgt durch das Blut. Bei der im peripheren venösen Blut gemessenen Alkoholkonzentration (BAK) handelt es sich um den gerichtlich verbindlichen Wert. Er wird in Promille ausgedrückt.

> 1 Promille (‰) =
> 1 mg Ethanol / 1 g Blut

Entsprechend seiner Eigenschaften gelangt der Alkohol zu ≈ 96% ins Körperwasser und zu ≈ 4% ins Fett. Bei Männern steht ein Verteilungsvolumen von ≈ 70% zur Verfügung, bei Frauen wegen ihres vergleichsweise höheren Fettanteils nur ≈ 60%. Durch den so genannten **Widmark-Faktor** – auch als Reduktionsfaktor **(r)** bezeichnet – wird das Körpergewicht zur Ermittlung des Alkoholverteilungsvolumens reduziert (Widmark, 1932). Er beträgt bei Männern in der Regel ≈ 0,7, bei Frauen ≈ 0,6. Eine BAK kann nach abgeschlossener Verteilung auch über das Verteilungsvolumen ermittelt werden.

> Widmark-Formel:
> $$\text{Promille (‰)} = \frac{\text{resorbiertes Ethanol (g)}}{\text{KG (kg)} \times r}$$

Die Distribution ist auch von der Durchblutung abhängig. Da das Gehirn etwa 25% des Herzminutenvolumens beansprucht und sein Wassergehalt mit ≈ 80% sehr hoch ist, kommt es im ZNS initial zu höheren Blut- und Gewebespiegeln. Daraus resultiert die **„Anflutungssymptomatik"** des Alkohols, die bei einem sog. **Sturztrunk** wesentlich drastischer ist als bei mäßigem, über längere Zeit verteiltem Trinken.

Elimination

Im Körper aufgenommener Alkohol wird eliminiert durch:

Exkretion

Insgesamt ≈ 5% werden in unveränderter Form wieder ausgeschieden über

- die Lungen: Das Verhältnis von Atem- zu Blutalkoholkonzentration liegt im Mittel bei 1 : 2100. Der abgeatmete Alkohol wird zur Messung der **Atemalkoholkonzentration** (AAK) genutzt. Im Ordnungswidrigkeitenrecht (Straßenverkehrsrecht) kann die AAK (mg/l) mit speziellen Geräten ermittelt werden. Die AAK multipliziert mit dem Faktor 2 entspricht in etwa dem BAK-Wert (‰). Bei strafrechtlichen Konsequenzen (s. S. 70/71) ist derzeit stets die Messung der BAK notwendig.
- den Urin
- den Schweiß.

Metabolismus

Etwa 95% werden während der Leberpassagen durch die Alkoholdehydrogenase (ADH) zu Azetaldehyd oxidiert. Dieses wird durch die Aldehyddehydrogenase (ALDH) zu Essigsäure abgebaut, die im Zitratzyklus zu CO_2 und H_2O gespalten wird. Als Koenzym der Dehydrogenasen wirkt NAD, welches zu NADH reduziert wird. Die Geschwindigkeit der Reoxidation des NADH ist der limitierende Faktor für den Ethanolabbau. Die stündliche Eliminationsrate des Ethanols (β) ist konzentrationsunabhängig und beträgt minimal 0,1‰, durchschnittlich 0,15‰ und maximal 0,2‰/h (▮ Abb. 1).
Bei ständiger Alkoholzufuhr wird das nicht ADH-abhängige microsomal ethanol-oxidizing system (MEOS) induziert. Dadurch kann bei Gewöhnung und insbesondere bei hohen Werten (≥ 2,5‰) zusätzlich Alkohol abgebaut werden.
Etwa 0,5% des Ethanols werden zu Ethylglukuronid umgewandelt, z. T. zu Fettsäureethylestern konjugiert und über die Nieren ausgeschieden. Die Metaboliten werden auch in den Haaren abgelagert. Daraus können sich bei einer Haaranalyse Hinweise auf einen zurückliegenden Alkoholmissbrauch ergeben.

Zusammenfassung

- ✖ Die BAK hat in der Forensik besondere Bedeutung für die Beurteilung von Fahrtüchtigkeit und Schuldfähigkeit, gelegentlich auch als Todesursache.
- ✖ Bei der Beurteilung von Alkoholwirkungen ist grundsätzlich das etwaige Vorliegen einer Alkoholgewöhnung (Toleranz) zu beachten.
- ✖ Etwa 95% des aufgenommenen Ethanols werden in der Leber durch ADH zu Azetaldehyd oxidiert.

Alkohol II

Probenentnahmen für BAK-Bestimmungen

Bei Lebenden

Die rechtlichen Voraussetzungen entsprechen denen jeder körperlichen Untersuchung gemäß StPO (s. S. 20/21).
Die Armvenen werden mit einem Einmal-Vakuumbesteck punktiert, welches von der zuständigen Landesbehörde zugelassen ist. Der verwendete Desinfektionstupfer darf keinen Alkohol enthalten und muss luftdicht verpackt gewesen sein. Sowohl die Blutproben als auch die zugehörigen Entnahmeprotokolle müssen durch selbstklebende Standardetiketten mit Identitätsnummern gekennzeichnet sein.

Bei Leichen

Die Proben werden zunächst im Auftrag der Staatsanwaltschaft, evtl. der Berufsgenossenschaft, zurückbehalten und nur nach Anordnung des Auftraggebers analysiert (s. S. 16/17).

- Femoralvenenblut: **Cave:** Kein Herzblut verwenden → Gefahr der Diffusion von Alkohol aus dem Magen.
- Skelettmuskulatur: Da der Wassergehalt der Skelettmuskulatur ungefähr dem des Femoralbluts entspricht, kann sie verwendet werden, wenn kein Blut gewinnbar ist (z. B. bei Ausblutung, Fäulnis).

Die Proben sind bei Kühlschranktemperatur zu lagern, um Veränderungen bis zur Analyse zu verhindern. Bei Fäulnis kommt es neben der Bildung höherwertiger Alkohole auch zur Entstehung von Ethanol (bis zu 0,8‰).

Analysemethoden

BAK-Bestimmungen für forensische Zwecke müssen nach den Richtlinien des Bundesgesundheitsamts durchgeführt werden. Jede Probe ist im Doppelansatz mit zwei unabhängigen Analysemethoden zu messen. Meist werden angewandt:

ADH-Verfahren

Es handelt sich um eine absorptionsphotometrische Methode, die alkohol-, aber nicht ethanolspezifisch ist. Da aber andere Alkohole im Blut, z. B. Methanol, in 1000-fach niedrigeren Konzentrationen als Ethanol vorkommen, werden die Ethanolmessungen meist nicht beeinträchtigt.

GC

Es kommt die Head-Space-Technik zur Anwendung, wobei durch Erwärmung der Serums auf 60 °C die flüchtigen Substanzen in der Dampfphase angereichert werden. Proben der Dampfphase werden dann über eine Säule aufgetrennt. Aus der Höhe des ethanolspezifischen Peaks kann die Konzentration anhand eines internen Standards bestimmt werden. Die Serumkonzentration wird dann durch 1,2 dividiert, um auf die BAK des Vollbluts umzurechnen.

BAK-Rückrechnungen aufgrund gemessener Werte

Zwischen dem Zeitpunkt einer Straftat und der Entnahme einer Blutprobe vergeht stets eine Zeitspanne. Rechtlich relevant ist nur die BAK zur Tatzeit. Sie kann aus der gemessenen BAK der Probe unter bestimmten Voraussetzungen rückgerechnet werden:

Mindest-BAK (β = 0,1‰/h)

Mindest-BAK-Berechnungen werden fast nur zur Beurteilung einer möglichen alkoholbedingten Fahruntüchtigkeit zugunsten des Beschuldigten durchgeführt.
Die Resorption muss abgeschlossen sein, d. h., es darf im Regelfall nur auf Zeitpunkte 2 h nach Trinkende rückgerechnet werden (s. S. 68/69). Sind zwischen Trinkende und Blutentnahme keine 2 h vergangen, gilt die gemessene BAK als Wert zum Tatzeitpunkt.

Beispiel 1
Trinkende: 17.50 Uhr, Tatzeit: 20.25 Uhr, Blutentnahme: 22.10 Uhr, gemessene BAK: 0,98 ‰
→ Resorption abgeschlossen, da Zeit zwischen Trinkende und Blutentnahme ≥ 2 h, Rückrechnung möglich:

- Zeit zwischen Blutentnahme und Tat: 1 h + 45 min = 1 h + 45/60 h = 1,75 h
- abgebaute BAK: 1,75 h × 0,1‰ = 0,17‰

Mindest-BAK zur Tatzeit: 1,15‰

Beispiel 2
Trinkende: 1.30 Uhr, Tatzeit: 2.15 Uhr, Blutentnahme: 3.10 Uhr, gemessene BAK: 0,43‰
→ Resorption nicht abgeschlossen, da Zeit zwischen Trinkende und Blutentnahme < 2 h, folglich Rückrechnung nicht möglich

Mindest-BAK zur Tatzeit: 0,43‰

Beispiel 3
Trinkende: 4.35 Uhr, Tatzeit: 5.05 Uhr, Blutentnahme: 6.55 Uhr, gemessene BAK: 1,06‰
→ Resorption abgeschlossen 6.35 Uhr, d. h., auf diese Zeit darf rückgerechnet werden, nicht auf die Tatzeit

- Zeit zwischen Blutentnahme und Resorptionsende: 20 min = 20/60 h = 0,33 h
- abgebaute BAK: 0,33 h × 0,1‰ = 0,03‰

Mindest-BAK zur Tatzeit: 1,09‰

Wahrscheinliche BAK (β = 0,15‰/h)

Dabei wird von möglichst realen Resorptions- und Eliminationsverhältnissen ausgegangen. Die Zeitpunkte von Trink- und Resorptionsende werden gleichgesetzt. Insofern kann über die gesamte Zeitspanne von der Blutentnahme bis zum Tatzeitpunkt mit der Abbaurate β = 0,15‰/h rückgerechnet werden. Die wahrscheinliche BAK dient vor allem zur Orientierung bei Schuldfähigkeitsbegutachtungen, wenn Rückrechnungen über viele Stunden vorgenommen werden, die mit der Maximal-BAK zu überhöhten Werten führen.

Beispiel
Trinkende: 12.05 Uhr, Tatzeit: 12.30 Uhr, Blutentnahme: 14.55 Uhr, gemessene BAK: 1,73‰
→ Rückrechnung stets möglich

- Zeit zwischen Blutentnahme und Tat: 2 h + 25 min = 2 h + 25/60 h = 2,41 h
- abgebaute BAK: 2,41 h × 0,15‰ = 0,36‰

Wahrscheinliche BAK zur Tatzeit: 2,09‰

Maximal-BAK (β = 0,2‰/h)

Sie spielt für die Beurteilung eingeschränkter oder aufgehobener Schuldfähigkeit eine Rolle. Bei einer Zugunsten-Betrachtung wird die höchstmögliche BAK ermittelt. Dabei ist das Resorptionsende nicht zu berücksichtigen. Von der Blutentnahme bis zur Tatzeit wird mit β = 0,2‰/h rückgerechnet und ein **Sicherheitszuschlag** von 0,2‰ addiert.

Beispiel
Trinkende: 22.40 Uhr, Tatzeit: 0.10 Uhr, Blutentnahme: 4.55 Uhr, gemessene BAK: 1,12‰
→ Rückrechnung stets möglich

- Zeit zwischen Blutentnahme und Tat: 4 h + 45 min = 4 h + 45/60 h = 4,75 h
- abgebaute BAK: 4,75 h × 0,2‰ = 0,95‰ + 0,2‰ = 1,15‰

Maximal-BAK zur Tatzeit: 2,27‰

Nachtrunkberechnung

Manchmal wird von Beschuldigten angegeben, dass zwischen Tat und Blutentnahme Alkohol getrunken worden sei (z. B. „zur Beruhigung" nach einem Verkehrsdelikt mit Fahrerflucht). In diesen Fällen werden Mindest-, wahrscheinliche und Maximal-BAK wie beschrieben rückgerechnet. Vom errechneten Wert wird die Nachtrunk-BAK, ermittelt aus den angegebenen Trinkmengen, jeweils in voller Höhe abgezogen. Ob die angegebenen Getränke und Trinkmengen stimmen, kann durch Begleitstoffanalyse untersucht werden.

BAK-Berechnungen aufgrund von Trinkmengenangaben

Diese Berechnungen haben vor allem für Schuldfähigkeitsbegutachtungen orientierende Bedeutung. Die Ergebnisse sind mit Zurückhaltung zu verwerten, da sie zumeist allein auf den Angaben des Beschuldigten basieren. Die Einschätzung seines Zustands (Ausfallserscheinungen?) ist häufig wichtiger als der errechnete Wert. Die Grundlage bildet die Widmark-Formel (s. S. 68/69). Voraussetzung sind folgende Kenntnisse: aufgenommene Getränke, d. h. Menge und Art (Vol.-%), Körpergewicht, Geschlecht, Trinkbeginn, Tatzeit:

Getränke

Vol-% sind zunächst in Gewichts-% unter Verwendung der Ethanoldichte (0,8 g/ml) umzurechnen, z. B.:

4 Bier	á 0,5 l (5 Vol.-%) = 2000 ml × 0,05 × 0,8 =	80,0 g Ethanol
3 Weinbrand	á 0,02 l (38 Vol.-%) = 60 ml × 0,38 × 0,8 =	18,2 g Ethanol
		98,2 g Ethanol

Als Resorptionsdefizit werden zur Berechnung der maximalen BAK pauschal 10%, der minimalen 30% veranschlagt. Für die wahrscheinliche BAK werden die Getränke-abhängigen Defizite verwendet (s. S. 68/69):

BAK max.	98,2 g − 9,8 g (10%)	= 88,4 g Ethanol
BAK wahrs.	80,0 g − 24,0 g (30%) + 18,2 g − 1,8 g (10%)	= 72,4 g Ethanol
BAK min.	98,2 g − 29,5 g (30%)	= 68,7 g Ethanol

Verteilungsvolumen (reduziertes Körpergewicht)

Zum Beispiel: Körpergewicht: 78 kg, Geschlecht: männlich. Folglich ist als r im Allgemeinen 0,7 einzusetzen: 78 kg × 0,7 = 54,6 kg (reduziertes Körpergewicht)

Einsetzen der Massen in die Widmark-Formel

BAK max.	88,4 g/54,6 kg = 1,62 ‰
BAK wahrs.	72,4 g/54,6 kg = 1,33 ‰
BAK min.	68,7 g/54,6 kg = 1,25 ‰

Berücksichtigung der Zeit und des stündlichen Abbaus (β)

Trinkbeginn: 17.30 Uhr, Tatzeit: 23.30 Uhr, Ethanolabbau: 6 h → Daraus resultieren zum Tatzeitpunkt:

BAK max.	1,62 − 6 × 0,1 (0,6) = 1,02 ‰
BAK wahrs.	1,33 − 6 × 0,15 (0,9) = 0,43 ‰
BAK min.	1,25 − 6 × 0,2 (1,2) = 0,05 ‰

Begleitstoffanalysen

Neben Ethanol sind in alkoholischen Getränken herstellungsbedingt Methanol, Propanol I, Isobutanol und Butanol-2, die so genannten Begleitstoffe, enthalten. Ihr gaschromatographisches Peak-Muster charakterisiert bestimmte Getränkesorten, z. B. Obstler (sehr methanolhaltig), Bier oder Wein. Unter Begleitstoffanalyse versteht man den Nachweis und die Quantifizierung dieser Alkohole aus Blutproben und den Vergleich der Ergebnisse mit den bekannten Spektren der Getränkesorten. Daraus können Rückschlüsse auf Menge und Art konsumierter Alkoholika gezogen werden. Dies wird zur Untersuchung von Fällen mit sog. **Nachtrunkbehauptung** genutzt. Dabei wird angegeben, dass zum Zeitpunkt eines Straßenverkehrsdelikts keine oder nur eine geringe Alkoholisierung bestand und die gemessene BAK erst durch Alkoholkonsum nach der Tat zustande gekommen ist. In der Regel bleibt für eine entsprechende Aufnahme jedoch kaum Zeit.

Rechtsfolgen der Alkoholisierung

Straßenverkehr

- **Ordnungswidrigkeitenrecht: § 24a StVG:** Beträgt die AAK ≥ 0,25 mg/l oder die BAK ≥ 0,5 ‰, so ist eine Geldbuße zu entrichten.
- **Strafrecht: § 315c StGB (Gefährdung des Straßenverkehrs), § 316 StGB (Trunkenheit im Verkehr):** Grenzwerte werden in den Paragraphen nicht genannt. Der BGH hat jedoch die **absolute Fahrunsicherheit** (Syn.: Fahruntüchtigkeit) auf ≥ 1,1 ‰ festgelegt. Ausfallserscheinungen oder Fahrfehler sind nicht erforderlich. Die Paragraphen können aber auch bei **relativer Fahrunsicherheit** angewandt werden, die bei Werten zwischen 0,3 und < 1,1 ‰ in Frage kommen kann. Dabei müssen alkoholtypische Ausfallserscheinungen bzw. Fahrfehler (z. B. Fahren in Schlangenlinien) aufgetreten sein. Die Folgen sind Geld-, evtl. Freiheitsstrafen und Einziehung der Fahrerlaubnis für etwa 1 Jahr.

Schuldfähigkeit

- **§ 20 StGB (Schuldunfähigkeit wegen seelischer Störungen):** Der Alkoholrausch gehört zu den krankhaften seelischen Störungen. Angeklagte, die infolge Alkoholisierung zum Tatzeitpunkt nicht schuldfähig waren, können nach § 323a StGB (Vollrausch) für das Sich-Betrinken bestraft werden. Das Strafmaß orientiert sich am Grunddelikt.
- **§ 21 StGB (verminderte Schuldfähigkeit):** Dabei muss durch die akute Alkoholwirkung zum Tatzeitpunkt eine erhebliche Beeinträchtigung der Einsichts- und Steuerungsfähigkeit (s. S. 78/79) vorgelegen haben, wodurch das Strafmaß gemindert werden kann.

Zusammenfassung

- ✖ BAK-Analysen sind nur gerichtsverwertbar, wenn bestimmte Qualitätskriterien erfüllt sind.
- ✖ BAK-Rückrechnungen haben für Beurteilungen der Fahrsicherheit und Schuldfähigkeit zum Tatzeitpunkt Bedeutung.
- ✖ Die Begleitstoffanalyse ist ein Verfahren zur Beurteilung so genannter Nachtrunkbehauptungen.

Grundlagen der DNA-Analyse

Definition

Gegenstand der forensischen DNA-Analyse ist die Individualisierung von Personen, Leichen und Spuren sowie die Klärung von Abstammungsverhältnissen.

Die DNA-Technik hat die forensischen Naturwissenschaften revolutioniert. Durch sie wurden in den letzten 20 Jahren individualisierende Untersuchungen auf der Basis phänotypischer genetischer Merkmale, z. B. der AB0-Blutgruppen, abgelöst.

Zielstellungen

Bei Lebenden

- Abstammungsuntersuchungen: Siehe Seite 76/77.
- Vergleichszwecke: Vergleich körpereigener Merkmale einer Person mit anderen DNA-Mustern, die festgestellt wurden in:
  - Abstrichen vom Körper einer geschädigten Person, z. B. die Typisierung von Spermien in Vaginalabstrichen
  - Spuren von einem Opfer oder Tatort (z. B. Blutspuren)
  - Proben bei Vertauschungsverdacht, z. B. bei der BAK-Analyse, Dopingfällen, Drogenkontrolluntersuchungen oder histologischen Proben in der Pathologie
  - Knochenmarktransplantaten: Das Vorhandensein der Spendermerkmale im Blut des Empfängers weist auf das Angehen des Transplantats hin. Dabei handelt es sich ausnahmsweise um eine medizinische Anwendung.

Bei Leichen

- Abstammungsuntersuchungen: Siehe Seite 76/77.
  - zur Identifizierung von Katastrophenopfern aufgrund von Typisierungen lebender Verwandter, d. h., wenn keine persönlichen Gegenstände der Verstorbenen mit DNA-Vergleichsmaterial (z. B. Zahnbürsten) zur Verfügung stehen
  - bei Leibesfrüchten zur Vaterschaftsfeststellung post mortem unter kriminalistischem Aspekt (z. B. War der Täter der Erzeuger?)
  - bei abgelegten Neugeborenen zwecks späterer Zuordnung
  - selten wegen etwaiger erbrechtlicher Auseinandersetzungen nach dem Tod.
- Vergleichszwecke:
  - Erkennung der DNA-Merkmale von biologischem Fremdmaterial am/im Körper wie bei Lebenden
  - Identifizierung: Bei Leichen bzw. Leichenteilen, die infolge von Zerstörungen des Körpers oder postmortaler Zersetzungserscheinungen auf anderem Wege (Bildvergleich, Zahnstatus) nicht identifizierbar sind. Dies hat bei Massenkatastrophen besondere Bedeutung.

Untersuchungsmaterialien

DNA-Typisierungen können nahezu an allen Körpermaterialien durchgeführt werden:

Körperflüssigkeiten

Blut, Speichel (z. B. Mundschleimhautabstriche, Zigarettenkippen, Trinkgefäße) und Sperma werden am häufigsten typisiert. Seltener werden Vaginalsekret, Urin, Nasensekret (Taschentücher) und Schweiß untersucht.

Körpergewebe

Die Bestimmungen sind an allen Geweben möglich. Oft spielen Oberhautepithelien eine Rolle, z. B. bei Griffspuren, an Strangulationswerkzeugen oder Masken. Zur Typisierung fäulnisveränderter Leichen sind Knochen, Zähne, Haare und Fingernägel aufgrund ihrer relativen Resistenz besonders geeignet.

Rechtliche Grundlagen

Die gesetzlichen Grundlagen für Materialentnahmen bei Lebenden zur Aufklärung von Straftaten werden durch die §§ 81a, c der StPO gebildet (s. S. 20/21). Einzelheiten zu den DNA-Analysen sind in den §§ 81e–h festgelegt worden:

- Die Untersuchungen dürfen nur der Feststellung der Abstammung und Prüfung der Frage dienen, ob Spurenmaterial vom Beschuldigten oder vom Verletzten stammt. Dabei sind Geschlechtsbestimmungen zulässig.
- Beschlagnahmtes Spurenmaterial darf untersucht werden.
- Anonymisierung aller Proben
- Die Entnahmen und Untersuchungen der Körperzellen dürfen ohne schriftliche Einwilligung der Betroffenen nur durch das Gericht, bei Gefahr im Verzug auch durch die Staatsanwaltschaft und die Polizei angeordnet werden.
- Bei Straftaten von erheblicher Bedeutung oder gegen die sexuelle Selbstbestimmung, auch bei wiederholter Begehung anderer Straftaten dürfen bei den Beschuldigten unter bestimmten Bedingungen zur Identitätsfeststellung in künftigen Strafverfahren DNA-Identifizierungsmuster bestimmt werden. Sie werden im Bundeskriminalamt (DNA-Analyse-Datei) gespeichert und können verglichen und übermittelt werden (s. S. 74/75).
- Bei so genannten Massenuntersuchungen sind die Vernichtung des Untersuchungsmaterials und die Löschung der DNA-Muster festgelegt, wenn sie für die Aufklärung eines Verbrechens nicht mehr von Bedeutung sind.

Molekularbiologische Grundlagen

Die Gesamtheit der vererbbaren Informationen einer humanen Zelle (Genom) wird durch das Genom des Zellkerns (nukleäre DNA) und das mitochondriale Genom (mtDNA) gebildet.

Nukleäre DNA – STRs

Die humane nukleäre DNA besteht aus 3,3 Millionen Basenpaaren (bp). Bei mindestens 50% handelt es sich um repetitive DNA, d. h. um sich wiederholende, identische oder ähnliche DNA-Sequenzen. Wiederholungen von zwei bis sechs bp-Motiven werden als Mikrosatelliten bezeichnet, von denen auf den 22 Autosomenpaaren und dem Gonosomenpaar einige hunderttausend existieren. Die Häufigkeit der Wiederholungen des Repeat-Motivs ist sehr unterschiedlich, woraus sich **Längenpolymorphismen** ergeben. Jedes **Allel** besteht aus einer bestimmte Repeat-Anzahl, die gemäß den **Mendel'schen Regeln** vererbt wird.

In der Forensik genutzte Mikrosatelliten werden als **Short tandem repeats (STRs)** bezeichnet. Praktisch sind nur etwa zwanzig autosomale, zehn Y- und zehn X-chromosomale STR-Systeme in Gebrauch. Sie haben folgende Eigenschaften:

- Lage: Sie sind auf nicht kodierenden DNA-Bereichen lokalisiert.
- Tetranukleotid-Repeats: Ihr Repeat-Motiv (z. B. TCTA) ist in der Regel 4 bp lang.
- Anzahl der Repeats: Je nach System beträgt die Anzahl der Wiederholungen etwa 5–35. Somit sind die STR-Sequenzen nur 20–140 bp lang. Sie werden durch „flankierende Bereiche" begrenzt (▮ Abb. 1). Die kürzeren STRs sind gegen Degradationserscheinungen relativ unempfindlich. Die Allele werden nach der Anzahl der Repeats bezeichnet.
- Nachweisbarkeit: Sie können aus den Körperflüssigkeiten und Geweben zuverlässig bestimmt werden, wenn die Proben etwa 1 ng DNA enthalten. Dies entspricht der Kern-DNA von etwa 200 diploiden Zellen.

Für jeden Genotyp der STR-Systeme sind die Häufigkeiten in zahlreichen Populationen ermittelt worden. Werden an einer unbekannten Probe mehrere STR-Systeme untersucht, sind die Genotypenhäufigkeiten der einzelnen Systeme miteinander zu multiplizieren, um die Frequenz des Gesamtmusters in der Population zu bestimmen. Bei den routinemäßig angewandten acht Systemen (s. S. 74/75) ergeben sich stets Häufigkeiten von eins in mehreren Milliarden. Dadurch können Einzelpersonen praktisch mit Sicherheit charakterisiert werden **(genetischer Fingerabdruck).** Dies ist die Grundlage für die Erstellung von DNA-Analyse-Dateien als Instrument polizeilicher Arbeit.

Mitochondriale (mt) DNA

Die mitochondriale DNA ist eine vom Zellkern unabhängige Organell-DNA. Das doppelsträngige Molekül umfasst nur 16 569 bp. In einem nicht kodierenden Abschnitt, der Displacement-Region (D-Loop), sind hypervariable Regionen lokalisiert. Sie bilden **Sequenzpolymorphismen.** Zwei dieser Regionen, HV1 und HV2 (▮ Abb. 2), sind jeweils ≈400 bp lang und werden forensisch genutzt. Darüber hinaus zeigt die mtDNA im Vergleich zur nukleären DNA folgende Besonderheiten:

Ringform
Sie verleiht dem Molekül Stabilität und besondere Degradationsunempfindlichkeit, sodass auch bei lange und ungünstig gelagerten Proben Analysen erfolgreich sein können.

Hohe Anzahl von DNA-Kopien
Eine Zelle enthält nur eine Kopie der nukleären DNA, jedoch je nach Zelltyp bis zu einigen tausend Mitochondrien mit jeweils zwei bis zehn DNA-Molekülen. Die sich daraus ergebende hohe Kopienzahl pro Zelle bietet günstige Voraussetzungen für Analysen an limitiertem Material, z. B. alten Knochen oder ausgefallenen, so genannten telogenen Haaren

Maternale Vererbung
In der mütterlichen Linie bleibt das Genom konstant und kann somit an humanen Überresten, z. B. Knochen, zur Stammbaumanalyse, d. h. zur Identifizierung, herangezogen werden. Die Bearbeitung anthropologischer Fragestellungen ist möglich.
Die Häufigkeit der festgestellten Sequenzvariante in einer Probe wird in Populationsdatenbanken ermittelt. Die statistische Aussagekraft von mtDNA-Untersuchungen ist deutlich geringer als die der STR-Analysen.

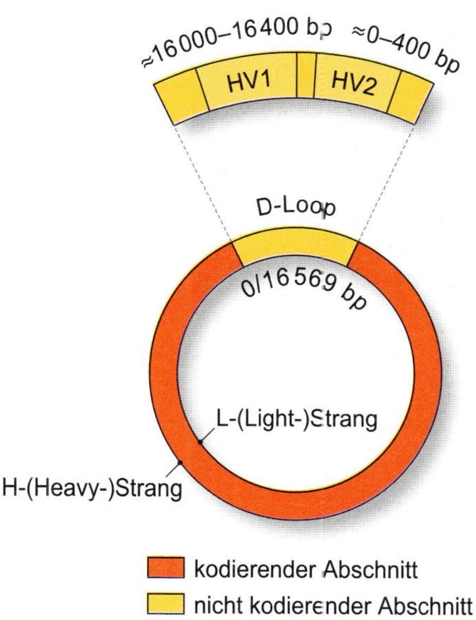

▮ Abb. 2: Mitochondriales Genom.

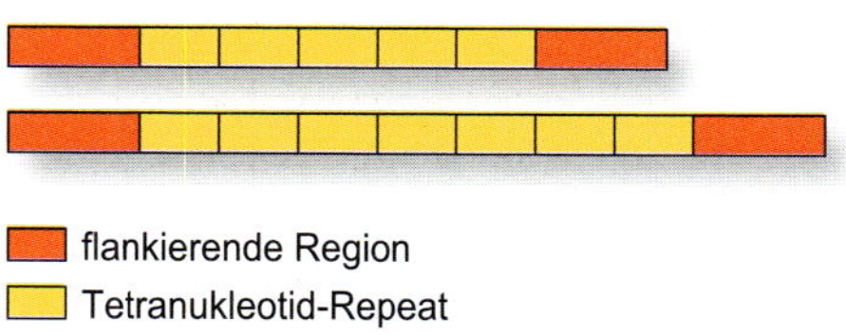

▮ Abb. 1: Zwei STR-Allele mit fünf und sieben Repeats, die somit den Genotyp 5/7 bilden, mit flankierenden Regionen.

Zusammenfassung
- ✖ STRs sind erbliche Längenpolymorphismen der nicht kodierenden DNA, die vorwiegend durch Tetranukleotide gebildet werden.
- ✖ Durch Untersuchung mehrerer STR-Systeme ergeben sich für die Merkmalsmuster von Einzelpersonen Häufigkeiten, die ihre sichere Individualisierung gestatten (genetischer Fingerabdruck).
- ✖ Analysen der mtDNA haben besondere Bedeutung bei Personenidentifikationen an bereits degradiertem Untersuchungsmaterial.

Spurenuntersuchungen

Definition
Die forensische Spurenanalyse dient der Erkennung humaner biologischer Materialien und ihrer Individualisierung anhand der DNA-Merkmale zur Klärung rechtlich relevanter Sachverhalte.

Darüber hinaus spielen die Lokalisation und die Form von Spuren für Tatrekonstruktionen eine Rolle. Insbesondere die **Analyse von Blutspurenmustern** (z. B. Tropf-, Spritz-, Wisch- oder sonstige Kontaktspuren) kann eine Grundlage für die Beurteilung von Tatabläufen darstellen.

Nachweis humaner Spezies

Spurenanalysen zur Beweisführung bei Gewalt-, Sexual- und Eigentumsdelikten sind fast ausnahmslos auf menschliches Material ausgerichtet. Selten spielt Material tierischer Herkunft eine Rolle, z. B. bei Verkehrsunfällen mit angegebenen Wildkollisionen. Besteht der Verdacht, eine Spur könnte tierischen Ursprungs sein, so ist die Speziesbestimmung der erste obligate Schritt der Analysen. Dabei können zwei methodische Prinzipien angewandt werden:

- Immunpräzipitation: Die gelösten Spurenantigene (Proteine) reagieren mit einem Antihumanserum. Beim Vorhandensein humaner Antigene kommt es zur Präzipitation. Dieses Prinzip wird bei der radialen Immundiffusion oder der Überwanderungselektrophorese genutzt.
- Nachweis speziesspezifischer DNA-Sequenzen:
  - Verwendung humanspezifischer Primer bei der STR-Analyse
  - Sequenzierung speziesspezifischer Sequenzen der mt-DNA, z. B. des 12S-rRNA-Gens.

Nachweis humaner Körperflüssigkeiten

Zur Klärung eines Tathergangs muss oft festgestellt werden, um welche Körperflüssigkeiten es sich handelt. Am häufigsten kommen Blut, Sperma und Speichel vor.

Blut

Die Tests basieren auf zwei Eigenschaften des Bluts:

Pseudoperoxidaseaktivität
Hb kann bestimmte Substrate in Anwesenheit von H_2O_2 oxidieren, die dann farbige Reaktionsprodukte bilden. Kommerzielle Tests nach diesem Prinzip (z. B. Combur-Test) haben den Charakter von Vorproben. Bei positiver Reaktion kann jedoch meist von Blut ausgegangen werden, da andere Stoffe mit entsprechender Pseudoperoxidaseaktivität, z. B. Muskulatur oder Oxidationsmittel, praktisch nicht in Frage kommen. Auf diesem Prinzip beruht auch das „Luminol"-Verfahren, welches an Tatorten zum Auffinden zunächst nicht sichtbarer Blutspuren angewandt wird. Das Reagens führt zu einer Chemilumineszenz, die im Dunkeln fotografisch dokumentiert werden kann.

Porphyringehalt
Proben, die auf der Struktur des Porphyrins bzw. Häms basieren, werden als spezifische Blutnachweise angesehen. Praktisch haben die meisten Tests keine Bedeutung mehr, weil durch notwendige Arbeitsschritte, z. B. Säurebehandlung, die DNA denaturiert werden kann.

Sperma

Entsprechend der Zusammensetzung des Spermas sind zu unterscheiden der Nachweis von:

Spermatozoen
Sie können in HE-gefärbten Präparaten, z. B. Vaginalabstrichen, an der charakteristischen Größe, Form und Färbbarkeit ihrer Köpfe sehr gut dargestellt werden und beweisen das Vorhandensein von menschlichem Sperma. In Vaginalabstrichen können wenige Stunden nach einer Ejakulation komplette Spermien gefunden werden, später nur noch ihre Köpfe. Bei Lebenden kann der Spermakopfnachweis bis 4 d post coitum möglich sein, an der Leiche je nach Bedingungen bis zu mehreren Wochen.

Samenplasma (Syn.: Seminalplasma)
Es besteht aus zahlreichen Proteinen, die unabhängig von den Spermatozoen in den verschiedenen Drüsen gebildet werden. Untersuchungen derartiger Proteine haben Bedeutung als Vorproben und in Fällen, bei denen spermatozoenfreies Sperma vorliegen könnte, z. B. bei Vasektomierten. In der Routine werden genutzt:

- saure Phosphatase (AcP = Acid phosphatase): Das Enzym ist im humanen Sperma ≈ 1000-fach konzentrierter als in anderen Zellen und Körperflüssigkeiten. Daher kann bei Anwendung eines entsprechenden Cut-offs im Testsystem Samenplasma de facto nachgewiesen werden. Der Test, der als Farbreaktion auf Teststreifen ausgeführt werden kann (Phosphatesmo-KM), stellt eine Vorprobe auf Sperma dar, die nur sehr selten zu falschen Ergebnissen führt. Die Phosphatase ist in getrockneten Abstrichen monatelang stabil.
- prostataspezifisches Antigen (PSA): Es wird nur in der Prostata und den periurethralen Drüsen gebildet und kann daher als spermaspezifisch angesehen werden. Im Seminalplasma werden Konzentrationen von bis zu 3 mg/ml erreicht. Der PSA-Nachweis mit Streifentests (Festphasen-Immunochromatographie) ist bereits ab Konzentrationen von 4 ng PSA/ml möglich.

Speichel

Die α-Amylase des Speichels (Syn.: Ptyalin) erreicht sehr hohe Konzentrationen. Andere Körperflüssigkeiten, z. B. Serum und Urin, haben einen vergleichsweise geringen Gehalt. Praktisch kann daher die α-Amylase zum Nachweis von Speichel im Sinne einer Vorprobe genutzt werden. Der Test beruht auf der Eigenschaft der Amylase, die 1,4-α-glykosidischen Bindungen von Stärke zu spalten. Native Stärke bildet mit Jod-Kalium-Lösung (Lugol, 1835) eine blaue Verbindung. Ist α-Amylase vorhanden, wird die Stärke in Oligosaccharide gespalten und die Blaufärbung bleibt aus. Verschiedene Testsysteme dieses Prinzips werden kommerziell angeboten. Die Amylase ist in getrocknetem Speichel, z. B. in Kuss- oder Bissspuren, lange Zeit stabil. Verdächtige Hautareale können mit angefeuchteten Wattetupfern abgewischt werden, um daran den α-Amylase-Gehalt zu prüfen.

DNA-Analytik

Extraktion

Die Methoden zur Extraktion bzw. Isolierung der DNA sind von Art, Menge und Qualität des Spurenmaterials abhängig. Eine verbreitete DNA-Isolierungsmethode ist die Chelex-Extraktion, bei der Kunstharzpartikel die Matrix für einen Chelator bilden. Chelex bindet Ionen, wodurch schädliche Enzyme wie DNasen und andere Proteine inaktiviert werden. Die extrahierte DNA ist die Vorlage (Template) für die nachfolgende PCR zur STR- oder mtDNA-Analyse.

STR-Analyse

Sie besteht aus zwei Arbeitsschritten:

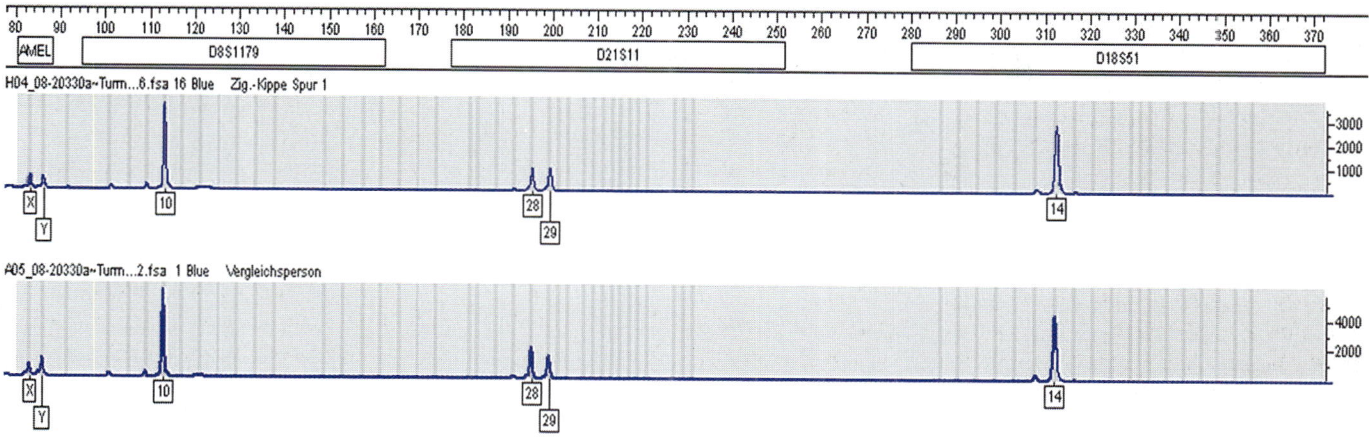

▌ Abb. 1: Multiplex-PCR. Übereinstimmung der Allele in drei STR-Systemen und im Amelogenin-System. Zigarettenkippe (oben), Speichel einer Vergleichsperson (unten). [1]

DNA-Amplifikation: Polymerase chain reaction (PCR)

Aus den Templates werden die gewünschten STRs gezielt vermehrt (Amplifikation), wozu sequenzspezifische Oligonukleotide (Primer), dNTPs und eine thermostabile Polymerase notwendig sind (Mullis et al., 1987). In einer zyklisch wiederkehrenden Temperaturabfolge kommt es zunächst zur Denaturierung der Templates (≈ 94 °C), dann zur Anlagerung (Annealing) der Primer (≈ 37–65 °C) und schließlich durch die Polymerase zu einer Neusynthese des komplementären DNA-Strangs (≈ 72 °C). Im Idealfall werden die zwischen den Primerbindungsorten liegenden Zielsequenzen exponentiell vermehrt, sodass kleinste Mengen von Spuren-DNA der Analyse zugänglich gemacht werden können.

Elektrophoretische Fragmentlängenbestimmung

Die Auftrennung der STR-Sequenzen erfolgt meist in einer automatischen Kapillarelektrophorese, die softwaregestützt ausgewertet wird. Die Längen der PCR-Produkte in der Probe werden durch den Vergleich mit einem Standard bestimmt. Dieser besteht aus Mischungen der häufigsten Allele der STR-Systeme. Die Anwendung von **Multiplex-PCRs** ist besonders vorteilhaft, weil in einem Ansatz gleichzeitig mehrere Systeme durch die Verwendung verschiedener Primer-Paare vervielfältigt werden (▌ Abb. 1). Zur Unterscheidung sind die Primer der STR-Systeme mit Fluoreszenzfarbstoffen markiert. So können insbesondere die derzeit acht Systeme der deutschen DNA-Analyse-Datei in einem Arbeitsgang analysiert werden.

In der Praxis werden gleichzeitig mit den STR-Typisierungen auch die Allele des Amelogenin-Gens dargestellt. Da es auf den Y- bzw. X-Chromosomen lokalisiert ist, kann dadurch eine **Geschlechtsbestimmung** an Spuren erfolgen.

mtDNA-Analyse

Die mtDNA-Polymorphismen werden durch Sequenzierung dargestellt. Die Sequenzierung, d. h. die Bestimmung der Basenfolge in der HV1- und HV2-Region, erfolgt mittels einer modifizierten PCR. Zumeist kommt die Didesoxymethode (Kettenabbruch-Synthese) zur Anwendung. Dabei führt der Einbau von ddNTPs anstelle von Desoxyribonukleosidtriphosphaten (dNTPs) – dATP, dCTP, dGTP und dTTP – zum Abbruch der Polymerisationsreaktion. Die entstehenden Kettenabbruchprodukte werden mittels Kapillarelektrophorese getrennt und mit Hilfe eines Lasers zur Fluoreszenz angeregt. Da die vier ddNTPs mit unterschiedlichen Farbstoffen gekoppelt sind, zeigen die Enden jedes DNA-Fragments eine Fluoreszenz in der Farbe des ddNTPs. Die Modifikation erlaubt es, alle vier ddNTPs in einem Reaktionsgefäß zuzugeben. Das Chromatogramm, d. h. die Abfolge der Farbsignale, die an einem Detektor erscheinen, gibt direkt die Sequenzen der Basen des sequenzierten DNA-Strangs wieder. Diese Sequenz wird mit einer Standardsequenz, der so genannten Anderson-Sequenz, verglichen. Die Häufigkeit der von der Standardsequenz abweichenden Basenfolge der untersuchten DNA-Probe kann in Datenbanken festgestellt werden.

DNA-Analyse-Dateien

Seit den 90er Jahren besitzen zahlreiche Länder DNA-Analyse-Dateien, in denen die STR-Identifizierungsmuster von Tätern und Tatortspuren gespeichert werden (s. S. 72/73). In der BRD umfasst diese Datenbank sieben international angewandte Merkmalssysteme, bezeichnet mit D21S11, TH01, VWA, FGA/FIBRA, D3S1358, D8S1179, D18S51 und das nur in Deutschland typisierte System SE33.

Zusammenfassung

- Die Speziesbestimmung von Spuren ist durch Nachweis von speziesspezifischen Proteinen oder DNA-Sequenzen möglich.
- STR-Analysen werden mittels PCR und anschließenden elektrophoretischen Trennungen der DNA-Fragmente durchgeführt.
- Die mtDNA-Analyse erfolgt mit Hilfe der Sequenzierung.

Abstammungsuntersuchungen

Definition

Abstammungsuntersuchungen haben die Klärung der biologischen Verwandtschaft, zumeist der Vaterschaft, zum Inhalt. Sie werden heute auf der Basis der erblichen DNA-Merkmale durchgeführt.

Vaterschaftsuntersuchungen werden von Gerichten in Auftrag gegeben, um die Rechte der Kinder, auch der unehelichen, zu sichern, z. B. Unterhaltsansprüche.
Früher wurden so genannte Tragzeitgutachten, anthropologisch-erbbiologische Untersuchungen und Blutgruppengutachten vorgenommen. Letztere basierten auf den genetisch determinierten Merkmalen des Bluts, z. B. AB0- und HLA-System. Die Ära dieser Methoden ist beendet.

Zielstellungen

- Vaterschaftsfeststellung
- Nachweis der Familienzugehörigkeit: Es handelt sich um Untersuchungen bezüglich der Verwandtschaft ohne Vorhandensein von Vater und Mutter, die gelegentlich bei Einwanderungsfällen oder erbrechtlichen Fragen von Bedeutung sind.

Eine untergeordnete Rolle spielen:

- Mutterschaftsfeststellung: Kommt sehr selten vor, z. B. bei Kindsvertauschungen auf Neugeborenenstationen.
- Klärung von Inzestfällen: Dies betrifft in gerader Linie Verwandte, z. B. Vater und Tochter, aber auch Geschwister (§ 173 StGB).

Rechtliche Grundlagen

Im IV. Buch des BGB, dem Familienrecht, ist Folgendes geregelt:

- § 1591: Die Mutter eines Kinds ist die Frau, die es geboren hat.
- § 1592: Der Vater eines Kinds ist der Mann, der zum Zeitpunkt der Geburt mit der Mutter verheiratet ist oder der die Vaterschaft anerkannt hat bzw. für den diese in einem gerichtlichen Verfahren festgestellt wurde.
- § 1600d: Die Vaterschaft kann gerichtlich untersucht werden, wenn schwerwiegende Zweifel an der Vaterschaft bestehen.

Ferner gelten die Richtlinien des Wissenschaftlichen Beirats der Bundesärztekammer und des Robert-Koch-Instituts zur Erstattung von Abstammungsgutachten aus dem Jahr 2002.

Gutachten ohne Einwilligung der Beteiligten, insbesondere der Mutter, sind nicht zulässig, da sie gegen Persönlichkeitsrechte verstoßen. Nach einem Urteil des BGH aus dem Jahr 2007 bilden derartige **„heimliche Vaterschaftstests"** keine Grundlage für Anfechtungen der Vaterschaft bzw. gerichtliche Vaterschaftsfeststellungen.

Identitätssicherung

Die Identitäten aller Beteiligten sind zu dokumentieren. Pässe, Ausweise und die Geburtsurkunden der Kinder werden eingesehen und kopiert. Von jeder Person werden ein Fingerabdruck und ein Foto angefertigt.

Untersuchungsmaterialien

Es können Blut- und Speichelproben verwendet werden.
Nach § 372a der ZPO haben die Beteiligten eine Entnahme der Proben zu dulden.

Methode

Heutzutage werden Abstammungsuntersuchungen nahezu ausschließlich mittels der **STR-Analyse** durchgeführt (s. S. 72/73).
Nach den Richtlinien müssen mindestens zwölf Merkmalssysteme untersucht werden. Im Gegensatz zur Analyse von Spuren ist bei Abstammungsuntersuchungen zu beachten, dass selten in der Meiose Mutationen auftreten können. Deswegen müssen die zwölf STR-Systeme auf mindestens zehn verschiedenen Chromosomen lokalisiert sein.
Für reguläre Tests stehen ausreichende Mengen an Material mit guter DNA-Qualität zur Verfügung. Die DNA-Extraktion kann nach Standardprotokollen erfolgen. Die Amplifikation der DNA-Fragmente ist identisch mit dem Vorgehen, welches bei der Spurenuntersuchung angewandt wird (s. S. 74/75).

Vaterschaft

Mutter-Kind-Putativvater

Dabei wird vorausgesetzt, dass die Mutter die leibliche Mutter des Kinds ist (Prinzip: Mater semper certa est). Der Vergleich von Mutter und Kind ergibt, welche Allele das Kind vom biologischen Vater ererbt haben muss. Es wird festgestellt, ob der vermeintliche Vater, der so genannte Putativvater, die entsprechenden Allele besitzt. Alle drei Personen sollen in die Untersuchung einbezogen werden.
Es sind folgende Konstellationen zu unterscheiden:

Ausschlusskonstellation

Wenn ein Mann in mehr als drei STR-Systemen auf unterschiedlichen Chromosomen nicht die für den Vater des Kinds zu fordernden Allele aufweist, kann die Vaterschaft sicher ausgeschlossen werden (▮ Abb. 1).

Nicht-Ausschlusskonstellation

Wenn der Putativvater alle Merkmale aufweist, die das Kind vom Vater ererbt haben muss, oder er nur in zwei oder einem untersuchten Genort mit dem Kind nicht übereinstimmt, ist er als Erzeuger des Kindes nicht auszuschließen. Dann wird eine Berechnung der **Vaterschaftswahrscheinlichkeit** unter Einbeziehung möglicher Mutationen durchgeführt. Dabei werden zwei alternative Hypothesen verglichen:

- Hypothese 1: Der untersuchte Mann ist der Vater des Kinds.
- Hypothese 2: Ein anderer Mann, der mit dem untersuchten Mann nicht blutsverwandt ist, ist der Vater des Kinds.

Die Wahrscheinlichkeiten dieser beiden Möglichkeiten werden ins Verhältnis gesetzt, woraus sich die Vaterschaftswahrscheinlichkeit (Wahrscheinlichkeitswert = W-Wert) ergibt. Für ihre Höhe sind die Häufigkeiten der Allele entscheidend, welche das Kind vom Vater ererbt hat. Seltene Merkmale bei Kind und Putativvater führen zu einer hohen Vaterschaftswahrscheinlichkeit, häufige Allele zu niedrigeren W-Werten. Dem W-Wert liegt die Annahme zu Grunde, dass der Putativvater und ein unbekannter, unverwandter Mann die gleiche A-priori-Chance hatten, der Vater zu sein. Das Ergebnis der statistischen Berechnungen wird prozentual ausgedrückt. Ein Wert über 50% bedeutet, dass die Vaterschaft des untersuchten Manns wahrscheinlicher ist als seine Nichtvaterschaft. Nach den oben genannten Richtlinien wird ab einem W-Wert von 99,9% das verbale Prädikat „Vaterschaft praktisch erwiesen" vergeben. Mit der heute angewandten STR-Analyse werden in der Regel W-Werte von ≥ 99,9999% erreicht.
Ein W-Wert von 99,9% bedeutet: Wenn 1000 Labore einen gleich gelagerten Fall untersuchen, ziehen 999 den richtigen Schluss, dass der untersuchte Mann der wahre Vater ist; in einem Labor würde der Putativvater nur zufällig passen. Stets ist zu berücksichtigen, ob Blutsverwandte des Putativvaters als Erzeuger in Frage kommen. Derartige Konstellationen können durch einen größeren Untersuchungsumfang und die Anwendung anderer Rechenverfahren geklärt werden.

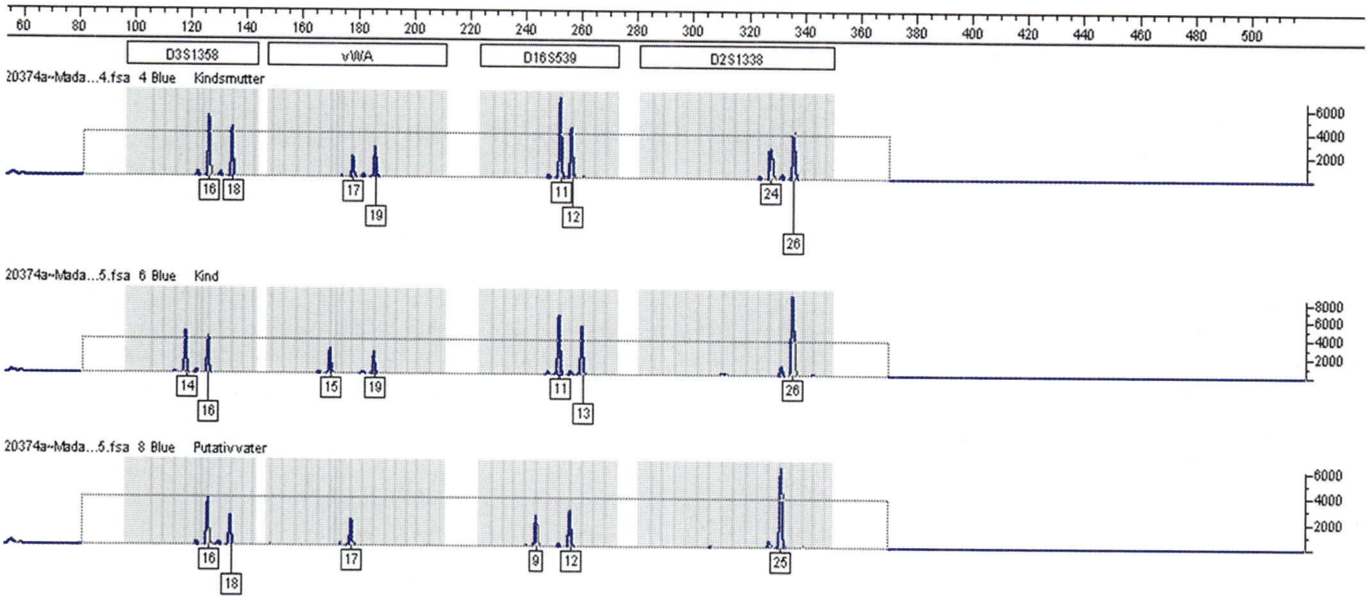

▮ Abb. 1: Ausschlusskonstellationen in vier STR-Systemen. Das Kind (Mitte) muss von seinem Vater die Allele D3S1358 14, vWA 15, D16S539 13 und D2S1338 26 (Homozygotie in diesem System) ererbt haben. Da der Putativvater (unten) diese Allele nicht besitzt, ist er von der Vaterschaft auszuschließen. [1]

Defizienzfälle

Darunter versteht man Fälle, bei denen zumindest eines der Elternteile fehlt, z. B. infolge von Tod. Kann die Mutter nicht einbezogen werden, sind Untersuchungen zwar möglich, es ergeben sich aber niedrigere Vaterschaftswahrscheinlichkeiten als bei der Testung aller drei Personen. Dennoch sind meist eindeutige Aussagen möglich. Bei verstorbenem Vater können folgende Lösungsstrategien angewandt werden:

- Einbeziehung von Gewebeproben: Sie können beispielsweise bei einem Krankenhausaufenthalt des Verstorbenen abgenommen und weiter aufbewahrt worden sein.
- Einbeziehung von Verwandten: Dabei sind besonders Verwandte 1. Grads von Interesse, wie Geschwister oder Eltern des Putativvaters sowie weitere Kinder (so genanntes erweitertes Vaterschaftsgutachten) (▮ Abb. 2).

Im Falle eines Vaterschaftsausschlusses könnten allerdings falsche Schlussfolgerungen gezogen werden, da mit einem gewissen Risiko die angegebenen nicht den biologischen Verwandtschaftsverhältnissen entsprechen müssen.

Familienzugehörigkeit

Je nach Konstellation können derartige Fälle nicht nur über autosomale STR-Systeme, sondern gelegentlich auch durch gonosomale STRs gelöst werden.

X-chromosomale Systeme

Sie können beispielsweise angewandt werden, wenn festzustellen ist, ob Schwestern denselben Vater haben, da der Vater beiden ein identisches Merkmalsmuster des X-Chromosoms weitergegeben haben muss.

Y-chromosomale Systeme

Die Männer einer Erblinie besitzen identische STR-Merkmale des Y-Chromosoms, wodurch auch weit entfernte männliche Verwandte, z. B. ein Junge und sein Großonkel, einer Familie zugeordnet werden können.

Mutterschaft

Wie bei der Vaterschaftsbegutachtung kann bei übereinstimmenden Allelen zwischen Kind und Mutter ein W-Wert errechnet werden.

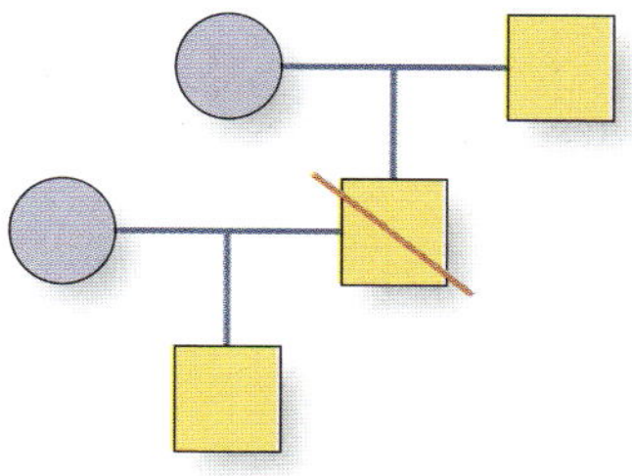

▮ Abb. 2: Stammbaum bei einem Defizienzfall. Das DNA-Muster des verstorbenen Putativvaters konnte durch Untersuchung seiner lebenden Eltern rekonstruiert werden.

Zusammenfassung

- ✖ Abstammungsbegutachtungen, insbesondere zur Feststellung der Vaterschaft, werden heute mit der STR-Analyse durchgeführt.
- ✖ Vaterschaftsbegutachtungen führen zu Ausschluss- und Nicht-Ausschlusskonstellationen. Bei den Nicht-Ausschlusskonstellationen werden Vaterschaftswahrscheinlichkeiten erreicht, die in der Regel bei $W \geq 99{,}9999\%$ liegen.

Der Arzt als gerichtlicher Sachverständiger

Definition

Sachverständige sind Personen mit besonderer Sachkunde auf bestimmten Gebieten. Sie werden mit der Erstattung von Gutachten beauftragt. Bei gerichtlichen Entscheidungen zu medizinischen Fragen werden Ärzte als Sachverständige bestellt.

Die Sachverständigentätigkeit von Rechtsmedizinern betrifft zumeist Beurteilungen körperlicher Gewalt und akuter toxischer Einflüsse.
In Ermittlungsverfahren dienen schriftliche Gutachten der Staatsanwaltschaft zur Tatsachenfeststellung. In Hauptverhandlungen stellen mündliche Gutachten **Sachverständigenbeweise** dar.

Gesetzliche Grundlagen

Die gerichtliche Sachverständigentätigkeit ist in der StPO und ZPO geregelt. Wesentlich für den Sachverständigen ist:

- Die Auswahl bzw. Ernennung erfolgt durch Staatsanwälte und Richter.
- Er ist zur Gutachtenerstattung verpflichtet.
- Für die Verweigerung von Begutachtungen gelten dieselben Kriterien wie für Zeugen, die nicht aussagen müssen, weil sie z. B. enge Verwandte des Angeklagten sind (Zeugnisverweigerungsrecht).
- Eine Befreiung von der Gutachtenpflicht ist auch aus anderen Gründen möglich, beispielsweise wegen Befangenheit.
- Schriftliche Gutachten sind in vereinbarten Fristen zu erstatten, andernfalls können Ordnungsgelder verhängt werden.

Jeder approbierte Arzt, der entsprechende fachliche Kompetenz hat, darf sich „medizinischer Sachverständiger" nennen, da die Bezeichnung in der BRD nicht geschützt ist.
Um den Beweisanforderungen zu genügen, dürfen die Gutachten nur auf gesicherten Erkenntnissen basieren.
Für **fehlerhafte Gutachten** besteht Haftung nach zivilrechtlichen Grundsätzen. Wenn ein unrichtiges Gutachten vorsätzlich oder grob fahrlässig erstattet wird, existiert nach § 839a BGB die Pflicht zum Schadenersatz.

Die **ärztliche Schweigepflicht** (s. S. 80/81) steht der Tätigkeit von Ärzten als Sachverständige oder Zeugen entgegen. Praktisch treten zwei Konstellationen auf:

- Ladung des Arztes als Zeuge bzw. sachverständiger Zeuge vor Gericht: Der Arzt darf bei der Verhandlung nur aussagen, wenn sein Patient, meist der Angeklagte oder ein geschädigter Zeuge, ihn von der Schweigepflicht entbindet.
- Ladung des Arztes vor Gericht als Sachverständiger: Der Auftrag kann nach § 81a StPO erfolgt sein und der Arzt soll sein schriftliches Gutachten mündlich vertreten. Dann besteht keine Schweigepflicht (s. S. 20/21).

Häufige rechtsmedizinische Fragestellungen im Strafverfahren

Entstehungsmechanismus von Verletzungen

In Verfahren wegen Körperverletzungen (§§ 223–231 StGB) und versuchter oder vollendeter Tötungsdelikte (§§ 211, 212) werden häufig Fragen zur Verletzungsentstehung gestellt. Am häufigsten sind die Folgen stumpfer Gewalt zu beurteilen. Typische Fragestellungen:

- Sind Verletzungen im Gesicht durch Schlag oder Sturz entstanden? Dabei ist zu beachten:
  - Bei Schlägen mit der Hand bzw. Faust entstehen meist nur Hämatome (s. S. 32/33), bei Stürzen darüber hinaus auch Schürfungen, manchmal Riss-Quetschwunden.
  - Faustschläge führen bei Erwachsenen des Öfteren zu Nasenbeinfrakturen, Stürze können aber auch andere Knochenbrüche verursachen.
  - Weitere Kriterien wurden bereits dargestellt (s. S. 36/37).
- Sind Verletzungen unter Verwendung von Schlaginstrumenten gesetzt worden? Wird ein Schlaginstrument verwendet, erfolgt häufig eine Anklage wegen gefährlicher Körperverletzung (§ 224), die in der Regel ein höheres Strafmaß nach sich zieht.

Für den Einsatz eines Schlaginstruments sprechen konturierte Blutergüsse, Schürfungen oder Abdruckmarken (s. S. 32–33).

Schweregrade von Verletzungen

Die Beurteilung des Schweregrads von Verletzungen hat zweifache Bedeutung:

- Zuordnung zu einem Paragraphen des StGB als Grundlage einer Anklage: Wurden keine lebensgefährlichen Verletzungen verursacht, handelt es sich um eine „einfache" Körperverletzung (§ 223). Im Fall einer „das Leben gefährdenden Behandlung" würde eine Anklage wegen gefährlicher Körperverletzung (§ 224) oder des Versuchs resultieren. Je nach sonstigen Umständen käme aber auch ein versuchtes Tötungsdelikt in Betracht.
- Einfluss auf das Strafmaß: Wenn Lebensgefahr bestanden hat, ist in abstrakte und konkrete Lebensgefahr zu graduieren:
  - **abstrakte Lebensgefahr:** Sie besteht bei Handlungen, die eine grundsätzliche Gefahr für das Leben darstellen. Dabei kann das Opfer durch zufällige Umstände nur geringgradig verletzt werden oder sogar unverletzt bleiben. Beispielsweise ist ein Stich in Richtung Brust stets als abstrakt lebensgefährlich anzusehen, selbst wenn der Angegriffene gar nicht getroffen wurde. Darüber hinaus stellen mögliche Komplikationen von Verletzungen, z. B. Wundinfektionen mit Sepsisgefahr, eine abstrakte Lebensgefahr dar, auch wenn diese nicht eintreten. Dem Gericht ist für alle möglichen Varianten aufzuzeigen, ob die abstrakte Lebensgefahr als hoch, niedrig oder mehr theoretisch einzustufen ist (▮ Abb. 1).
  - **konkrete Lebensgefahr:** Sie tritt bei Verletzungen oder Intoxikationen auf, die zumindest vorübergehend die Vitalparameter (Herz/Kreislauf, Atmung, Hirnfunktion) relevant beeinflussen. Ursächlich sind v. a. Blutverluste, Behinderungen der Atmung sowie Hirnverletzungen. Es ist dazu Stellung zu nehmen, ob der lebensgefährliche Zustand auch ohne ärztliche Behandlung überlebt worden wäre.

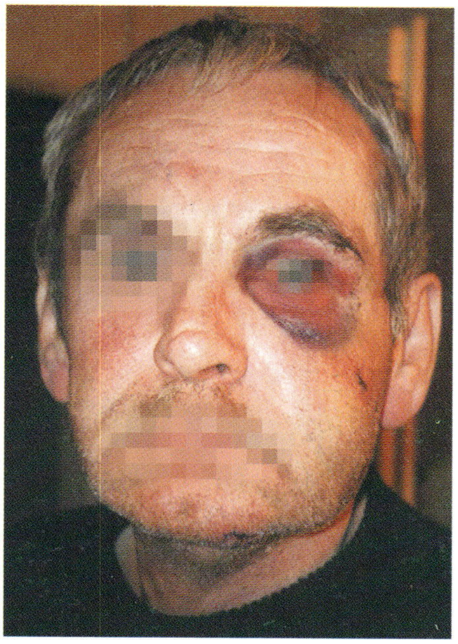

Abb. 1: 55-Jähriger mit Monokelhämatom bei Orbitabodenbruch links, bedingt durch einen Schlag mit einer leeren Bierflasche. Die abstrakte Lebensgefahr war niedrig, da Schläge mit leeren Flaschen am frei pendelnden Kopf eines Erwachsenen in der Regel zu keinen gravierenden Verletzungen führen. Die Komplikationen, die sich infolge der notwendigen operativen Anhebung des Orbitabodens ergeben könnten (Narkosezwischenfall oder Wundinfektionen) sind äußerst selten lebensgefährlich. [3]

Kausalzusammenhang zwischen Verletzungen und Tod

In den verschiedenen Rechtsgebieten gelten für die Beurteilung der Ursächlichkeit von Zusammenhängen unterschiedliche **Kausalitätstheorien** und **Beweisanforderungen:**

Strafrecht (in Strafprozessen)
Äquivalenztheorie (Bedingungstheorie = Conditio sine qua non): Als kausal für ein Ereignis gilt jede Bedingung, die nicht hinweggedacht werden kann, ohne dass der Erfolg entfiele. Alle Bedingungen werden als gleichwertig angesehen.
Es bestehen höchste **Beweisanforderungen (Vollbeweis),** d. h. eine Tatsache gilt nur als bewiesen, wenn sie ohne vernünftigen Zweifel (d. h., mit an Sicherheit grenzender Wahrscheinlichkeit) feststeht.

Zivilrecht (z. B. private Unfallversicherung)
Adäquanztheorie: Das Ereignis, welches den Schaden bewirkt hat, muss auch nach der allgemeinen Lebenserfahrung geeignet (adäquat) sein, einen solchen Schaden normalerweise herbeizuführen. Eine ganz ungewöhnliche Verkettung von nicht voraussehbaren Umständen begründet keine Haftung. Die Versicherungssumme wird um den Anteil gemindert, den ein unfallunabhängiges Leiden zum Eintritt des Tods beigetragen hat.
Bei typischen Geschehensabläufen kennt das Zivilrecht den **„Beweis des ersten Anscheins“.** Dabei werden aufgrund von Erfahrungen Schlüsse von bewiesenen auf zu beweisende Sachverhalte gezogen. Bei medizinischen Zusammenhängen reicht überwiegende Wahrscheinlichkeit aus.

Sozialrecht (z. B. Sozialversicherung oder berufsständische Versorgungssysteme)
Theorie der wesentlichen Bedingungen: Das Ereignis, z. B. ein Unfall, muss unter den zum Erfolg beitragenden Bedingungen die wesentliche sein, die bloße Möglichkeit genügt nicht. Hat sich durch den Unfall ein vorbestehendes Leiden relevant verschlechtert und ist dadurch der Tod bedingt worden, so kommt es nicht zu Kürzungen der Leistungen.
Für die Annahme einer **Kausalität** ist Wahrscheinlichkeit erforderlich, d. h., es müssen mehr Argumente für als gegen die Kausalität sprechen. Um Bagatellursachen nicht mit tatsächlichen Unfällen gleichzusetzen, erfolgen Versicherungsleistungen nur dann, wenn die Lebenserwartung des Versicherten durch den Unfall um mindestens 1 Jahr verkürzt wurde.

Fahrtüchtigkeit

Dabei handelt es sich oft um Beurteilungen der relativen Fahrunsicherheit und die Einschätzung von Nachtrunkbehauptungen (s. S. 70/71).

Schuldfähigkeit

Praktisch kommt am häufigsten die Frage nach der erheblich eingeschränkten Schuldfähigkeit vor (§ 21 StGB), zumeist aufgrund von Alkoholkonsum (s. S. 70/71), seltener infolge von Drogen- und Medikamenteneinfluss (s. S. 62/63). Dabei ist zunächst zu prüfen, ob das Eingangsmerkmal „krankhafte seelische Störung“ gemäß §§ 20/21 StGB aufgrund einer Substanzwirkung bestanden hat. Ferner ist zu beurteilen, ob dadurch der Täter bei der Begehung der Tat in der Fähigkeit, das Unrecht der Tat einzusehen **(Einsichtsfähigkeit)** oder nach dieser Einsicht zu handeln **(Steuerungsfähigkeit),** erheblich eingeschränkt war. Unter Beachtung einer etwaigen Alkoholgewöhnung ist in der Regel ab 2‰ eine erhebliche Beeinträchtigung der Schuldfähigkeit zu diskutieren. Da Gang- und Sprachstörungen mit den psychischen Störungen korrelieren, bilden derartige Auffälligkeiten Hinweise für die Erheblichkeit der Einschränkung. Während die Einsichtsfähigkeit auch im Rausch meist noch erhalten bleibt, ist die Steuerungsfähigkeit oft beeinträchtigt.

Zusammenfassung

- In Gerichtsverfahren wird die Tätigkeit aller Sachverständigen, einschließlich die der Ärzte, durch die StPO und die ZPO geregelt.
- Ärztliche Sachverständige müssen meist zu Entstehung, Schweregrad und Folgen von Verletzungen sowie zu Fragen der Fahrtüchtigkeit und Schuldfähigkeit Stellung nehmen.
- In den verschiedenen Rechtsgebieten existieren zur Beurteilung von Kausalzusammenhängen unterschiedliche Kausalitätstheorien und Beweisanforderungen.

Arztrechtsfragen

Definition

Das Arztrecht umfasst alle Rechtsnormen, die sich mit dem Beruf des Arztes und seiner Ausübung befassen.

Für Ärzte gelten Regelungen aus dem:
- Strafrecht
- Zivilrecht
- öffentlichen Recht einschließlich Sozialrecht: Dazu gehört das ärztliche Standesrecht als Teil des Selbstverwaltungsrechts der Organe der Ärzteschaft.

Das Arztrecht zählt zum Medizinrecht, welches alle Rechtsgebiete umfasst, auf denen sich ärztliche Tätigkeit vollzieht, z. B. das Arzneimittel- und das Medizinproduktegesetz. Im Folgenden wird auf wesentliche Aspekte des Arztrechts eingegangen.

Schweigepflicht (§ 203 StGB)

Die Schweigepflicht ist eine essentielle Voraussetzung für den Arztberuf. Eine gesetzliche Grundlage stellt daher die **ärztliche Berufsordnung** dar. Darüber hinaus werden Verstöße gegen die Schweigepflicht als besonders sozialschädlich erachtet und sind Gegenstand des **StGB.** Danach dürfen Ärzte ein ihnen anvertrautes Geheimnis nicht unbefugt offenbaren.
Das Geheimnis ist dem Arzt anvertraut, wenn dieser es bei seiner beruflichen Tätigkeit, d. h. nicht als Privatperson, erfahren hat.

Für die Schweigepflicht gilt:
- Bereits der Fakt einer ärztlichen Konsultation unterliegt dem Geheimnisschutz.
- Sie bezieht sich auf alle Angaben des Patienten, nicht nur auf medizinische Fragen.
- [illegible] der StPO und der ZPO ist zusätzlich festgelegt, dass diese Geheimnisse weder Gerichten noch der Polizei mitzuteilen sind.
- Sie betrifft auch das nicht-ärztliche Personal, welches entsprechend zu belehren ist.
- Sie ist bei Minderjährigen einzuhalten, d. h., deren Erziehungsberechtigte sind nicht zu informieren.
- Sie besteht gegenüber anderen Ärzten und der Krankenhausverwaltung.
- Sie ist über den Tod hinaus wirksam.

> Nur der Patient selbst kann den Arzt von der Schweigepflicht entbinden, Angehörige oder Erben können dies nicht.

Verletzungen der ärztlichen Schweigepflicht werden nur auf Antrag verfolgt.

Gerechtfertigtes Brechen der Schweigepflicht

Der Arzt darf die **Schweigepflicht** unter folgenden Bedingungen **brechen,** ohne einen Straftatbestand zu erfüllen:

Bestehen eines rechtfertigenden Notstands (§ 34 StGB)

Der Arzt kann nach kritischer Abwägung die Pflicht zum Schweigen verletzen, wenn dadurch Gefahren für andere Rechtsgüter wie Gesundheit und Leben abgewendet werden (Rechtsgüterabwägung). Stellt der Arzt beispielsweise fest, dass sein Patient unter einer Erkrankung (z. B. Alkoholismus, Epilepsie, Sehbehinderung) leidet, die mit seiner beruflichen oder sonstigen Tätigkeit nicht vereinbar ist (z. B. Berufskraftfahrer, Gerüstbauer), kann er den Arbeitgeber oder zuständige staatliche Stellen informieren, um Gefahren für den Patienten und andere abzuwenden.

Mutmaßliche Einwilligung des Patienten

- Bei Bewusstlosen oder Verstorbenen kann der Arzt ausnahmsweise die Angehörigen über das Krankheitsbild informieren, wenn das Brechen der Schweigepflicht dem mutmaßlichen Willen des Patienten entsprechen würde.
- Bei der Weitergabe von Patientendaten an mit- oder nachbehandelnde Ärzte kann im Regelfall davon ausgegangen werden, dass der Patient damit einverstanden ist.

Melde- und Anzeigepflichten

Der Arzt ist zu bestimmten Meldungen gesetzlich verpflichtet:

- Krankheiten nach § 6 des IfSG, auch Verdachts- und Todesfälle, sind namentlich an das Gesundheitsamt zu melden, z. B. Diphtherie, Meningokokken-Meningitis, akute Virushepatitis und Tuberkulose.
- Der Nachweis zahlreicher Erreger, darunter der HIV-Erreger, ist nach § 7 des IfSG nicht namentlich zu melden.
- Bei begründetem Verdacht auf Berufskrankheit bzw. Arbeitsunfall ist dieser der gesetzlichen Unfallversicherung nach § 202 SGB VII mitzuteilen.
- In mehreren Bundesländern existieren Meldepflichten, die dem Schutz von Kindern und Jugendlichen dienen. So ist in Bayern nach Artikel 14 (6) des GDVG bei gewichtigen Anhaltspunkten für eine Misshandlung, Vernachlässigung oder einen sexuellen Missbrauch eine unverzügliche Meldung an das Jugendamt vorzunehmen.
- Geburten, Totgeburten oder Todesfälle sind nach dem PStG vom Arzt zu melden, wenn andere Verantwortliche nicht existieren.
- Der Arzt ist wie jeder andere nach §§ 138, 139 StGB verpflichtet, geplante schwere Straftaten wie Mord und Totschlag anzuzeigen.

Auskunftspflichten

Nach den Gesetzen, die die Leichenschau betreffen (s. S. 10/11), haben behandelnde Ärzte gegenüber dem Leichenschauarzt die Pflicht, Angaben zum Gesundheitszustand und zur Behandlung des Verstorbenen zu machen.
Nach § 7 des Transplantationsgesetzes, sind Ärzte zur Auskunft verpflichtet, damit bei einem Spender festgestellt werden kann, ob die Voraussetzungen für eine Organentnahme gegeben sind.

Arzt-Patient-Vertrag

Dieser Vertrag unterliegt den Bestimmungen des BGB. Dadurch ist der Arzt verpflichtet, bei der Behandlung nach den Regeln der ärztlichen Wissenschaft vorzugehen. Der Patient hat die Pflicht, den Arzt zu honorieren. Der Vertrag bedarf keiner besonderen schriftlichen Form. Es kommt nur auf die von Arzt und Patient übereinstimmende, auf den Vertrag gerichtete Willenserklärung an. Er gilt bereits als geschlossen, wenn der Patient telefonisch den Arzt in Anspruch nehmen möchte und der Arzt darauf eingeht, z. B. einen Rat erteilt.
Der Arzt-Patient-Vertrag stellt nach § 611 BGB einen **Dienstvertrag** dar. Danach ist der Arzt zur Leistung seiner Dienste verpflichtet, nicht jedoch zum Heilungserfolg. Bei prothetischen Arbeiten von Zahnärzten und kosmetischen Operationen kann nach § 631 BGB von **Werkverträgen** ausgegangen werden, die den Heilungserfolg zu Grunde legen.

Normen des ärztlichen Eingriffs

Strafrechtliche Bedeutung

> Jeder ärztliche Eingriff in die körperliche Integrität erfüllt strafrechtlich den Tatbestand einer Körperverletzung (§ 223 StGB), obwohl er zur Heilung des Patienten führen soll. Diese Körperverletzung ist jedoch nicht rechtswidrig, wenn der Patient nach Aufklärung einwilligt.

Aufklärung

Die Aufklärung hat umfassend zu erfolgen über:

- die Notwendigkeit des Eingriffs: Dem Patienten ist seine Diagnose mitzuteilen und es sind die Risiken für den Patienten mit und ohne Eingriff darzustellen.
- typische Komplikationen (Operationsrisiko) und mögliche Folgen des Eingriffs.

Je dringender der Eingriff medizinisch indiziert und je geringer das Risiko ist, umso kürzer kann die allerdings immer erforderliche Aufklärung in Inhalt und Umfang sein.

Einwilligung

Rechtswirksamkeit

Die Einwilligung zu einem ärztlichen Eingriff ist nur rechtswirksam,

- wenn sie dem tatsächlichen Willen des Patienten bzw. seines Sorgeberechtigten (z. B. Eltern, gesetzlicher Vertreter) entspricht.
- wenn der Einwilligungsbefugte vom Arzt über den Eingriff aufgeklärt worden ist.

Einwilligung bei vitaler Indikation

Bei bewusstlosen oder sonst nicht ausreichend einwilligungsfähigen Patienten bzw. Unerreichbarkeit von Sorgeberechtigten benötigt der Arzt keine Einwilligung. Er kann davon ausgehen, dass seine Hilfe dem mutmaßlichen Willen des Patienten oder seines Sorgeberechtigten entspricht. Der Arzt ist bei vitaler Indikation sogar verpflichtet, notwendige Eingriffe vorzunehmen, da er sich sonst strafrechtlichen Vorwürfen aussetzen könnte, z. B. nach § 323c StGB wegen unterlassener Hilfeleistung.

Bei missglücktem Suizidversuch eines volljährigen einsichtsfähigen Patienten hat der Arzt zu respektieren, dass dieser unter Umständen nicht behandelt werden möchte. Wird der Patient bewusstlos, hat jedoch ärztliche Hilfe zu erfolgen. Es wird davon ausgegangen, dass der Wille des Menschen auf das Überleben gerichtet ist und niemand sagen kann, ob der Patient auch zu diesem Zeitpunkt die Einwilligung zur Behandlung verweigern würde.

Einwilligung bei aufschiebbaren Eingriffen

Der **volljährige,** geistig gesunde und nicht bewusstlose **Patient** ist ausschließlich selbst zur Einwilligung berechtigt. Ist der Patient nicht einsichtsfähig, muss ein Betreuer für ihn entscheiden. Die Betreuung ist durch den Arzt beim Gericht zu beantragen.
Bei **minderjährigen Patienten,** die nicht sachgemäß entscheiden können, ist die Einwilligung der Eltern oder eines gesetzlichen Vertreters einzuholen. Besteht bereits Einsichtsfähigkeit, ist außerdem die Einwilligung des Kinds oder Jugendlichen notwendig.

Durchführung

Jeder Eingriff ist grundsätzlich nach den anerkannten Regeln der ärztlichen Wissenschaft durchzuführen. Ein Verstoß gegen diese Regeln stellt eine Sorgfaltspflichtverletzung (früher als „Kunstfehler" bezeichnet) dar. Bei der Beurteilung eines Eingriffs sind Diagnostik, Indikation, technisches Vorgehen sowie die Überwachung nach dem Eingriff zu beachten.

Ärztliche Haftpflicht

Treten bei der ärztlichen Behandlung Fehler auf, die vorsätzlich oder fahrlässig geschehen, haftet der Arzt nach dem BGB **(Vertrags- und Deliktshaftung)** für die entstandenen Schäden. Er haftet auch für das Verschulden von Personen, denen er sich zur Erfüllung seiner vertraglichen Verpflichtungen bedient (z. B. Sprechstundenhilfe, Pflegepersonal).
Im Arzthaftungsprozess liegt die **Beweislast** für die ordnungsgemäße Aufklärung und Einwilligung des Patienten beim Arzt. Der Patient muss die Sorgfaltspflichtverletzung, den Schaden und den Kausalzusammenhang zwischen beiden beweisen. Allerdings kann das Gericht dem Patienten Beweiserleichterungen in Form des Anscheinsbeweises (s. S. 78/79) zubilligen. Stellt das Gericht fest, dass ein grober Behandlungsfehler vorliegt, der aus objektiv ärztlicher Sicht nicht mehr verständlich und verantwortbar ist, kann es zur **Beweislastumkehr** kommen. Dann hat der Arzt den Beweis zu erbringen, dass der Schaden nicht auf seinen Fehler zurückzuführen ist.

Unrichtige Gesundheitszeugnisse (§ 278 StGB)

Ärztliche Zeugnisse bzw. Atteste sind schriftliche Aussagen über einen bei der medizinischen Untersuchung festgestellten Zustand, der in verschiedenen Lebensbereichen von Bedeutung sein kann (Arbeitsunfähigkeit, Verhandlungsunfähigkeit, für Krankenversicherungen oder zur Erlangung von Kuren). Nicht zuletzt aus ökonomischen Gründen besteht ein öffentliches Interesse an der Richtigkeit derartiger Zeugnisse bzw. Atteste, sodass das Ausstellen unrichtiger Zeugnisse einen Straftatbestand darstellt.

Zusammenfassung

- ✖ Die ärztliche Schweigepflicht ist berufs- und strafrechtlich relevant. Sie kann bzw. muss unter bestimmten Voraussetzungen gebrochen werden.
- ✖ Der Arzt-Patienten-Vertrag stellt fast immer einen Dienstvertrag dar, der den Arzt zur Anwendung der Regeln der ärztlichen Wissenschaft, nicht zum Heilungserfolg verpflichtet.
- ✖ Ärztliche Eingriffe, außer bei vitalen Indikationen, dürfen nur nach Aufklärung und Einwilligung der Patienten bzw. ihrer Sorgeberechtigten durchgeführt werden.

Fallbeispiele

C Fallbeispiele

Fall 1: Arztkonsultation oder Untersuchung nach StPO?

Sie haben eine Frau zu untersuchen, die angibt, von ihrem Freund verletzt worden zu sein. Stellen Sie die Verletzungen fest, und beurteilen Sie Ursachen und Lebensgefährlichkeit.

Frage 1: Welche Unterschiede bestehen, wenn die Patientin Sie primär in der Klinik aufsucht oder wenn die Verletzte im Auftrag der Staatsanwaltschaft nach § 81c der StPO körperlich untersucht werden soll?

Die 21-jährige Frau berichtet, dass sie in der vergangenen Nacht von ihrem Freund aus Eifersucht mehrfach verletzt wurde. Kurzzeitig wurde ihr schwarz vor Augen. Für die Geschehnisse besteht ein partieller Erinnerungsverlust. Sie hatte weder Alkohol getrunken noch zentral wirksame Substanzen eingenommen.
Im Gesicht werden massenhaft Petechien, am linken Oberlid ein blaugraues, d. h. frisches Hämatom festgestellt (▮ Abb. 1).
Am Hals sind klein- und grobfleckige Rötungen sowie einzelne Petechien vorhanden. Links oberhalb des Kehlkopfs findet sich ein kleines Hämatom (▮ Abb. 2).
Die Verletzte klagt über Kopfschmerzen, Schluckbeschwerden, Heiserkeit und Druckschmerzen am Hals. Es besteht geringe Atemnot. Im CT des Halses zeigt sich eine raumverdrängende Blutung in der rechten Stimmlippe (▮ Abb. 3).
Zwischen den Schulterblättern, direkt über der Wirbelsäule, ist eine glattrandige, 1,4 cm lange Wunde vorhanden, an deren Entstehung die Geschädigte keine Erinnerung hat. Die Wunde ist 2 cm tief, bis auf die Wirbelsäule sondierbar.

Frage 2: Wie sollten Sie in derartigen Fällen bei der Untersuchung und Dokumentation der Befunde vorgehen?

Frage 3: Welche Verletzungsarten bzw. -ursachen sind festzustellen?

Frage 4: Wie ist die Lebensgefährlichkeit der einzelnen Verletzungen einzuschätzen?

Frage 5: Welche zusätzlichen Feststellungen könnten die Einschätzung untermauern, dass es infolge von Würgen zur Bewusstlosigkeit kam?

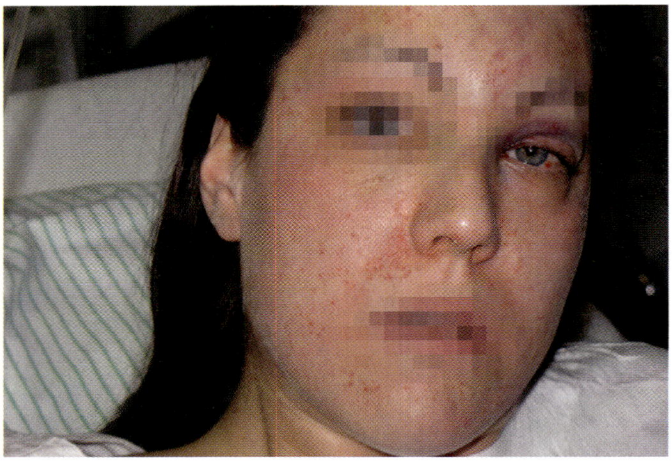

▮ Abb. 1: Massenhaft Petechien in der Gesichtshaut. Hämatom des linken Oberlids. Fotografische Dokumentation etwa 8 h nach den Geschehnissen. [3]

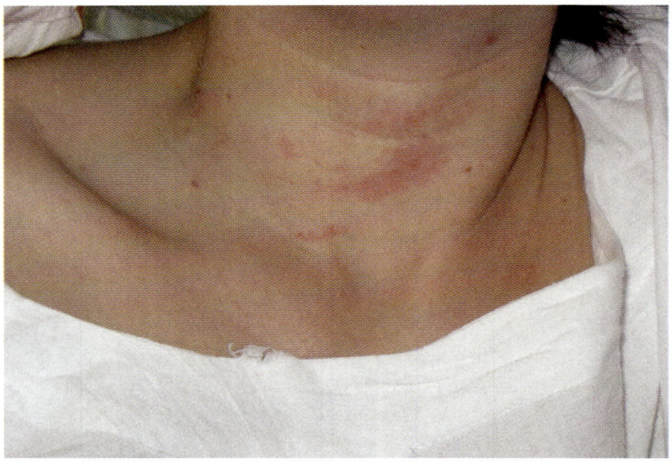

▮ Abb. 2: Hals mit Hautrötungen, einzelnen Petechien und kleinem Hämatom links oben. [3]

Szenario 1

Frage 6: Die Patientin sucht Sie primär als Arzt ihres Vertrauens auf. Die Geschädigte bittet Sie, die Verletzungen zu dokumentieren. Eine Anzeige möchte Sie zunächst nicht machen. Dürfen Sie die Verletzungen registrieren, ohne eine Meldung an die Polizei zu machen?

Szenario 2

Frage 7: Die Patientin hat ihren Freund bei der Polizei angezeigt. Anschließend soll sie von Ihnen auf Grundlage von § 81c der StPO körperlich untersucht werden. Welche Besonderheiten sind bei dieser Untersuchung zu beachten?

Frage 8: Welche zusätzlichen ärztlichen Maßnahmen ordnet die Staatsanwaltschaft im Zusammenhang mit derartigen Gewaltdelikten beim Opfer häufig an?

Der Freund der Geschädigten, der die Beibringung der Verletzungen einräumte, wurde wegen gefährlicher Körperverletzung verurteilt. Dafür war das medizinische Sachverständigengutachten über die Verletzungen, ihre Entstehungsweise und Lebensgefährlichkeit von wesentlicher Bedeutung.

Antwort 1: Wenn sich die Patientin primär an Sie als Arzt wendet, besteht ein Arzt-Patienten-Vertrag mit allen sich daraus ergebenden rechtlichen Konsequenzen.
Eine körperliche Untersuchung nach § 81c der StPO stellt eine ärztliche Maßnahme zur Feststellung von Tatsachen im Rahmen der Ermittlungstätigkeit dar, woraus sich später ein Sachverständigenbeweis ergeben kann.
Antwort 2: Die gesamte Körperoberfläche ist zu untersuchen, auch die Körperöffnungen, soweit einsehbar. Auf Bagatellverletzungen ist zu achten. Zur Dokumentation sind Fotos (Übersichten und Details) anzufertigen und der Zeitpunkt der Aufnahmen ist zu registrieren.
Antwort 3: Die Petechien sind Ausdruck eines Stauungssyndroms. Das Hämatom am linken Oberlid ist durch geformte stumpfe Gewalt, am ehesten durch einen Faustschlag, bedingt. Die Hautrötungen und das kleine Hämatom am Hals stellen Würgemale dar.
Die im CT sichtbare Kehlkopfblutung spricht für eine traumatische Entstehung, d. h., durch Weichteilkompression bedingt. Im Zusammenhang mit den Beschwerden der Betroffenen ist ein Zustand nach einem intensiven Würgen festzustellen.
Bei der Wunde am Rücken handelt es sich um eine Stichverletzung. Der Stichkanal endet an der Wirbelsäule.
Antwort 4: Die Patientin berichtet über ein „Schwarzwerden vor den Augen" – eine typische Empfindung bei Eintritt von Bewusstlosigkeit. Ferner hat sie einen nachvollziehbaren teilweisen Erinnerungsverlust. Insbesondere kann sie nicht angeben, wie die Stichverletzung am Rücken zustande gekommen ist. Offensichtlich war die Patientin zu diesem Zeitpunkt infolge von Würgen bewusstlos, sodass konkrete Lebensgefahr bestand. Bei Zunahme der raumfordernden Stimmlippenblutung wäre durch die Atembehinderung zusätzlich eine konkret lebensgefährliche Komponente gegeben.
Der offensichtliche Faustschlag auf das linke Auge ist nicht als lebensgefährlich anzusehen.
Der Stich in den Rücken bildet eine abstrakte Lebensgefahr, da der Stichkanal nur durch Zufall an der Wirbelsäule endet. Es hätte leicht zur Eröffnung des Thorax mit allen denkbaren, letztlich zum Tode führenden Folgen (Pneumothorax, Lungen- und/oder Aortenanstich) bzw. Komplikationen kommen können.
Antwort 5: In seltenen Fällen kommt es während des Bewusstseinsverlusts bei Strangulationsvorgängen zu unwillkürlichem Urin- und/oder Stuhlabgang. Insofern könnten diese Angaben des Opfers die Einschätzung „temporäre Bewusstlosigkeit zum Tatzeitpunkt" stützen.

Szenario 1

Antwort 6: Selbstverständlich sind die Verletzungen zu registrieren. Die Befunde können in einem späteren Prozess Grundlage für ein Sachverständigengutachten sein.
Für Sie als Arzt gilt die Schweigepflicht, d. h., grundsätzlich haben Sie keine Meldung bei der Polizei zu machen und müssen der Polizei auf Nachfrage auch keine Auskunft über Ihre Patientin erteilen. Allerdings können Sie sich nach Abwägung der Rechtsgüter (rechtfertigender Notstand) dennoch an die Polizei wenden, wenn Sie z. B. befürchten, dass weiterhin eine Gefährdung für die Frau besteht.

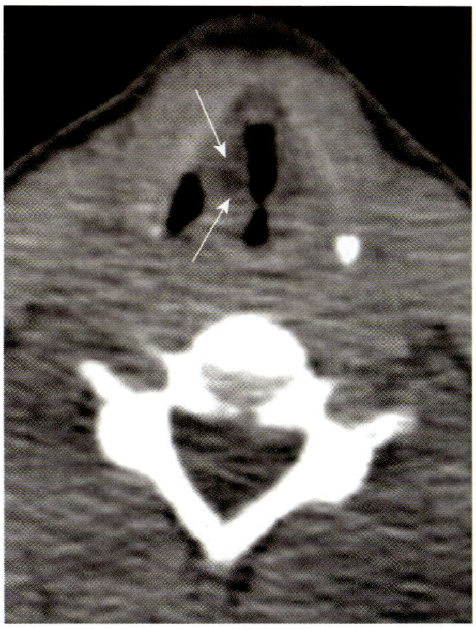

Abb. 3: CT-Bild des Halses mit Stimmlippeneinblutung rechts (↓) und Einengung des Kehlkopflumens. [3]

Szenario 2

Antwort 7: Da derartige Untersuchungen der Vorbereitung von Sachverständigenbeweisen dienen, sind sie besonders gründlich durchzuführen. Nicht nur Verletzungen, die behandelt werden müssen, sondern alle Befunde sind zu dokumentieren und der Staatsanwaltschaft schriftlich mitzuteilen. Therapeutische bzw. prophylaktische Maßnahmen sind nicht vorgesehen. Es können nur Empfehlungen zum Aufsuchen entsprechender Ärzte ausgesprochen werden. Die Schweigepflicht gilt nicht, worauf die Geschädigte vor der Untersuchung hinzuweisen ist.
Antwort 8: Die Blutentnahme beim Opfer wird angeordnet zur BAK-Bestimmung und zur Untersuchung auf zentral wirksame Substanzen, beispielsweise in Hinblick auf die Beurteilung der Handlungsfähigkeit während des Tatgeschehens. Je nach Sachlage können auch Abstrichentnahmen, z. B. zur Untersuchung auf Sperma oder Speichel, in Auftrag gegeben werden.

Fall 2: Fremde Hand oder Selbstbeschädigung?

Sie sind Assistenzarzt in der Rechtsmedizin und haben einen stationär in der Chirurgie aufgenommenen Patienten zu begutachten. Dieser gibt an, Opfer eines Überfalls zu sein, bei dem er Verletzungen durch scharfe Gewalteinwirkungen erlitten hat. Sie sollen Stellung nehmen, ob es sich um eine Selbstbeschädigung handeln kann.

Frage 1: Ist bei Verletzungen durch scharfe Gewalt grundsätzlich an die Möglichkeit einer Selbstbeschädigung zu denken?

Der 25-jährige Autohändler rief die Polizei, weil er in seinem Containerbüro (▮ Abb. 1) von drei Männern beraubt und verletzt worden sei.
Ein Einsatzwagen der Polizei fuhr umgehend zum Tatort. Der Notarzt stellte die Diagnose „Messerstichverletzungen" und verbrachte den Blutenden ins Krankenhaus, wo er stationär aufgenommen wurde. Der Mann war stets bei Bewusstsein, die Vitalparameter waren zu keinem Zeitpunkt beeinträchtigt.
Den Ärzten und der Polizei teilte der Patient mit, dass er am Schreibtisch gesessen habe, als die Männer in sein Büro gekommen seien. Er sei aufgestanden und seitlich neben den Schreibtisch getreten. Zwei Männer seien an der Eingangstür stehengeblieben, der dritte habe ein Messer gezogen und sei von vorn auf ihn zugestürzt. Der Angreifer, der Handschuhe getragen habe, habe das Messer in der rechten Hand gehalten und ihn aufgefordert, das vorhandene Bargeld herauszugeben. Als er sich geweigert habe, habe der Mann das Messer auf seinen Hals gesetzt und gedroht, ihm die Kehle durchzuschneiden. Er sei zunächst reflexartig zurückgewichen. Daraufhin habe ihm der Täter erneut das Messer an den Hals gehalten und ihn verletzt (▮ Abb. 2). Er habe keine Gegenwehr geleistet.
Nach den Halsverletzungen seien ihm weitere Wunden am Bauch rechts und am rechten Oberschenkel (▮ Abb. 3) beigebracht worden.
Schließlich habe er den Männern 12 000 € gegeben, die sich in einem versperrten Schließfach im Schreibtisch befunden hätten. Die Männer seien mit dem Geld geflüchtet. Unmittelbar danach habe er die Polizei alarmiert.
In der Klinik wurde festgestellt, dass nur die Haut verletzt war. Lebensgefahr bestand nicht. Der Patient konnte bereits am nächsten Tag wieder entlassen werden.
Die Polizei fand bei der Tatortarbeit 15 m hinter dem Bürocontainer ein mittelgroßes, scharfes Küchenmesser. An ihm waren blutcharakteristische Spuren vorhanden. Der Geschädigte meinte, dass der Täter dieses Messer verwendet haben könnte.
Bei einer Untersuchung der zum Vorfallszeitpunkt getragenen Kleidung waren am T-Shirt keine Beschädigungen zu sehen. Am rechten Hosenbein war auf Oberschenkelhöhe eine glattrandige Durchtrennung vorhanden, die der Lokalisation der Verletzungen entsprach.
Eine von der Staatsanwaltschaft in Auftrag gegebene spurenkundliche Untersuchung des Messers erbrachte, dass an der Klinge tatsächlich menschliches Blut vorhanden war. Mittels einer DNA-Analyse wurde nachgewiesen, dass dieses Blut vom Geschädigten stammte. An Epithelzellen, die durch Abrieb vom Griff gewonnen wurden, fand sich aber auch nur das DNA-Muster des Geschädigten.
Bei weiteren Ermittlungen ergaben sich keine Hinweise auf die Täter.
Von der Staatsanwaltschaft wurde eine körperliche Untersuchung des Geschädigten nach § 81c StPO durch einen medizinischen Sachverständigen angeordnet.
Sie haben zunächst zu prüfen, ob die Angaben des Geschädigten zum Tathergang mit den medizinischen Befunden in Einklang zu bringen sind.
Frage 2: Um welche Art von Wunden handelt es sich, wenn Sie die Verletzungen der Abbildungen 2 und 3 beurteilen?
Frage 3: Können die Verletzungen zum angegebenen Tatzeitpunkt entstanden sein?
Frage 4: Ergeben sich aus der Beschädigung der Hose medizinisch-kriminalistische Hinweise bezüglich des Tatgeschehens?
Frage 5: Kann das Verletzungsmuster dem stehenden Opfer durch einen vor ihm stehenden Angreifer beigebracht worden sein?

Es wird nun die Hypothese einer Selbstbeschädigung zugrunde gelegt.

Frage 6: Was lässt sich über die Zugänglichkeit der verletzten Körperregionen sagen?
Frage 7: Wie sind die Verletzungen angeordnet und was folgern Sie daraus?
Frage 8: Welche Hinweise ergeben sich aufgrund der Tiefe bzw. Intensität der Verletzungen?
Frage 9: Kann aus den fehlenden Abwehrverletzungen ein Rückschluss gezogen werden?

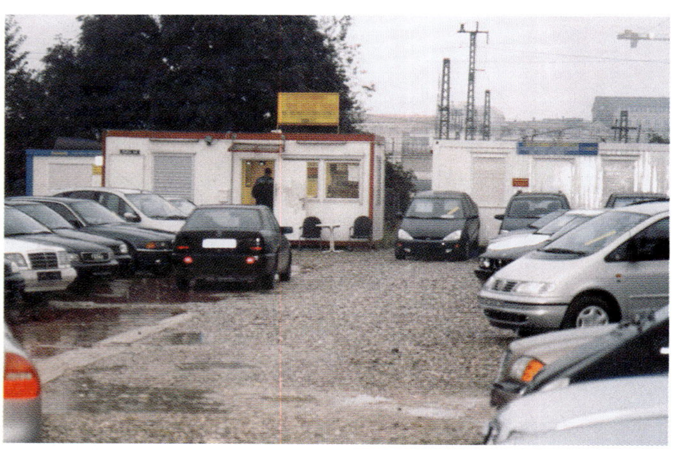

▮ Abb. 1: Tatort Containerbüro. [3]

Antwort 1: Selbstbeschädigungen sind bei Verletzungen durch scharfe Gewalt stets in Betracht zu ziehen, weil besonders Schnitte im Vergleich zu anderen Arten der Gewalteinwirkungen relativ häufig selbst verursacht werden.
Antwort 2: Am Hals sind ritzerartige Anschnittverletzungen der Haut vorhanden. Am Oberschenkel findet sich eine etwas tiefere Schnittwunde. Unmittelbar unter dieser Wunde ist eine zweite, sehr oberflächliche Hautanritzung lokalisiert. Die im Bild nicht dargestellten Verletzungen am Bauch sind genauso beschaffen wie die Wunden am Oberschenkel. Schnittverletzungen werden vergleichsweise selten durch fremde Hand gesetzt, schließen aber die Version des Geschädigten grundsätzlich nicht aus.
Antwort 3: Die Wunden am Hals zeigen vereinzelt geringe, frisch wirkende blutige Krusten. Die größere Oberschenkelwunde ist mit flüssigem Blut belegt; ein Wundschorf ist noch nicht vorhanden. Die Wunden sind somit als frisch einzuschätzen und können zum angegebenen Tatzeitpunkt verursacht worden sein.
Antwort 4: Ein Angreifer durchschneidet bzw. durchsticht in der Regel die Kleidung seines Opfers, sodass unter alleiniger Beachtung dieses Aspekts die Oberschenkelwunden einer Beibringung durch fremde Hand zugeordnet werden können. Auffallend ist aber, dass das T-Shirt an der Vorderseite nicht beschädigt war.
Antwort 5: Die Verletzungen sind an vorderen bzw. rechtsseitigen Körperpartien lokalisiert. Somit erscheint eine Beibringung der Verletzungen durch einen ebenfalls stehenden Täter von vorn grundsätzlich möglich.
Allerdings setzt ein Angreifer, der ein Messer in der rechten Hand hält, die Verletzungen sehr häufig an der linken Seite des frontal vor ihm stehenden Opfers.
Antwort 6: Alle Wunden sind an selbst leicht zugänglichen Körperpartien lokalisiert.
Antwort 7: Die Verletzungen sind an Hals, Bauch und Oberschenkel jeweils gruppiert und parallel verlaufend. Dieses Phänomen wird typischerweise bei Selbstbeschädigungen beobachtet, bei Fremdeinwirkungen dagegen nur im Ausnahmefall.
Antwort 8: Die Verletzungen sind sehr oberflächlich und weisen keinen besonderen Schweregrad auf. Sie wirken wie Zauderschnittverletzungen. Dies wird fast ausschließlich bei Selbstbeibringungen festgestellt.
Antwort 9: Bei Anwendung scharfer Gewalt durch fremde Hand zeigen die Opfer sehr häufig Abwehrverletzungen. Selbstverletzungen gehen immer ohne Abwehrverletzungen einher.

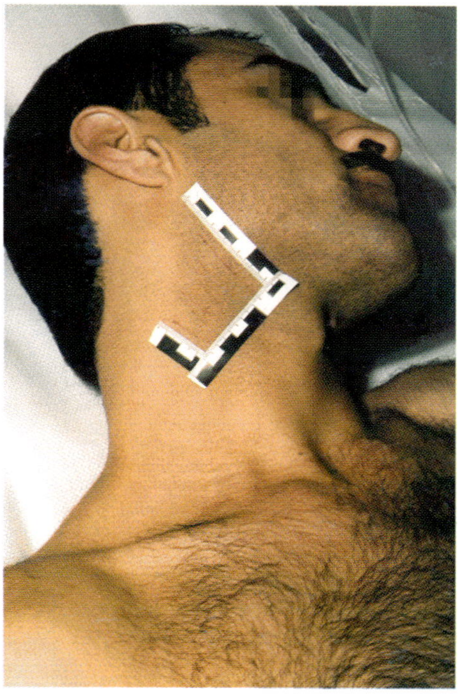

Abb. 2: Halsverletzungen. (Die Bilder vom Geschädigten wurden 5 h nach dem angegebenen Überfall gefertigt.) [3]

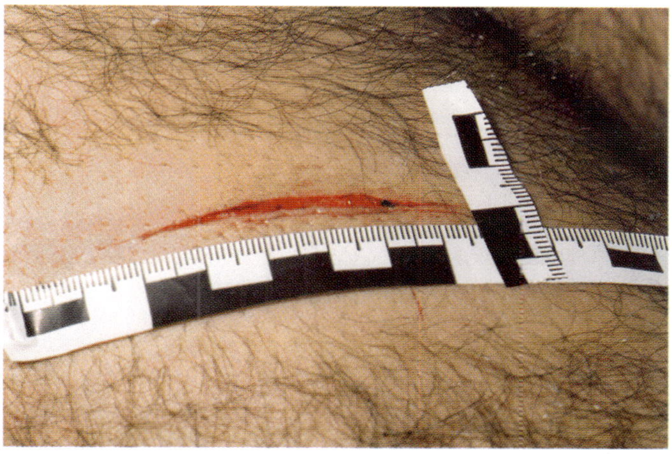

Abb. 3: Verletzungen des rechten Oberschenkels. [3]

Es sprechen mehr und gewichtigere Argumente für eine Selbstbeschädigung als für eine Fremdbeibringung. Zu dieser Überzeugung kam auch das Gericht und verurteilte den Geschädigten wegen Vortäuschung einer Straftat.

Fall 3: Unfall oder fremde Hand?

Sie betreuen als Arzt Pflegeheimbewohner. Dabei stellen Sie bei einer Patientin im Gesicht und am Hals multiple Hämatome fest.

Frage 1: Können multiple Blutergüsse ein Zeichen für Misshandlungen sein?

Die 96-Jährige bewohnt seit zwei Jahren ein Pflegeheim. Die bettlägerige Frau kann nur mit fremder Hilfe essen. Ihr Körpergewicht liegt bei 36 kg. Sie ist dement, Sprechvermögen und Kooperationsfähigkeit sind noch erhalten. Andere relevante Erkrankungen bestehen nicht. In der Vergangenheit hatten sich weder Hinweise für Verletzungen noch Anhaltspunkte für Pflegemängel ergeben.
Sie stellen bei der Visite mehrere runde bzw. ovale Hämatome an der Stirn, der Nasenwurzel, an beiden Wangen und beidseits über dem Unterkiefer fest. Einzelne Hämatome zeigen eine blauviolette Farbe und eine gelbe Randzone. An der Halsrückseite ist ein 6 cm langes, quergestelltes, breitstreifiges blauviolettes Hämatom vorhanden. An der linken Wange finden sich auch eine kleinflächige und eine kratzerartige Hautrötung (▮ Abb. 1).
Im Inneren des rechten Ohrs ist ein blaugraues Hämatom lokalisiert (▮ Abb. 2)
Die Bewohnerin klagt über Schluckbeschwerden.
In der Schleimhaut des Mundvorhofs finden sich oben und unten streifige Einblutungen, die teils den Zahnkanten, teils den Zahnzwischenräumen der Prothesen entsprechen (▮ Abb. 3).
Sie äußern den Verdacht auf eine Fremdeinwirkung und veranlassen die fotografische Dokumentation der Verletzungen. Die Bewohnerin gibt auf die Frage, ob sie geschlagen wurde, keine adäquate Antwort.
Infolgedessen wird mit dem Pflegepersonal gesprochen. Eine Pflegekraft hatte vier Tage zuvor erstmals Blutergüsse im Gesicht der Frau gesehen und im Pflegebericht vermerkt. In letzter Zeit war ein erst vor kurzem eingestellter Pfleger im Frühdienst für die Heimbewohnerin verantwortlich. Dieser berichtet, dass die Patientin motorisch sehr unruhig gewesen sei und ständig laut geschrien habe. Sie sei bei der Körperpflege im Bett nach hinten mit dem Nacken auf den Rand der Waschschüssel aufgeschlagen. Möglicherweise habe sie sich dabei ein Hämatom zugezogen. Auch sei sie seitlich mit dem Kopf gegen die Schüssel gestoßen, die links neben ihr auf dem Bett gestanden habe. Er habe die Pflegebedürftige mit der Hand am Hals festhalten müssen, um sie zu waschen. Für ihn habe es sich nicht um eine außergewöhnliche Situation gehandelt. Im Gesicht der Bewohnerin waren keine Verletzungen entstanden. Zu den Mundschleimhautblutungen meinte der Pfleger, dass sie eventuell beim Reichen des Essens durch den Löffel verursacht worden seien.
Sie müssen beurteilen, ob die Erklärungen des neuen Pflegers zur unfallbedingten Entstehung der Verletzungen plausibel sind oder ob sich der Verdacht auf die Mitwirkung fremder Hand erhärtet.
Sie gehen zunächst davon aus, die Hämatome seien beim Waschen im Bett im Sinne eines Unfallgeschehens verursacht worden.
Frage 2: Sind die Hämatome an Stellen lokalisiert, die beim Waschen des Kopfs mit der Waschschüssel Kontakt haben konnten?
Frage 3: Spricht die Beschaffenheit der Hämatome dafür, dass sie ausnahmslos vor vier Tagen verursacht wurden?
Frage 4: Wie ist das Alter der Mundschleimhauteinblutungen einzuschätzen?

Dann prüfen Sie die Argumente, die für eine Fremdbeibringung der Verletzungen sprechen.
Frage 5: Wodurch sind die rundlichen Hämatome im Gesicht am ehesten bedingt?
Frage 6: Spricht das Hämatom im Innern der rechten Ohrmuschel auch für einen Schlag?
Frage 7: Wodurch wurden die Einblutungen in der Mundschleimhaut hervorgerufen?
Frage 8: Wie sind die Schluckbeschwerden der 96-Jährigen einzuschätzen?

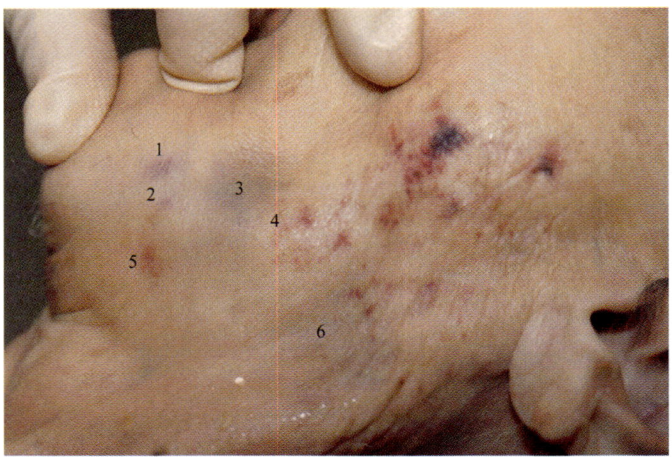

▮ Abb. 1: Linke Wange, im mittleren Abschnitt mit Altershautveränderungen. Darunter kinnwärts drei Hämatome (1, 2, 3), seitlich neben dem größten Hämatom eine quergestellte kratzerartige Hautrötung (4). Unter dem Unterkiefer eine kleinflächige Hautrötung (5). Unter dem Unterkieferwinkel ein weiteres, größeres, sehr schwach ausgeprägtes Hämatom (6). [2]

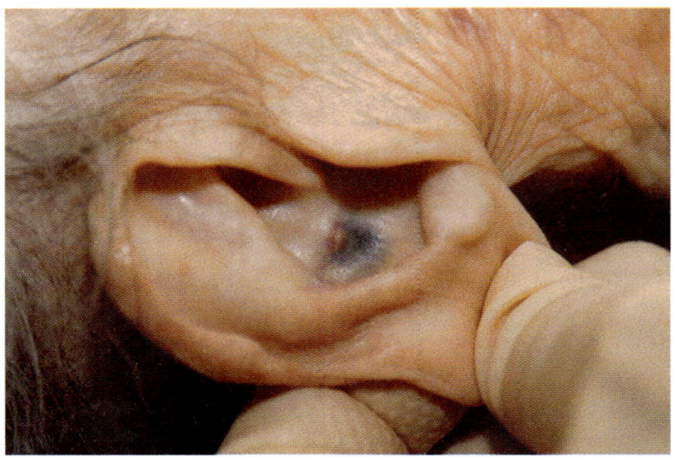
▮ Abb. 2: Hämatom im Inneren der rechten Ohrmuschel. [2]

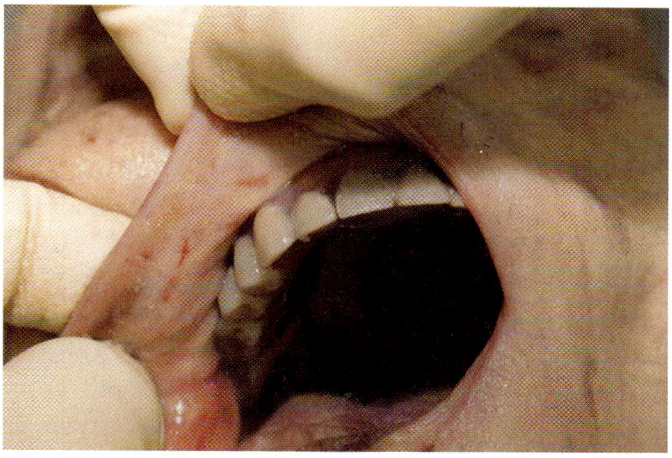

Abb. 3: Kleine Einblutungen in der Mundschleimhaut, der Oberkieferzahnprothese entsprechend. [2]

Antwort 1: Wenn bei körperlich beeinträchtigten bzw. hilf- und wehrlosen Personen Blutergüsse auftreten, deren Entstehung nicht zwanglos erklärt werden kann, ist als Ursache stets an ein Misshandlungsgeschehen zu denken.

Antwort 2: Sach- und fachgerechte Körperpflege führt auch bei Menschen mit empfindlicher Haut nicht zu Hämatomen. Jedoch ist nicht auszuschließen, dass die Bewohnerin beim Haarewaschen aus geringer Höhe auf den Rand der Schüssel aufschlug, wodurch das breitstreifige Hämatom an der Halsrückseite hervorgerufen wurde.

Die mehrfachen rundlich konfigurierten Blutergüsse im Gesicht beidseits sind durch Kontakt mit einer auf der linken Seite stehenden Waschschüssel nicht zu erklären.

Antwort 3: Bei der Alterseinschätzung von Hämatomen ist stets Vorsicht geboten, da Blutergüsse durch zahlreiche Faktoren beeinflusst werden.

Das blauviolette breitstreifige Hämatom an der Halsrückseite kann vier Tage alt sein.

Das Hämatom am rechten Ohr zeigt Eigenschaften, wie sie in der Regel bis zu zwei Tage nach der Entstehung zu beobachten sind. Das größere Hämatom im Kinn links war am Oberrand unscharf und besitzt bereits einen gelblichen Farbton, wie er gehäuft nach etwa acht Tagen auftritt. Insofern sprechen die Blutergüsse nicht für einen einmaligen Verletzungszeitpunkt, sondern für Gewalteinwirkungen an verschiedenen Tagen.

Antwort 4: Sie wirken frisch, wie am Tag der fotografischen Dokumentation oder tags zuvor entstanden. Derartig dezente Blutungen werden schnell wieder resorbiert und wären nach einem längeren Zeitraum nicht mehr vorhanden.

Antwort 5: Die Befunde sind durch geformte stumpfe Gewalt verursacht und sind am ehesten auf Zupacken mit den Händen, evtl. auf Faustschläge zurückzuführen.

Ein unfallbedingtes Zustandekommen ist angesichts der Lokalisation und der Anzahl der Befunde auszuschließen.

Antwort 6: Da sich die intensive Einblutung nur im inneren Abschnitt der Ohrmuschel findet, die Ohrmuschelkrempe völlig unverletzt ist, kann nur innen eine Gewalt gewirkt haben. Angesichts der Größenverhältnisse ist dafür ein Schlag mit der flachen Hand oder mit der Faust auszuschließen.

Antwort 7: Die Blutungen sind durch von außen einwirkende stumpfe Gewalt auf den Mund verursacht, sodass die Schleimhaut gegen die Zahnprothesen gedrückt wurde. Dazu kann es durch Mundzuhalten oder Schläge kommen. Auch die kratzerartige und die kleinflächige Hautrötung unter dem Unterkiefer und an der Wange links, die durch Fingernageldruck entstanden sein können, lassen sich Manipulationen durch fremde Hand zuordnen. Die Entstehung der Blutungen durch einen Löffel bei der Nahrungsaufnahme ist auszuschließen.

Antwort 8: Bei Fehlen von inneren Erkrankungen als Ursache der Beschwerden ist im Zusammenhang mit den Verletzungen im Gesicht an ein Zusammendrücken des Halses im Sinne eines Würgens zu denken.

Es bestanden Befunde, die zwingend für Fremdeinwirkungen sprachen. Nach Vorhalt der ärztlichen Einschätzung gestand der Pfleger, zeitweilig „die Nerven verloren zu haben“: an mehreren Tagen „leichte“ Faustschläge ins Gesicht, Kneifen ins rechte Ohr, kräftiges Mundzuhalten und „leichtes“ Würgen für maximal 3 s. Der Pfleger wurde wegen Körperverletzung verurteilt.

D Anhang

Anhang

Quellenverzeichnis

[1] PD Dr. sc. hum. Katja Anslinger, Institut für Rechtsmedizin der Ludwig-Maximilians-Universität, München.
[2] Univ.-Prof. Dr. med. Andrea Berzlanovich, Department für Gerichtliche Medizin der Medizinischen Universität Wien.
[3] Prof. Dr. med. Wolfgang Keil, Institut für Rechtsmedizin der Ludwig-Maximilians-Universität, München.
[4] Dipl.-Chem. Dr. rer. nat. Hans Sachs, Forensisch Toxikologisches Centrum München.

E Register

Register

Register